"十三五"高等职业教育医药院校规划教材/多媒体融合创新教材

供护理、助产、相关医学技术类等专业使用

U0322913

基础护理学

JICHU HULIXUE

主编◎ 史云菊　王继红　张秋君

郑州大学出版社

郑 州

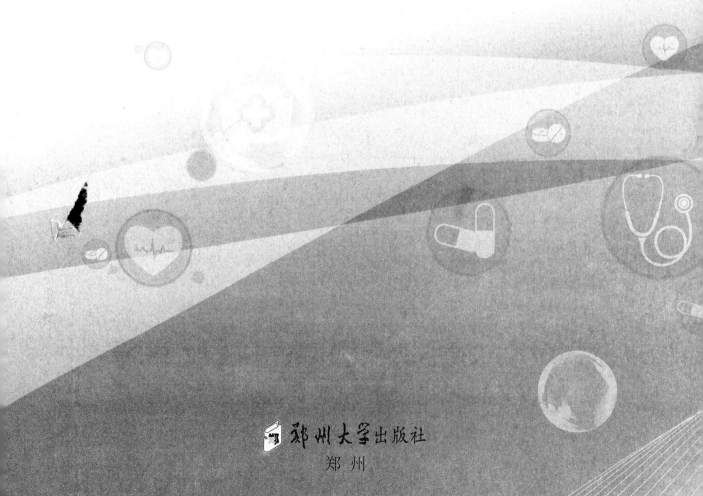

图书在版编目(CIP)数据

基础护理学/史云菊,王继红,张秋君主编. —郑州:郑州大学出版社,
2017.12(2018.8 重印)

ISBN 978-7-5645-4580-2

Ⅰ.①基… Ⅱ.①史…②王…③张… Ⅲ.①护理学-高等学校-教材
Ⅳ.①R47

中国版本图书馆 CIP 数据核字（2017）第 156302 号

郑州大学出版社出版发行

郑州市大学路 40 号   邮政编码:450052

出版人:张功员   发行电话:0371-66966070

全国新华书店经销

郑州市诚丰印刷有限公司印制

开本:850 mm×1 168 mm   1/16

印张:24.25

字数:589 千字

版次:2017 年 12 月第 1 版   印次:2018 年 8 月第 2 次印刷

书号:ISBN 978-7-5645-4580-2   定价:53.00 元

作者名单

主　编　史云菊　王继红　张秋君

副主编　柳　璐　余　雪　尚艳芳　方明月

编　委　（按姓氏笔画排序）

卫晓娅　平顶山学院

王晓冰　许昌学院

王继红　平顶山学院

方明月　信阳职业技术学院

史云菊　郑州铁路职业技术学院

刘　雯　郑州铁路职业技术学院

余　雪　南阳医学高等专科学校

张红艳　郑州铁路职业技术学院

张秋君　郑州大学第五附属医院

尚艳芳　洛阳职业技术学院

柳　璐　郑州铁路职业技术学院

贾晓彤　济源职业技术学院

高宁宁　济源职业技术学院

窦　金　许昌学院

"十三五"高等教育医药院校规划教材／多媒体融合创新教材

建设单位

（以单位名称首字拼音排序）

安徽医学高等专科学校

安徽中医药高等专科学校

安阳职业技术学院

宝鸡职业技术学院

达州职业技术学院

广东嘉应学院

汉中职业技术学院

河南护理职业学院

河南医学高等专科学校

鹤壁职业技术学院

湖北职业技术学院

湖南环境生物职业技术学院

湖南医药学院

黄河科技学院

黄淮学院

吉林医药学院

济源职业技术学院

金华职业技术学院

开封大学

乐山职业技术学院

临汾职业技术学院

洛阳职业技术学院

漯河医学高等专科学校

南阳医学高等专科学校

平顶山学院

濮阳医学高等专科学校

三门峡职业技术学院

山东医学高等专科学校

山西老区职业技术学院

邵阳学院

渭南职业技术学院

襄阳职业技术学院

新乡学院

新乡医学院三全学院

信阳职业技术学院

邢台医学高等专科学校

许昌学院

雅安职业技术学院

永州职业技术学院

运城护理职业学院

郑州工业应用技术学院

郑州澍青医学高等专科学校

郑州铁路职业技术学院

周口职业技术学院

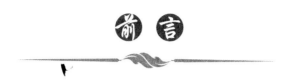

前 言

　　基础护理学是护理专业主干课程之一。本教程遵循护理教育的培养目标,突出以"人的健康"为中心,以"护理程序"为框架,以整体护理的思想为主线而编写。在编写中紧扣全国护士执业资格考试大纲,全面覆盖其知识点,并针对高职高专学生思维活跃的特点,注重激发学生的学习兴趣和动机,以临床需求为导向,以职业能力培养为目标,以培养学生具备护士综合素质为目的,充分体现职业性、实践性和开放性。

　　全书共分为十七章,主要内容包括基础护理学的基本理论、基本知识、基本技能。在编写过程中遵循科学性、启发性、适用性的原则,侧重学生的职业能力和职业素质的培养。在教材中将各项护理操作用表格形式表述,将护理程序的工作方法贯穿于操作过程中,强调操作前评估、操作中指导以及操作后的整体评价,有利于学生建立一个整体框架,以培养学生分析问题、解决问题的能力,为今后临床护理打下坚实的知识、技术和能力基础。同时对操作步骤的注意事项进行逐一标注,简洁明了,使教学重点更加突出,符合教学规律,激发学生学习兴趣,便于学生学习掌握。同时在教材编写中适时地融入人文学科的基本知识,力求在学科教学的同时培养学生良好的职业道德和职业情操。

　　本书严格贯彻整体护理理念,突出"以人为本,以护理程序为框架"的编写模式,以评估、计划、实施、评价为主线,实现理论教学与实践教学的融合。另外书中有大量反映护理专业发展和应用的图片,增加了读者的真实和直观感受。本教材主要适用于高职高专护理专业、助产专业等学生的学习。

　　本书在编写过程中,参阅了大量的有关书籍和文献资料,在此对这些文献的作者谨表衷心的感谢! 同时在本教材的编写过程中,得到护理界同仁和相关院校的大力支持,在此一并表示诚挚的谢意!

　　本教材虽经反复讨论、修改和审阅,但鉴于编者水平有限,疏漏和不足之处在所难免,恳请使用本教材的师生、同仁和读者谅察并惠正。

史云菊

2017 年 5 月

目 录

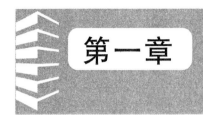

第一章

绪 论

学习目标

1. 能够正确阐述基础护理学的课程地位和基本任务。
2. 能陈述基础护理学的学习目的和学习内容。
3. 明确基础护理学的学习方法及要求。

护理学(nursing)是一门以自然科学和社会科学为理论基础,研究有关预防保健、治疗疾病、恢复健康过程中的护理理论、知识、技术及其发展规律的综合性应用科学。其研究内容和范畴涉及影响人类健康的生物、心理、社会等各个方面的因素,通过实践、研究并结合其他学科知识,护理学不断充实、完善和发展,逐渐形成自己独特的理论体系和实践体系,成为健康科学中的一门独立应用型学科。

一、基础护理学课程的地位和基本任务

(一)课程的地位

护理学包括理论与实践两大范畴,基础护理学是护理学实践范畴中重要的组成部分,是护理专业课程体系中最基本、最重要的课程之一。基础护理学为临床各专科护理提供了必要的基础知识和基本技能,对培养具有扎实基本知识和娴熟基本技能的合格护理专业人才起着举足轻重的作用。

(二)课程的基本任务

随着护理学科的发展,护理对象的群体构成发生了转变,护理工作的范围也超越了疾病的护理,扩展到生命的全过程,这一切都促使护理学的任务发生深刻的变化。1978 年世界卫生组织(World Health Organization, WHO)指出:"护士作为护理的专业工作者,共唯一的任务就是帮助患者恢复健康,帮助健康的人促进健康。"

基础护理以服务对象为中心,针对疾病复杂的致病因素和疾病本身的特异性所导致的病人生理、心理、社会、精神及文化等各个层面的健康问题,采取相应科学、有效的护理对策,帮助或指导服务对象解决问题,恢复健康。因此,基础护理学的基本任务就是促进健康、预防疾病、恢复健康、减轻痛苦。

1. **促进健康** 促进健康是帮助个体、家庭和社区获取在维持或增进健康时所需要

的知识及资源。这类护理实践活动包括建立健康的生活方式、提供有关营养和膳食的咨询、告知吸烟对人体的危害、指导安全有效用药、预防意外伤害和提供健康信息以帮助人们利用健康资源等。促进健康的目标是帮助病人维持最佳健康水平或健康状态。

2. 预防疾病　预防疾病是人们采取行动积极地控制不良行为和健康危险因素，以预防和对抗疾病的过程。预防疾病的护理实践活动包括开展妇幼保健的健康教育、预防各种传染病、提供疾病自我监测的技术、提供临床和社区的保健设施等。预防疾病的目标是通过预防措施帮助病人减少或消除不利于健康的因素，避免或延迟疾病的发生，阻止疾病的恶化，限制残疾，促进健康，使之达到最佳的健康状态。

3. 恢复健康　恢复健康是帮助病人在患病或有影响健康的问题后，改善其健康状况，提高健康水平。这类护理实践活动包括：为病人提供直接护理，如执行药物治疗、提供生活护理；进行护理评估，如测量生命体征等；指导病人进行康复训练活动，使其从活动中得到锻炼、获得自信，以利于恢复健康。恢复健康的目标是运用护理学的知识和技能帮助已经出现健康问题的病人解决健康问题，改善其健康状况。

4. 减轻痛苦　减轻痛苦是护士掌握并运用护理知识和技能，在临床护理实践中帮助处于疾病状态的个体解除身心痛苦，战胜疾病。这方面的护理实践活动包括帮助病人尽可能舒适地带病生活、提供必要的支持以帮助人们应对功能减退或丧失、对临终病人提供安慰和关怀照护，使其在生命的最后阶段获得舒适，从而平静、安详、有尊严地走完人生旅程。

二、基础护理学的学习目的和学习内容

(一)学习目的

基础护理学是满足病人基本需要的一系列护理活动，通过基础护理学的教学活动和实践活动，既有助于明确作为一名合格护士的自我价值，也有助于培养良好的职业道德与职业情感，掌握护理学的基本理论、基本知识、基本技能，并灵活运用于临床护理工作中，为全面开展"以病人为中心"的高质量的整体护理服务打下坚实的基础。因此，学习基础护理学的主要目的是：

1. 获得满足病人对健康的需求所必备的基本知识和技能　通过学习基础护理学，可以帮助护理专业学生获得扎实的基础护理知识、娴熟的基础护理操作技能、应急处理和配合抢救急危重病人的能力、规范书写医疗护理文件的能力等，以满足病人生理、心理、社会、精神、文化和治疗需求，为病人提供优质的护理服务，提高病人的生活质量，使其尽可能达到健康的最佳状态。

2. 获得科学的工作方法和学习方法　通过基础护理学课程的学习，可以帮助护理专业学生获得科学的工作和学习方法，使他们能够运用护理程序的工作方法指导护理工作，解决各种临床的实际问题。同时掌握资料查询、文献检索及计算机使用等现代技术获取信息的方法；掌握正确记录、收集、处理、保存各类专业技术信息资料的方法，为胜任临床护理工作中的各种护理岗位技术工作做好准备。

3. 具备良好的职业素质和职业情感　护理的服务对象是人，人是由生理、心理、社会、精神、文化等多个层面所组成的整体。护理服务对象的特殊性决定了从事护理工作的人员必须具备良好的职业素质和职业情感。通过学习基础护理学，可以激发护理

专业学生对护理专业的热情,帮助他们树立爱岗敬业、乐于奉献、严格自律、诚实守信的思想品格,使他们具有高度的责任心、同情心、爱心和团结协作的精神,养成勤奋刻苦、终身学习的学习态度和严谨求实的工作作风,以及对挫折、失败的承受能力及良好的社会适应能力,只有这样,才能为服务对象提供最优质的护理服务。

(二)学习内容

在基础护理学的课程中,护生将学习从事护理工作所必需的护理基本理论、基本知识和基本技能。基础护理学是临床专科护理的基础课程,并贯穿于服务对象健康需求的始终。护理基础工作的具体内容包括医院与住院环境、出入院护理、病人舒适的护理、清洁护理、休息与活动、医院感染的预防与控制、生命体征的评估与护理、饮食与营养护理、冷热疗法、排泄护理、药物治疗、静脉输液与输血、标本采集、病情观察与危重病人抢救、临终病人护理、医疗与护理文件书写。

基础护理学将护理程序贯穿于各章节,以培养学生发现问题、分析问题、解决问题的能力和树立批判性思维,为学习以护理程序为框架的各临床护理课程以及今后走向临床护理工作岗位,应用护理程序开展整体护理工作打下坚实的基础。

三、基础护理学的学习方法及要求

基础护理学是集护理基本理论、护理基本技能、护理方法和护理艺术于一体的课程,是护理专业的一门主干课程,学好基础护理学,有利于培养热爱护理事业的情感,了解护士的职责,同时为专科护理的学习打下良好的基础。通过本课程的学习,要求学生不仅要掌握护理操作技术,而且要理解每一个操作步骤的理论基础和原理,着重分析和研究病人的基本需要,掌握评估和满足病人的各种基本需要所需的基本知识和技能。

(一)课堂学习

在学习基础护理学知识时应与所学过的基础医学、临床医学知识和相关技术进行联系,注重评判性思维的培养,从而理解基础护理知识与技能的概念、原理,真正做到知其然又知其所以然。除传统的课堂学习方法外,还可以采用自主学习法和小组合作学习法。

1. 自主学习法 自主学习法是指充分发挥个体的主观能动性而进行的创新性学习的教学活动,自主学习可按以下四个步骤进行。①自学提问:通过自学,学生发现自己能力范围内所不能解决的问题;②合作质疑:在小组合作交流的过程中,学生提出个人的疑难问题,简单的问题立即解决,较重要和较难的问题经过认真筛选后,让全组或全班同学讨论解决;③归纳释疑:对学习方法进行归纳、改进,以提出独特的见解;④巩固拓展:在实践中运用,在反思中调整,以查漏、补缺,并能结合现实的情况深化拓展。

2. 小组合作学习法 小组合作学习即在以课堂教学为基本教学组织形式的前提下,以学生学习小组为主体,通过指导小组成员展开合作,发挥群体的积极功能,提高个体的学习动力和能力,达到完成特定教学任务的目的。

小组合作学习的教学过程如下:①共同确定目标,学生和教师共同制订出切合实际的训练目标。②教给学习方法,在此阶段,教师重在提出问题,教给学生学习方法,提供给学生从已知到未知的过渡桥梁,学生则重在独立学习与思考,初步感知教学内容,做好必要的心理准备。③小组合作学习,一是组内交流之前,每位学生先独立思考、自学;二是组内交流方式要多样化,包括中心发言式、指定发言式、组内议论式或两两配合式等,在小组讨论阶段,教师参与小组学习,并对小组学习的过程做必要的指导、调控。④全班交流,就是让学生相互检查、彼此互补,从其他同学那里迅速得到高质量的指正和帮助,而教师则针对各小组的目标掌握情况、互助情况等进行鼓励性评价、补充。⑤复习巩固,学生自行对照课堂开始时师生共同指定的训练目标进行检测,以确认目标的完成情况,同时可通过课后练习,检测自己是否完成目标。

(二)实训室学习

实践学习法是护理专业学生学习基础护理学的主要方法,其中包括实训室学习和临床学习两种。护理专业学生只有在实训室模拟的临床护理情境下,能够独立、熟练地完成各项基础护理技能操作,进入临床后才能够在真正的病人身上实施各项护理技能操作。目前,为了提高护理专业学生的综合职业能力,职业教育倡导建立理实一体化的实训室,以有效地促进学生学习。实训室教学一般分为教师示教、学生练习和反馈三部分。

1. 教师示教　教师示教有两种方式,即总体示教和分解示教。示教时,可采取先总体示教,再分解示教各个步骤的方法。总体示教时宜采用常规速度,可以使学生了解操作流程,给学生留下整体印象。分解示教时速度减慢,突出重点,有助于学生细致有效地观察。教师示教时,讲解与示教相结合,有利于准确、稳定的定向映像的形成。另外,教师可以设置情境进行技能教学,采用情境联系,为今后进入临床做好准备。

2. 学生练习　练习是掌握各种操作技能不可或缺的关键环节,也是影响动作技能学习的重要因素。练习的方式有多种,根据练习时间分配的不同,分为分散练习和集中练习;根据练习内容完整性的不同,分为整体练习和部分练习;根据练习的途径不同,可分为身体练习和心理练习。对于一个连续性操作而言,分散练习的效果优于集中练习;反之,集中练习的效果优于分散练习。当操作不太复杂,而且各动作的内在联系密切时,使用整体练习可以产生较好的学习效果;反之,采用部分练习会产生较好的学习效果。

3. 反馈　反馈在操作技能学习过程中有着非常重要的作用。反馈可分为内反馈和外反馈两种。内反馈是学生自身感觉系统的感觉反馈,也就是学生通过自身的视觉、听觉、触觉和动觉等获得信息的反馈,尤其以动觉信息最重要。如在练习静脉穿刺时,学生感觉到针头有落空感而知道针头进入到血管。外反馈是学生自身以外的人和事给以结果的反馈,即教师、示范者、录像、计算机等外部信息源对学生的操作过程以及操作结果的反馈。如在人体模型上进行心脏按压训练时,当按压部位不正确时,模型人内安置的蜂鸣器就会发出声音,以提示学生。准确的反馈可以引导学生纠正错误动作,强化正确动作,同时,又能通过良好的实践效果增强学生学习的兴趣和信心。

总之,在实训室进行实践学习时应集中注意力,仔细关注教师所示教的每一个步骤,在示教过程中,如有疑问或没看清楚的地方,首先应在教师示教结束后及时提出;其次,要根据教师示教,按照正确的操作程序逐步进行模拟练习,力求每一步骤都能符合操作的标准,如有问题应及时请教实训课指导教师;最后,应加强课后练习,因为技能学习是一个循序渐进、不断熟练的过程,而课堂教学时间有限,因此,只有通过课后强化练习,才能促进其对基础护理技能的熟练掌握。

(三)临床学习

临床学习也是提高护生基本技能的一种有效的学习方法。通过临床学习,护生不仅能学习各项操作技能逐渐达到熟练,还能促进护生职业道德和职业情感的形成与发展。但在临床学习之前,护生在实验室进行各项技能操作应已经达到教学所规定的标准要求。护生在临床真实的护理情境中为病人实施基础护理的各项技能操作之初,需要临床教师的指导,再逐渐过渡到自己独立完成各项操作。

为了提高临床学习效果,要求护生做到以下几点。①严格要求自己:如护生临床学习时,以护士的标准严格要求自己,自觉遵守医院的各项规章制度,按照护士的理论道德规范行事;②树立良好的职业道德和职业情感:护生要树立高度的同情心和责任感,尊重、关心、爱护病人,尽可能地满足病人提出的合理要求;③严格遵守操作规范:护生应按照正确的操作程序和方法在病人身上实施各项操作,严格遵守无菌技术操作原则和查对制度,确保病人的舒适和安全;④尊重临床教师的指导和帮助:临床教师具有丰富的临床经验和带教经验,是护生临床学习的主要支持者,因此,护生应有效地利用临床教师这一重要的学习资源,尊重老师,主动请教并虚心接受老师的指导和帮助。

综上所述,基础护理学是护理专业重要的专业课程之一,是学习其他专科护理专业课程的基础。护理专业学生只有了解基础护理学课程在整个护理专业课程体系中的地位和任务,明确学习目的,并能按照正确的学习方法和要求进行学习,才能有效掌握基础护理学的基本理论知识和技能,从而为将来学习其他护理专业课程及从事临床护理工作所需的综合职业能力奠定良好的基础。

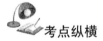**考点纵横**

A1 型题

1.基础护理学的基本任务不包括( )

A.促进健康   B.预防疾病

C.恢复健康   D.减轻痛苦

E.治疗疾病

2.基础护理学的学习内容不包括( )

A.出入院护理   B.病人的生活护理

C.标本的检验   D.病情观察与危重病人抢救

E.临终病人护理

参考答案:1~2. EC

(贾晓彤)

第二章

医院和住院环境

学习目标

1. 掌握医院的任务,门诊、急诊及病区的护理工作内容;创造舒适的病室环境的措施和要求。
2. 正确完成各种铺床法及卧有病人床的整理及更换床单法。
3. 学会在护理工作中运用节力原则。

医院主要任务是防治疾病、保障人类健康,担负着住院或门诊病人实施诊治与护理,对个体或特定社会人群进行防病、治病的职责。医院环境在病人疗养的过程中发挥着重要作用。护士必须掌握有关环境与健康的知识,消除和改善医院环境中不利于健康的因素,为病人创造一个舒适、安全的环境,增进病人的健康水平。

第一节 医　院

医院是为个体或特定社会人群进行防病治病的场所,配备有一定数量的病床设施、必要的医疗设备和相应的医务人员,通过医务人员相互协作,运用医学理论和技术,对门诊或住院病人实施科学的诊治与护理的医疗事业机构。

一、医院的性质和任务

(一)医院的性质

我国卫生部颁发的《全国医院工作条例》明确指出医院的基本性质:"医院是防病治病、保障人民健康的社会主义卫生事业单位,必须贯彻党和国家的卫生工作方针政策,遵守政府法令,为社会主义现代化建设服务。"

(二)医院的任务

《全国医院工作条例》同时指出,医院的任务是"以医疗为中心,在提高医疗质量的基础上,保证教学和科研任务的完成,并不断提高教学质量和科研水平。同时做好扩大预防、指导基层和计划生育的技术工作"。

随着医学模式的转变,人们对健康的观念也在改变,医院已由单纯的诊治照顾病人向医疗、预防、保健、康复方向发展。医院具体的任务有:

1. 医疗　医疗是医院的主要任务。医疗工作又以诊治和护理两大业务为主体,同医院的医技部门协作配合形成一个整体为病人服务。医院的医疗一般分为门诊医疗、住院医疗、康复医疗和急救医疗。

2. 教学　医院在保证医疗质量、完成医疗任务的基础上,承担一定的教学任务。医学教育的特点是,对每个医学专业技术人员的培养都必须经过学校教育和临床实践两个阶段。在职人员也需要不断接受继续教育,更新知识和提高技术,才能适应医学科技发展的需要。

3. 科学研究　科学研究是医院提高业务水平的需要,也是发展医学科学的需要。医院应结合临床研究进行科学研究,这样才能促进医学事业的发展,提高医疗质量和水平。

4. 预防保健和社区卫生服务　医院不仅要诊治病人还要进行预防保健工作,对社区提供医疗卫生服务。各级医院要发挥预防保健功能,开展社区家庭服务,指导基层做好计划生育工作,同时进行健康教育、健康咨询和疾病普查工作,开展慢性病、多发病、职业病、传染病的防治工作。贯彻预防为主的方针,倡导健康的生活方式,强化自我保健意识,提高人们的生活质量和延长寿命。

以上四项任务不是独立的,而是相互联系、相辅相成的。其中应以医疗为中心,将医疗与其他三项任务相结合,统筹安排,全面完成医院的各项工作。

二、医院的类型和分级

(一)医院的类型

根据不同的划分条件,医院可划分为不同类型。

1. 按收治范围划分

(1)综合性医院　是各类医院的主体,占较大比例。医院设有内科、外科、妇产科、儿科、眼科、耳鼻咽喉科、皮肤科、中医科等各类疾病的专业性诊疗科室,还有药剂、检验、影像诊断等医技部门,并配备相应的医护人员和仪器设备。综合性医院对病人具有综合整体的治疗和护理能力,可解决急、难、重、危病人的健康问题。

(2)专科医院　为诊治各类专科疾病而设置的医院,如妇产科医院、传染病医院、结核病防治医院、肿瘤医院、口腔医院、职业病医院等。专科医院的设置有利于发挥医疗技术和设备的优势,集中人力、物力开展专科疾病的治疗和护理。

2. 按特定任务(服务对象)划分　可分为军队医院、企业医院、医学院校附属医院等,有其特定任务及服务对象。

3. 按所有制划分　可分为全民所有制、集体所有制、个体所有制和中外合资医院。

(二)医院的分级

1989 年,我国医院开始实施标准化分级管理制度。按照医院的规模、技术力量、设施条件、服务质量和管理质量等综合水平,将医院划分为三级(一、二、三级)十等(每级分为甲、乙、丙三等,三级医院增设特等)。

1. 一级医院　直接向具有一定人口(10 万以下)的社区提供预防、保健、医疗、护理、康复等基层医疗服务的机构,主要是指农村乡、镇卫生院和城市街道医院。主要功能是向社区提供一级预防,并进行常见病、多发病的管理,对疑难重症病人做好正确转诊,协助高层次医院做好住院前后的服务。

2. 二级医院　直接向多个社区(人口在10万以上)提供医疗卫生服务的医院,主要指一般市、县医院及直辖市的区级医院及相当规模的厂矿、企事业单位的职工医院。主要功能是提供医疗护理、预防保健和康复服务,参与指导对高危人群的监测,接受一级医院的转诊,对一级医院进行业务指导,承担一定量的教学、科研任务。

3. 三级医院　直接向几个地区甚至全国范围提供医疗卫生服务的医院,是省(自治区、直辖市)或全国的医疗、预防、教学、科研相结合的技术中心,主要指国家、省、市直属的市级大医院及医学院校的附属医院。主要功能是提供全面连续的医疗护理、预防保健、康复服务和高水平的专科医疗服务,解决危重疑难病症,接受二级医院转诊,能指导下级医院业务工作,承担教学、科研任务。

三、医院的组织机构

我国医院的组织机构一般分为三大部门,即诊疗部门、辅助诊疗部门和行政后勤部门(图2-1)。

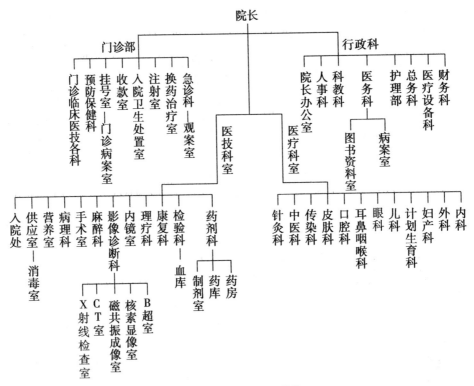

图2-1　医院的组织结构

1. 诊疗部门　包括住院部和门诊部两大业务主体部门。设有内、外、妇、儿等医疗科和急诊科、预防保健科等。这些部门担负着门诊、急诊、住院的诊疗、护理和预防保健等工作。

2. 辅助诊疗部门　辅助诊疗部门是组成医院的一个重要组成部分,包括药剂科、放射科、营养室、检验科、病理科、麻醉科、手术室、供应室、理疗科、功能检查科(室)及内镜室等。

3. 行政后勤部门　包括人事科、医教科、护理部、总务科、医疗设备科、财务科等各职能管理部门。是进行人、财、物保障的辅助部门,与诊疗及辅助诊疗部门相互协作构成有机整体。

第二节　门诊部

一、门诊科的护理工作

门诊科是医院面向社会的窗口,是医疗工作的第一线,是直接对人们进行诊断、治疗、护理和预防保健的场所。

(一)门诊科的设置和布局

门诊科的设置和布局应体现以人为本、病人至上的服务理念,做到安静、整洁、美观、布局合理,设置有各种醒目的标志,便于病人就医。门诊科设有挂号处、收费处、化验室、药房、综合治疗室及分科诊察室等。诊察室内备诊察床,床前有遮隔设备,室内设洗手池,桌面整洁,各种检查用具及化验单、检查申请单、处方等放置有序。治疗室内备有必要的急救设备,如氧气、电动吸引器、急救药品等。

(二)门诊科的护理工作

1. 预检分诊　预检护士需由实践经验丰富的护士担任,应热情、主动接待来院就诊的病人,在简明扼要询问病史、观察病情后做出初步判断,给予合理的分诊指导和传染病管理。做到先预检分诊,后挂号诊疗。

2. 安排候诊与就诊　病人挂号后,分别到各科候诊室依次就诊。护士应做好候诊和就诊病人的护理工作。

(1)准备　开诊前准备好各种检查器械和用物,维持良好的诊疗环境和候诊环境。

(2)整理　分理初诊和复诊病案,收集整理化验单、检查报告等。

(3)安排候诊和就诊　按挂号先后次序安排就诊。必要时应协助医生进行诊查工作。

(4)测量　根据病人病情测量体温、脉搏、呼吸、血压等,并记录在门诊病案上。

(5)观察　随时观察候诊病人,如遇高热、剧痛、出血、休克、呼吸困难、意识丧失等病人,应立即安排提前就诊或送急诊室处理;病情较重或年老体弱者,可适当调整就诊顺序。

3. 健康教育　护士应合理利用候诊时间,采用口头、图片、黑板报、电视录像或赠送健康教育宣传小册子等不同形式,开展健康教育。健康教育的内容要有针对性、通俗易懂、丰富实用。对病人提出的问题应热情、耐心地解答。

4.治疗 需要在门诊科进行的治疗,如注射、换药、导尿、灌肠、穿刺等,必须认真执行查对制度,严格按照操作规程,确保治疗安全、有效。

5.消毒隔离 门诊科人群流量大,病人集中,易发生交叉感染,因此,要认真做好消毒隔离工作。对传染病或疑似传染病者,应及时分诊到隔离门诊就诊,做好疫情报告。门诊空间、地面、墙壁、桌椅等物品定期清洁、消毒,各种诊疗后的物品严格按要求处理。

6.预防保健 预防保健护理是门诊护理工作的重要组成部分,经过培训的护士可直接参与各类保健门诊的咨询或诊疗工作。主要针对就诊者进行健康咨询、定期健康体检、围生期保健指导、心脑血管疾患普查、癌症普查等。

二、急诊科的护理工作

急诊科是医院诊治急症病人的场所,是抢救病人生命的第一线。急诊科 24 h 开放服务,对危及生命和意外灾害事件,应立即组织人力、物力,按照急救程序进行抢救。急诊科护士要求责任心强,有良好的素质,具备各种急诊抢救知识和经验,技术熟练、动作敏捷,能积极配合医生的抢救工作。急诊科护理的组织管理和技术管理应最优化,达到标准化、程序化、制度化。

(一)急诊科的设置和布局

1.设置 急诊科一般设有预检处、诊疗室、治疗室、抢救室、监护室、留观室、清创室等。此外,还配有药房、化验室、X 射线检查室、心电图室、挂号室及收款室等,形成一个相对独立的单元。

2.布局 急诊科布局要以方便急诊病人就诊为目的,提高救治效率为原则。一般设在医院的醒目处,有专用通道和宽敞的出入口,标志和路标醒目,夜间有照明。室内安静整洁、空气流通、光线明亮、物品放置有序。

(二)急诊科的护理工作

1.预检分诊 病人被送到急诊科,应有专人负责出迎。预检护士要掌握急诊就诊标准,做到一问(主要症状)、二查(做简单体格检查)、三分诊、四登记。遇有危重病人应立即通知值班医生及抢救室护士;遇有意外灾害事件应立即通知护士长和相关科室;遇有法律纠纷、刑事伤害、交通事故等事件,应迅速报告医院保卫部门或与公安部门取得联系,并请家属或陪送者留下。

2.抢救工作

(1)物品准备 ①一般物品:血压计、听诊器、张口器、压舌板、舌钳、手电筒、止血带、输液架、氧气管、吸痰管、胃管等。②无菌物品:各种注射器、各种型号针头、输液器、输血器、静脉切开包、气管切开包、气管插管包、导尿包、各种穿刺包、无菌手套及无菌敷料等。③抢救设备:中心供氧系统、负压吸引器、心电监护仪、电除颤器、心脏起搏器、呼吸机、超声波诊断仪、洗胃机等,有条件可备 X 射线机、手术床、多功能抢救床。④抢救药品:各种中枢神经兴奋剂、镇静剂、镇痛药、抗休克、抗心力衰竭、抗心律失常、抗过敏及各种止血药;急救用激素、解毒药、止喘药;纠正水、电解质紊乱及酸碱平衡失调类药物以及各种输入液体、局部麻醉药及抗生素类药等。⑤通信设备:设有自动传呼系统、电话、对讲机等。

一切抢救物品要做到"五定",即定数量品种、定点安置、定人保管、定期消毒灭菌和定期检查维修。急诊科护士需熟悉所有抢救物品的性能和使用方法,并能排除一般性故障,使急救物品完好率达到100%。

(2)配合抢救　严格按照抢救程序、操作规程实施急救措施,做到分秒必争。①在医生未到之前,护士可根据病情初步评估,给予紧急处理,如测血压、给氧、吸痰、止血、配血、建立静脉输液通道,进行人工呼吸、胸外心脏按压等。②医生到达后,立即汇报处理情况并配合抢救,正确执行医嘱,密切观察病情变化,监测循环、呼吸情况,为医生提供相关资料。③抢救记录应及时、准确、完整、清晰。必须注明时间,包括病人和医生到达时间、抢救措施落实时间(如输液、吸氧、吸痰等执行和停止时间)。记录执行医嘱的内容及病情动态变化。④在抢救过程中,凡口头医嘱需向医生复诵一遍,双方确认无误后再执行。抢救结束后,请医生及时补写医嘱和处方。各种急救药品的空安瓿需经两人核对后方可弃去;输液空瓶和空袋均集中放置,以便查对统计,核实与医嘱是否相符。

(3)病情观察　急诊科设有一定数量的观察床,收治暂不能确诊或已明确诊断者、病情危重但暂时住院困难者、需短时间观察可以返家者。留观时间一般为3~7 d。护士应对被观察者进行入室登记,建立病案,填写各项记录,书写留观室病情报告。主动巡视,加强病情观察,及时处理医嘱,做好晨晚间护理及心理护理。做好病人和家属的管理及入院、转诊等工作。

第三节　病　区

病区是住院病人接受诊治、护理及休养的场所,也是医护人员全面开展医疗、预防、教学、科研活动的重要基地。

一、病区的护理工作

(一)病区的设置和布局

1.设置　每个病区设有病室、治疗室、抢救室、危重病室、护士站、医生办公室、配餐室、盥洗室、库房、医护休息室及示教室、会议室等。有条件者可设置病人学习室、娱乐室、会客室、健身室等。

2.布局　病区应布局合理,方便治疗和护理工作。如护士站应设置在整个病区的中心地带,与抢救室、危重病室邻近,便于观察病情变化和抢救病人。每个病区设30~40张病床为宜。每间病室的病床2~4张为宜,病床间距不少于1 m,病床之间有屏风或床帘相隔,既便于治疗和护理,又保证病人的私人空间和隐私。

(二)护理工作

病区护理工作是以病人为中心,运用护理程序实施整体护理,满足病人生理、心理和社会等方面的需要,促进病人早日康复。主要护理工作内容为:

1.准确评估　收集病人健康资料,按护理程序正确进行护理诊断,合理制订护理计划,全面实施护理措施,及时评价护理效果。

2.病情观察　巡视病室,认真观察,了解病人病情变化及治疗效果。

3.心理护理和生活护理　及时了解病人的心理和生理需求,解除其陌生、焦虑、恐惧等心理压力,满足其舒适、安全、清洁等需要。

4.健康教育　针对不同护理对象,开展健康教育,指导病人用药、饮食、功能锻炼等自护活动。

5.执行医嘱　协助医生完成各项诊疗工作和抢救工作,杜绝各种差错事故的发生。

6.消毒隔离　做好病区消毒隔离工作,保障护理质量,预防医院内感染的发生。

7.协助管理　协助护士长做好病区环境、物品、药品、信息的管理工作。

8.文件处理　严格按要求书写和保管各种护理文件。

9.护理科研　开展护理科研工作,提高临床护理的质量和水平,推动护理学科的发展。

二、病区的环境

病区环境质量的优劣,不仅影响各项工作正常进行和病人身心健康,还会影响医院的社会效益和经济效益,因此,护理人员的职责之一就是为病人提供一个安全、舒适、整洁、安静的治疗环境,促进病人康复。

(一)物理环境

物理环境直接影响病人身心舒适、治疗效果和疾病的转归,因此,护理人员应适当地调节,创造温湿度适宜、光线充足、空气良好的环境。

1.温度　室温一般保持在18~22 ℃较为适宜。新生儿室、老年病室及检查、治疗时,室温略提高,以22~24 ℃为佳。适宜的温度,使病人感到舒适、安宁、减少消耗,有利于病人的休息、治疗及护理工作的进行。室温过高,会使神经系统受到抑制,干扰消化及呼吸功能,不利于机体散热,使人烦躁,影响体力恢复。室温过低,则使人畏缩,缺乏活力,肌肉紧张而产生不安,在诊疗护理时也易受凉。

病室应备有室温计,以便评估及调节室内的温度。夏季酷热,可用开窗通风或使用空调、电风扇来调节室温;冬季严寒,可用空调、暖气等取暖。此外,还应注意根据气温变化增减病人的被褥及衣服。在诊疗和护理工作中,应尽量避免不必要的暴露,以防病人受凉。

2.湿度　病室湿度以50%~60%为宜。湿度一般指相对湿度,即在一定温度条件下,单位体积的空气中所含水蒸气的量与其达到饱和时含量的百分比。湿度过高或过低都会给病人带来不适感。湿度过高,空气潮湿,细菌易于繁殖,增加感染概率,同时水分蒸发减少,抑制出汗,病人感到潮湿憋闷,对患有心、肾疾病的人尤为不利;湿度过低,空气干燥,体内水分大量蒸发,引起口干舌燥、咽痛、烦渴等,对呼吸道疾患或气管切开病人尤其不利。

病室应备有湿度计,以便评估和调节室内湿度。当室内湿度过高时,可使用空气除湿器、开窗通风换气或空调除湿;室内湿度过低时,夏季可在地面上洒水,冬天可在暖气上安放水槽、水壶等蒸发水汽或使用空气加湿器。

3.通风　通风可保持室内空气清新,并可调节室内的温、湿度,增加病人的舒适感。通风能在短时间内置换室内空气,又是降低室内空气污染、降低空气中微生物密度、减少呼吸系统疾病传播的有效措施。室内不通风,会导致空气污浊、氧气不足,使人产生烦躁、倦怠、头晕、食欲缺乏等症状,故病室应定时通风换气,有条件者可设立生物净化室。一般通风 30 min 即可达到换置室内空气的目的。通风时应注意保护病人,避免吹对流风,以免着凉。

4. 采光　病室采光源于自然光源和人工光源。日光是维持人类健康的要素之一,自然的光照有利于病人身心康复。适量的日光照射,能使照射部位温度升高,血管扩张,血流增快,改善皮肤和组织的营养状况,使人舒适愉快,食欲增加;而紫外线既有强大的杀菌作用,又可促进机体合成维生素 D。因此,病室的门窗应经常开启,让阳光直接射入,或协助病人到户外接受日光照射,但应避免光线直接照射病人的眼睛从而引起目眩。病室的人工光源用于满足夜间照明及特殊检查和治疗护理的需要,护士可根据不同需要调节光线。治疗室、抢救室、监护室、楼梯间的灯光要明亮;普通病室除设置吊灯外,还应有床头灯、壁灯或地灯。床头灯光线最好是可调节型,开关设置在病人易于触及的地方;夜间可使用壁灯或地灯,以免影响病人睡眠,同时可保证巡视工作的进行。病室内还应设置适量的鹅颈灯,用于不同角度的照明,为特殊诊疗提供便利。对先兆子痫、破伤风、畏光病人,应采取避光措施。

5. 音响　音响是指声音存在的情况。病室必须保持安静,避免噪声。凡是不悦耳、不需要的或能引起人们心理和生理上不愉快的声音都是噪声。噪声强度达 50 ～ 60 dB 时人会感觉烦躁不安,休息和睡眠受影响;长期处于 90 dB 以上的环境中,会导致头晕、耳鸣、神经衰弱、血压上升、听力下降甚至丧失。根据 WHO 规定的噪声标准,白天医院病区内理想的声音强度在 35 ～ 40 dB。医院噪声主要包括各种医疗仪器使用时发出的机械摩擦声和人为的噪声,如在病区内大声喧哗,重步行走,开关门窗,车、椅、床、门轴处锈蚀而发出的响声等。医院应对噪声严格控制,尽可能地为病人创造安静的环境,所以病区工作人员要做到四轻:说话轻、走路轻、操作轻、关门轻。病室的门、桌椅脚应钉橡皮垫,推车轮轴及门轴应定期滴注润滑油,以减少噪声的发生。

在控制噪声的同时,也要避免绝对安静。过于安静的环境会使病人感觉孤独、寂寞。有条件的病室,可在床头增设耳机装置,医院广播室可定时向病区播放节目,病人根据喜好选择收听适当的文艺节目,也可利用电视、录像等调节其疗养生活。

6. 装饰　病室布置应力求简洁、美观、悦目,陈设摆放整齐划一。医院可按各病室病人的不同需求来设计和选择适当的颜色。如儿科病室的床单和护士服可用粉色等暖色调,增加温馨亲切感,减少儿童的恐惧感;手术室可选择绿色或蓝色,给人以安静、舒适、信任感。调配得当的色彩环境,不仅能促进病人身心舒适,还能产生良好的医疗效果。此外,室内和走廊可适当摆设一些花卉盆景,以增添生机,提高病人与疾病做斗争的信心和勇气。病室周围应有树木、花园、草坪等,供病人散步、休息和观赏。有条件的医院可开辟一个供病人看书、会客、交流的场所,以尽量减少病人因住院产生的"社交隔离感"。

(二)社会环境

医院是特殊的社会组织,也是就诊病人集中的场所。不同的病人住院后,对接触的人员、陈设、规则、声音及气味等感到陌生和不习惯,从而产生一些不良的心理反应。护士应帮助病人建立良好的人际关系,创造和谐的氛围,解除不良的心理反应,尽快进

笔记栏

入病人角色,以适应医院这一特殊的社会环境,并更好地配合治疗与护理。

1.人际关系

(1)护患关系　护理人员与病人的关系是服务者与服务对象的关系,在护患关系中,护士处于主导地位。护士在实施护理活动时,不论病人的性别、年龄、民族、信仰、职业、职位、亲疏及过去经历如何,都应认真负责、一视同仁。在交谈时,善于运用语言技巧,积极发挥语言的正面作用,提高病人的治病信心;在行为上,仪表举止应端庄稳重、机敏果断,操作稳、准、轻、快,消除病人的疑虑,增加其对医护人员的信任感;在工作态度上,严肃认真、一丝不苟,使病人获得安全感。护理人员还应善于调节自己的情绪,时刻以积极、乐观、开朗的情绪去感染病人,尊重病人,满足病人的合理需求,激发病人良好的心理反应。

(2)病友关系　病友关系是指同病室病人之间的关系,同病室的人在共同的治疗康复生活中相互影响。病友间的相互帮助与照顾、交流疾病的疗养常识及生活制度等,有利于帮助新病人尽快熟悉环境,消除陌生感和不安情绪,增进病友间的友谊与团结。护士应鼓励病友之间建立良好的情感交流,同时善于觉察某些不利因素,防止消极情绪的出现和蔓延。对病情轻重不同的病人,尽量分别安置,以避免不良刺激。护理人员是病人所处环境的主要调节者,应合理利用病友间的互助精神,积极调动病人的乐观情绪,使病室环境有利于医护工作的开展。

(3)病人与其他人的关系　除护患关系外,病人还应与病区其他工作人员之间建立一个和睦的人际关系。护理人员应主动向病人介绍其他医务人员和病友,鼓励病人与他们接触和沟通。护理人员还应注意调整病人与家属之间的关系,家属是病人重要的社会支持系统,家属的理解和心理支持,对病人接受治疗和护理、战胜疾病的信心起到不可替代的作用。因此,护士应把家属看作病人恢复健康的助手,鼓励病人与自己喜欢的人接触,并为其进行合理的安排。

2.医院规则　医院必须以健全的规章制度来保证医疗、护理工作的正常进行,保证病人有良好的休养环境,预防和控制感染的发生,使病人尽快康复。因此,每个医院制定相应的院规,如入院制度、探视制度、陪护制度等。院规对病人既是行为的指导,在一定程度上又是一种约束,病人须遵从医院规章制度,不能完全按自己意愿活动,因此易产生孤寂、焦虑、压抑等心理。因此,护理人员应根据病人不同情况和适应能力,主动热情地给予帮助和指导。如热情接待新病人,主动介绍环境及院规,使病人和家属理解院规对其疾病康复的意义;对自理能力受损或活动受限、依赖他人照顾的病人,护理人员应多加巡视,及时解决其实际困难。只有得到病人的理解和配合,才能使其尽快适应医院环境及规章制度,从而维持良好的身心状态、较好地调节机体功能,促进康复。

第四节　病人床单位的准备

一、病人床单位的设施

病人床单位是指医疗机构提供给病人的家具与设备,是病人住院期间用以休息、睡眠、饮食、活动及治疗的基本生活单位。病人的床单位应以舒适和有利于康复为基础。每个床单位的固定设施有:床、床褥、床垫、枕芯、棉胎或毛毯、大单、被套,必要时加橡胶单和中单,床旁桌、床旁椅、床上桌、墙壁上有照明灯、呼叫装置、氧气管和吸引管等设施(图2-2)。

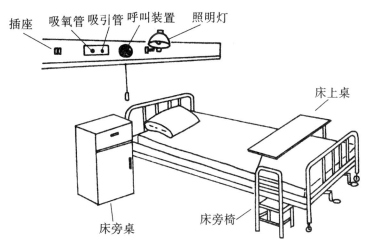

图2-2 病人床单位

1.床 病床必须符合实用、耐用、安全、舒适的原则。一般长 2 m,宽 0.9 m,高 0.6 m。目前常用的有手摇式摇床和电动控制的功能床。

2.床垫 长、宽与床相同,厚 9~10 cm,以棕丝或海绵作垫芯,垫面是牢固的布料制成。

3.床褥 长、宽与床相同,一般用棉花作褥芯,棉布作褥面,铺于床垫之上。

4.大单 长 2.5 m,宽 1.8 m,用棉布制作。

5.棉胎 长 2.3 m,宽 1.6 m,多用棉花,也可用人造棉或羽绒被。

6.被套 长 2.5 m,宽 1.7 m,用棉布制作。

7.枕芯 长 0.6 m,宽 0.4 m,用棉布作面,内装木棉、荞麦皮或人造棉等,棉布作枕面。

8.枕套 长 0.65 m,宽 0.45 m,用棉布制作。

9.中单 长 1.7 m,宽 0.85 m,用棉布制作。

10.橡胶单 长 0.85 m,两端各加棉布 0.4 m,宽 0.65 m。

11.床旁桌 长 0.45 m,宽 0.45 m,高 0.85 m,放于病人床头一侧,用于放置日常用品。

12.床旁椅 要求宽大有靠背,供病人或探视者使用。

13.床上桌 长 0.8 m,宽 0.45 m,供病人在床上进食、写字、阅读等使用。

二、各单的折叠方法

在铺床前应将各单按照正确的方法折叠,既可节省时间又可节省体力。各单的折叠方法如下:

1.大单 正面在内,纵向对折 2 次,边与中线对齐,中线在外,再横向折 3 次。

2.被套 正面在外,横向对折 2 次,再纵向对折 3 次。

3.棉胎或毛毯 纵向对折成 3 层,再横向"S"形 3 折。

4.床褥 横向"S"形 3 折后,再纵向对折 1 次。

5.橡胶单 正面向内,纵向对折 2 次后,将开口边向上,再横折 1 次。

6.中单 同"橡胶单"。

三、铺床法

床单位要保持整洁,床上用物应定期更换。铺好的病床要符合舒适、平整、耐用、安全、实用的原则。

(一)铺备用床(图 2-3)

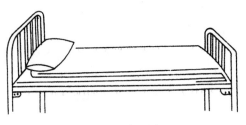

图 2-3 备用床

【目的】

保持病室整洁,准备接收新病人。

【评估】

1.病床单位设施及性能是否完好。

2.床上用物是否洁净,是否符合季节要求。

3.病室内有无病人进行治疗或进餐。

【计划】

1.护士准备 操作者衣帽整齐,修剪指甲,洗手,戴口罩,备齐用物。

2.用物准备 床、床垫、床褥、棉胎或毛毯、枕芯、大单、被套、枕套。

3.环境准备 病室内无病人治疗或就餐,环境清洁、通风。

【实施】

1.操作流程 见表 2-1。

表 2-1 铺备用床操作流程

操作步骤	操作要点
1.备齐用物	●准备用物,按取用顺序放置,携至床旁 ●固定床脚,调整床高
2.移开桌椅	●移开床旁桌离床约 20 cm,移椅至床尾正中离床尾 15 cm ●将用物按操作顺序置于床尾椅上

续表2-1

操作步骤	操作要点
3.翻垫铺褥	●根据需要翻转床垫,铺床褥于床垫上,上缘齐床头
4.展开大单	●将大单放于床褥上,横、纵中线对齐床面横、纵中线,分别向床头、床尾展开 ●铺近侧床头:一只手将床头床垫托起,另一只手伸过床头中线,将大单塞入床垫下(图2-4A)
5.四步折角	●折角:在距床头约30 cm处,向上提起大单边缘,使其同床边垂直,呈一等腰梯形;以床面沿为界,上半三角形覆盖于床上,下半三角形平整地塞于床垫上,再将上半三角形放下塞于床垫下,将床角折成斜角(图2-4B~图2-4G)或直角 ●同法铺近侧床尾大单 ●沿床边拉紧大单中部边缘,双手掌心向上,将大单塞入床垫下 ●至床对侧,以同法铺好对侧大单
6.套被铺筒 ▲"S"形套被套	●被套齐床头放置,被套纵向中线与床中线对齐,展开平铺于床上,开口端朝床尾 ●被套尾端开口的上层向上打开约1/3,将折好的"S"形棉胎放于床尾正中,拉棉胎上端至被套封口处,并将竖折的棉胎向两边展开与被套平齐 ●将盖被上缘齐床头,至床尾逐层拉平盖被,系带(图2-5) ●将盖被的左右侧向内折与床沿平齐,铺成被筒;尾端内折塞于床垫下 ●将被套正面向内平铺于床上,开口端齐床尾
▲卷筒式套被套	●将棉胎平铺于被套上,上缘与被套封口边对齐 ●将棉胎与被套上层一并自床尾卷至床头,将棉胎与被套一起翻转,自床头向床尾展开,拉平各层,系带,折成被筒
7.套枕套	●将枕芯套于枕套内,四角充实,系带
8.还原桌椅	●平放于床头,开口处背门
9.洗手	●将床旁桌、床旁椅移回原处

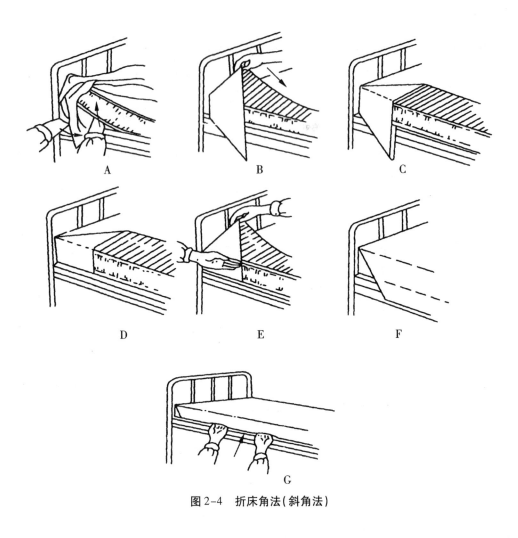

图2-4 折床角法(斜角法)

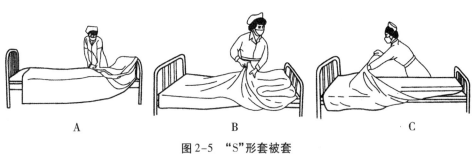

图2-5 "S"形套被套

2.注意事项 ①病室内有病人进餐或治疗时,应暂停铺床。②操作中动作轻稳,以免尘埃飞扬。③操作中注意节力原则。铺床时身体尽量靠近床边,保持上身直立,两脚根据活动需要前后或左右分开,两膝稍弯曲以降低重心。操作时使用肘部力量,动作连续、协调、到位。

笔记栏

【评价】

1. 病床符合实用、耐用、舒适、安全的原则。

2. 大单中线与床中线对齐,床面平整,四角紧扎。

3. 盖被被头充实,两边内折对称与床平齐。

4. 枕头平整充实,开口背门。

5. 操作符合节力原则。

6. 病室及病人床单位整洁、美观。

（二）铺暂空床（图2-6）

【目的】

1. 供新入院或暂时离床活动病人使用。

2. 保持病室整洁、美观。

【评估】

1. 住院病人的病情是否可以暂时离床,新入院病人的病情。

2. 其余同备用床。

【计划】

同备用床。必要时另备橡胶单和中单,或一次性中单。

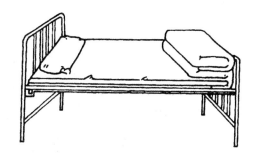

图2-6　暂空床

【实施】

1. 操作流程　见表2-2。

表2-2　铺暂空床操作流程

操作步骤	操作要点
1. 铺暂空床	
（1）铺床	●同备用床步骤1～6 ●根据病情需要在大单上铺橡胶单、中单,中线与床中线对齐,上缘距床头45～50 cm,床缘下垂部分一并塞入床垫下。转至对侧,同法铺好橡胶单和中单
（2）整理盖被	●将盖被上端向内折叠1/4,再扇形三折于床尾并与床尾平齐
（3）套枕套	●套枕套,枕头平放于床头,开口处背门

续表 2-2

操作步骤	操作要点
2.改备用床为暂 空床	
(1)放置枕头	●移开床旁椅,将枕头放于椅面上
(2)整理盖被	●将盖被上端向内折叠1/4,再扇形三折于床尾并与床尾平齐
(3)放回枕头	●枕头放于床头,开口处背门
(4)还原桌椅	●将床旁桌、床旁椅移回原处
(5)洗手	

2.注意事项　同备用床。

【评价】

1.病床符合实用、耐用、舒适、安全的原则。

2.操作流畅,符合节力原则。

3.用物准备符合病情需要。

4.病人上、下床方便,感觉舒适。

(三)铺麻醉床(图2-7)

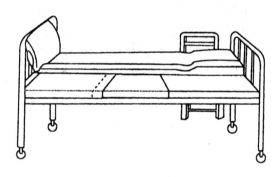

图2-7　麻醉床

【目的】

1.便于接收和护理麻醉手术后的病人。

2.使病人安全,舒适,预防并发症。

3.保护床褥不被血液、呕吐物、排泄物等污染,便于更换。

【评估】

1.病室内有无病人进行治疗或进餐。

2.病人的病情、诊断、手术和麻醉方式,术后需要的抢救或治疗物品等。

【计划】

1.同备用床,另备橡胶单和中单各2块,或一次性中单2块。

2.备麻醉护理盘:①无菌盘内放开口器、舌钳、通气导管、牙垫、治疗碗、吸氧导管、吸痰导管、压舌板、镊子、棉签、纱布若干;②无菌盘外放血压计、听诊器、手电筒、弯盘、胶布、治疗巾、护理记录单、笔、输液架等。

3.必要时备吸氧、吸痰设备,胃肠减压器等。

【实施】

1.操作流程　见表2-3。

表2-3　铺麻醉床操作流程

操作步骤	操作要点
1.铺大单	●同备用床步骤1~4
2.铺橡胶单、中单	●根据病人麻醉方式和手术部位铺橡胶单和中单
	●第一块橡胶单和中单铺于床的中部,中线与床的中线对齐,边缘下垂部分一并塞入床垫下
	●根据病情需要将另一块橡胶单和中单铺对齐床头或床尾,展开铺平
3.套被套	●同铺备用床套被套,铺被筒,尾端向内折叠
	●将被筒纵向三折于背门一侧
4.套枕套	●同铺备用床套枕套,枕头横立于床头,开口处背门,防止病人躁动撞击床栏而受伤
5.归位置盘	●移回床旁桌,床旁椅放于盖被折叠侧,便于移动病人
	●将麻醉护理盘放于床旁桌上,其他用物按需要放置
6.洗手	

2.注意事项

(1)同备用床。

(2)术后护理用物齐全,病人能及时得到抢救和护理。

(3)中单应全部遮盖橡胶单,防止橡胶单直接接触病人皮肤。

【评价】

1.病床符合实用、耐用、舒适、安全的原则。

2.操作流畅,符合节力原则。

3.病人舒适、安全。

4.术后病人所需用物齐全,病人能及时得到抢救和护理。

(四)卧有病人床整理

【目的】

1.保持病室的整洁、美观,使病人感觉舒适。

2.预防压疮等并发症的发生。

【评估】

1.病人病情、活动能力、意识状态、心理反应、合作程度、各种导管或伤口情况。

2.病室温度是否适中,周围病人有无正在治疗或进餐,病床和病人自身的清洁程度及安全等。

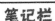

3.病人是否需要便器。

【计划】

1.护士准备　衣帽整齐,修剪指甲,洗手,戴口罩,备齐用物。

2.用物准备　床刷及套(浸有消毒液,略湿)或带一次性刷套的床刷。

3.环境准备　周围无病人正在治疗或进餐,酌情关闭门窗,必要时用屏风遮挡病人。

【实施】

1.操作流程　见表2-4。

表2-4　卧有病人床整理操作流程

操作步骤	操作要点
1.核对解释	●备齐用物携至病床旁,核对并向病人解释操作目的及配合方法,以取得合作,询问病人是否需要便盆,酌情关闭门窗
2.移开桌椅	●移开床旁桌椅,若病情许可,放平床头及床尾支架
3.整理床单	●松开床尾盖被,协助病人翻身侧卧至对侧,移枕头至病人头下,背向护士,必要时拉起对侧床档 ●松开近侧各层被单 ●取床刷依次扫净中单、橡胶单,分别搭在病人身上,然后从床头至床尾扫净大单 ●将大单、橡胶单、中单逐层拉平铺紧 ●移枕至近侧,协助病人翻身侧卧于扫净一侧,护士转向对侧,以同样方法扫净中单、橡胶单及大单并铺好
4.整理盖被	●协助病人平卧,将棉被和被套拉平,折成被筒,为病人盖好
5.整理枕头	●取下枕头,轻轻拍松后协助病人枕好
6.移回桌椅	●协助病人取舒适卧位,移回桌椅
7.清理洗手	●感谢病人的合作,开窗通风 ●整理用物,洗手

2.注意事项

(1)操作时动作轻稳,随时观察病人的反应,一旦病情变化,立即停止操作。

(2)操作过程中注意病人保暖。

(3)注意病人安全,防止坠床,必要时使用床档。

(4)整理时扫净枕下及病人身下的渣屑。

【评价】

1.操作动作轻稳、节力,床单位整洁、美观。

2.病人感觉舒适、安全。

3.护患沟通有效,满足病人身心需要。

（五）卧床病人床更换床单法

【目的】

同卧有病人床整理。

【评估】

同卧有病人床整理。

【计划】

1. 护士准备　同卧有病人床整理。

2. 用物准备　清洁大单、被套、中单、枕套、床刷及套（浸有消毒液，略湿）。必要时备清洁衣裤、便盆及便盆巾。

3. 环境准备　同卧有病人床整理。

【实施】

1. 操作流程　见表2-5。

表2-5　卧床病人床更换床单法

操作步骤	操作要点
1. 核对解释	●备齐用物携至病床旁，核对并向病人解释操作目的及配合方法，取得合作，询问病人是否需要便盆，酌情关闭门窗
2. 移开桌椅	●移开床旁桌椅，若病情许可，放平床头及床尾支架
3. 更换床单	●松开床尾盖被，协助病人翻身侧卧至对侧，移枕头至病人头下，背向护士，必要时拉起对侧床档，松开近侧各层被单
	●将污中单向内卷起塞入病人身下，扫净橡胶单，再将橡胶单搭于病人身上，然后将污大单向内卷起塞入病人身下，扫净床褥
	●将清洁大单与床中线对齐，对侧半幅向内卷好塞入病人身下，同铺备用床法铺好近侧半幅（图2-8）
	●将橡胶单拉下，铺上中单，对侧半幅向内卷好塞入病人身下，近侧下垂部分与橡胶单一同塞入床垫下
	●移枕至近侧，协助病人翻身侧卧于近侧，转至对侧松开各层床单
	●将污中单卷至床尾，扫净橡胶单后搭于病人身上，将污大单卷至床尾与污中单一并放于治疗车下（或污衣袋内），扫净床褥，依次将大单、橡胶单、中单各层铺好，帮助病人仰卧
4. 更换被套	●将清洁被套铺于盖被上，解开污染被套，将棉胎在污被套内纵向折三折后取出，套入清洁被套内
	●撤出污被套，同铺备用床法套好被套，折成被筒为病人盖好
5. 更换枕套	●取出枕头，撤去枕套，更换清洁枕套，放于病人头下
6. 移回桌椅	●协助病人取舒适卧位，移回桌椅，酌情摇起床头或床尾支架
7. 清理洗手	●感谢病人的合作，开窗通风
	●整理用物，洗手

2. 注意事项　同卧有病人床整理。

【评价】

1.操作动作轻稳、节力,床单位整洁、美观。

2.病人感觉舒适、安全。

3.护患沟通有效,满足病人身心需要。

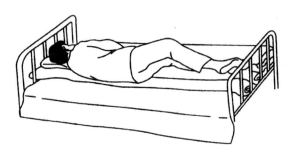

图2-8 卧有病人床更换床单法

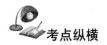 考点纵横

A1 型题

1.下列医院休养环境中最合理的是(　　)

A.中暑者室温应保持在 40 ℃ 左右　　　　B.母婴室保暖不应开窗

C.破伤风病人室内光线应明亮　　　　　　D.儿科病室室内的温度宜 22 ℃ 左右

E.气管切开者,室内相对湿度为 30% 左右

2.铺床时不需使用橡胶单和中单的病人是(　　)

A.高位截瘫　　　　　　　　　　　　　B.昏迷

C.子宫切除术后　　　　　　　　　　　D.上肢骨折

E.大小便失禁

A2 型题

3.某破伤风病人,神志清楚,全身肌肉阵发性痉挛、抽搐,所住病室环境不符合病室要求的是

(　　)

A.室温 18~20 ℃　　　　　　　　　　B.相对湿度 50%~60%

C.门、椅脚钉橡皮垫　　　　　　　　　D.保持病室光线充足

E.开门、关门动作要轻

4.患儿,8 岁,在全麻下行疝气修补术,不属于麻醉恢复前需准备的物品是(　　)

A.备输液架,吸引器　　　　　　　　　B.备注射盘

C.铺麻醉床　　　　　　　　　　　　　D.备氧气

E.备麻醉护理盘

A3 型题(5~6 题共用题干)

病人女性,宫外孕伴出血性休克,急诊入手术室抢救治疗。

5.病区护士接到住院处通知后,应为其准备的床单位是(　　)

A.备用床　　　　　　　　　　　　　　B.抢救床

C.暂空床　　　　　　　　　　　　　　D.硬板床

E.麻醉床

6.铺床时不符合节力原则的是( )

A.操作前备齐用物   B.避免多余动作

C.动作平稳、连续   D.减少走动次数

E.操作时身体靠近床边,两脚并拢

参考答案:1~6.DDDBEE

（方明月）

第三章

出入院护理

学习目标

1. 能够完整叙述病人入院和出院过程中护理工作的主要内容。
2. 能举例说明杠杆三定律及其在护理工作中的应用;中心、支撑面和重力线三者之间的关系。
3. 能根据病人的具体情况判断其适用的护理级别,并确定相应的护理内容。
4. 能正确运用人体力学原理采用平车、轮椅护送病人,做到关爱病人、操作节力、确保安全和舒适。

根据医生诊察情况,需要住院治疗的病人都要经历入院和出院两个过程。护理人员必须掌握入院和出院护理的一般程序。按照整体护理的要求,护士应评估并满足病人的身心需要,使之尽快适应医院环境,遵守医院规章制度,积极参与和配合医疗护理工作,从而加速其康复过程。同时护士还应通过鼓励和健康教育,努力提高病人自我照顾的能力,使之出院后能继续巩固治疗效果,维持健康,促进健康水平的提高。

第一节 入院病人护理

入院护理是指病人入院后,护理人员对病人进行的一系列护理工作。其护理的目标是:①使病人和家属感到被关心,消除紧张、焦虑等不良情绪;②协助病人了解和熟悉医院环境并尽快适应医院的环境;③观察与评估病人的情况;④满足病人的合理要求,以调动病人配合治疗护理的积极性;⑤做好健康教育,满足病人对疾病知识的需求。

一、住院处的护理

1. 办住院手续 病人或家属凭住院证到住院处办理住院手续,如缴纳住院保证金、填写病历首页、办理住院登记等手续。

2. 通知病房 住院处护士根据病人病情及病区收治情况为病人安排床位,并电话通知病区值班护理人员。需急诊手术的病人,则先手术后办理住院手续收入病房。

3. 卫生处置　根据医院条件、病人的病情及身体状况,对病人进行卫生处置,如理发、沐浴、更衣、修剪指甲等。对有虱、虮者,按灭虱法处理,然后再行上述卫生处置。病人换下的衣服及不急用的物品,可交家属带回或暂时存放在住院处。对于确诊或疑似传染病的病人应送隔离室进行卫生处置。

4. 护送病人入病区　护理人员应根据病人情况,选择合适的方式护送病人进入病区。对能步行的病人,可由家属或护理人员陪伴送至病区;对于不能步行者,根据病情用平车或轮椅护送入病区。运送过程中,应将病人安置于合适体位,并注意保护其安全,如有吸氧、输液等治疗时应保持治疗的连续性。病人送至病区后,住院处护士应向病区护士交接病人的病情、所采取的或需继续实施的治疗护理措施。

二、病人入病区后的初步护理

(一)一般病人入病区后的护理

(1)准备床单位:病区护士接到入院处通知后,根据病人的病情安排并准备好病人床单位,如传染病病人应安置在隔离病室。备齐病人所需用物,如面盆、热水瓶、痰杯等,将备用床改为暂空床,根据病情可在床上加铺橡胶单和中单。

(2)迎接新病人:护士应以热情的态度、亲切的语言迎接新病人,将病人引至指定的床位,妥善安置。向病人做自我介绍,并为病人介绍同室病友,以自己的行动和语言消除病人的不安情绪,使病人有宾至如归的感觉,从而增强病人的安全感和对护士的信任。

(3)通知主管医生诊视病人,必要时协助体检或治疗。

(4)填写住院病历和有关护理表格:①用蓝色钢笔逐页填写住院病历眉栏及各种表格;②用红色钢笔在体温单40~42℃横线之间竖行填写入院时间;③测量并记录首次体温、脉搏、呼吸、血压和体重,必要时测量身高;④填写入院登记本、诊断卡(插在病人住院一览表上)、床头(尾)卡(置于床头或床尾牌内)。

(5)做好介绍与指导:向病人及家属介绍病室环境、有关规章制度、床单位及其设备的使用方法,指导常规标本(如尿、粪便、痰液)的留取方法、时间及注意事项。

(6)根据医嘱执行各项治疗和护理措施。

(7)通知营养室,准备膳食。

(8)入院护理评估:对病人的健康情况进行评估,了解病人的基本情况、健康问题以及身心需要,拟订初步的护理计划。

(二)急诊病人入病区后的护理

1. 准备床单位　护士应立即备好床单位,并在床上加铺橡胶单和中单,将病人安置在重危病室或抢救室。对于急诊手术病人应准备好麻醉床。

2. 备好急救物品及药品　根据病人病情备好氧气、吸引器、输液器具、急救车等急救物品和药品。通知医生,做好抢救准备。

3. 配合抢救　病人入病室后,护士应积极配合医生进行抢救,并密切观察病情变化,做好护理记录。在医生到位之前,护士应根据病情做出初步判断,给予紧急处理,如吸氧、吸痰、止血、建立静脉输液通道等。

4.暂留陪送人员　不能正确叙述病情和要求的病人,如语言障碍、听力障碍、意识不清楚的病人或婴幼儿等,须暂留陪送人员,以便询问病情等相关情况。

三、分级护理

分级护理制度是按照国家卫生部统一制定的分级护理标准和要求,对不同病情的病人,实施相应护理和照顾的制度。它明确规定了各护理级别的病情依据和临床护理要求,对临床医疗护理工作及管理起着规范性的作用。分级护理是指根据病人病情的轻、重、缓、急以及自理能力提供不同级别的护理。护理级别通常分为四个等级,即特级护理、一级护理、二级护理和三级护理。各级护理的适用对象及相应的护理内容见表3-1。

表3-1　各级护理的适用对象和护理内容

护理级别	适用对象	护理内容
特级护理	1.病情危重,随时变化,需要进行抢救者 2.重症监护病人 3.各种复杂或大手术后者 4.严重创伤、大面积灼伤者 5.使用呼吸机并需要监护者 6.实施连续性肾替代治疗并需要严密监护生命体征者 7.有其他有生命危险需要严密监护生命体征者	1.严密观察病情,监测生命体征 2.根据医嘱正确实施治疗、给药措施 3.根据医嘱准确测量出入量 4.做好基础护理和专科护理 5.保持病人舒适和功能位 6.实施床旁交接班
一级护理	1.病情趋向稳定的重症病人 2.手术后或治疗期间需严格卧床者 3.生活完全不能自理且病情不稳定者 4.生活部分自理,病情随时发生变化者 如大手术后、休克、昏迷、瘫痪、高热、大出血、肝肾功能衰竭和早产婴等	1.每小时巡视病人1次 2.根据病情测量生命体征 3.根据医嘱正确实施治疗给药措施,实施安全护理措施 4.根据病情做好基础护理和专科护理 5.提供护理相关的健康指导
二级护理	1.病情稳定仍需卧床者 2.生活部分自理者 如大手术后病情稳定者。慢性病不宜多活动者,以及年老体弱、幼儿等	1.每2 h巡视病人1次,观察病情 2.根据病情测量生命体征 3.根据医嘱正确实施治疗给药措施 4.根据病情实施护理措施和安全措施 5.提供护理相关的健康指导
三级护理	1.生活完全自理且病情稳定者 2.生活完全自理且处于康复期者 如一般慢性病,疾病恢复期及手术前的准备阶段等	1.每3 h巡视病人1次,观察病情 2.根据病情测量生命体征 3.根据医嘱正确实施治疗给药措施 4.提供护理相关的健康指导

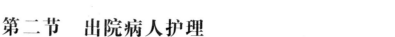

第二节　出院病人护理

病人经过住院期间的治疗与护理,病情好转、稳定、痊愈需出院或转院时,或病人不愿继续接受治疗而要求自动离院时,护理人员应协助其办理离开医院的一系列护理工作,称为出院护理。

(一)出院前的护理

1.通知病人出院日期　使病人及其家属做好出院准备,如备好交通工具等。

2.做好心理护理　注意病人情绪变化并给予安慰及鼓励,以增进其信心,减轻因离开医院所产生的恐惧与焦虑。

3.健康教育　根据病人病情及康复情况指导出院后在饮食、服药、休息、功能锻炼和定期复查等方面的注意事项,并指导有关的护理知识和技能。

4.征求意见　在病人出院前征求其对医院护理人员工作的意见和建议,以便不断提高护理工作的质量。

(二)出院当日的护理

1.执行出院医嘱　注销所有治疗、护理执行单,如服药单、注射单、治疗单、饮食单等;注销各种卡片,如诊断卡、床尾卡等。凭医嘱处方到药房领取出院药物,转交病人带回,并指导用药方法。

2.办理出院手续　填写出院通知单,告知病人或其家属到住院处办理出院手续,结算住院费用。

3.处理有关文件　用红钢笔在体温单40～42℃之间纵行填写出院时间。

4.清理用物　归还病人寄存的物品,收回病人住院期间所借衣物。

5.护送病人　护士根据病情用轮椅、平车或步行送病人至病区门外或医院门口。

(三)出院后的护理

1.填写文件资料　①填写出院病人登记本;②按要求整理病历,移交病案室保存。

2.处理床单位　①撤去病床上污被服,装入污衣袋,送洗衣房消毒清洗;②床垫、床褥、弹力絮被、枕芯放于日光下暴晒6 h或紫外线、臭氧照射消毒后,按要求折叠;③其他用品按要求进行终末消毒处理;④病室开门窗通风;⑤铺好备用床,准备迎接新病人;⑥传染性病床单位及病室,均按传染病终末消毒原则处理。

第三节　病人运送法

病人在入院、接受检查、治疗、出院时,凡不能自行移动的病人均需要护理人员根据其病情选用不同的运送工具,如轮椅运送、平车运送或担架运送等。在进行远距离院外转运时,则需要借助运输工具。在运送病人的过程中,护理人员应该正确运用人体力学原理,以避免发生损伤,减轻护士的疲劳,提高工作效率,减轻病人痛苦,保证病人的安全与舒适。

一、人体力学在护理操作中的应用

人体力学是应用物理学中的力学原理和相关的机械原理来研究人体发生的各种活动的科学。

人体力学原理在治疗、护理工作中广泛应用。一方面，护理人员正确运用人体力学可以提高工作效率、减少损伤(如腰肌劳损等)，起到自身保护作用；另一方面，护理人员运用人体力学原理指导病人采取正确的姿势和体位，可有效减轻病人的肌肉紧张，增进其舒适感。

(一)常用人体力学原理

在护理工作中常利用人体活动的杠杆、摩擦力、平衡、重力等力学原理，达到节力、有效、安全的目的。

1.杠杆作用　杠杆是利用直杆或曲杆在外力作用下能绕杆上一固定点转动的一种简单机械。杠杆的受力点称力点，固定点称支点，克服阻力的点称阻力点。支点到力作用线的垂直距离称动力臂，支点到阻力作用线的垂直距离称阻力臂。当动力臂大于阻力臂时，可以省力；动力臂小于阻力臂时就费力；而支点在力点和阻力点之间时，即可改变用力方向。

人体的运动与杠杆作用原理密切相关。由骨骼、关节、肌肉构成了人体运动系统。在运动时，骨骼好比杠杆，关节是运动的支点，骨骼肌舒缩所产生的力为运动的动力。它们在神经系统调节和支配下，对身体起着保护、支持和运动的作用。根据杠杆上的力点、支点和阻力点的相互位置不同，杠杆可分为三类：

(1)平衡杠杆　平衡杠杆是支点在阻力作用点和动力作用点之间的杠杆。例如，人的头部在寰枕关节上进行低头和仰头的动作。寰椎为支点，前后两组肌群产生作用力(F)，头部重量为阻力(L)。当前部肌群产生的力与重力的力矩之和与后部肌群产生的力的力矩相等时，头部趋于平衡(图3-1)。

(2)省力杠杆　省力杠杆是阻力作用点位于动力作用点和支点之间。在人体运动中此类杠杆比较少见。例如，人踮脚站立时，脚尖是支点，脚跟后的肌肉收缩产生的力为作用力(F)，体重(L)落在两者之间的距骨上。由于动力臂较长，所以用较小的力就可以支持体重，较省力(图3-2)。

(3)速度杠杆　速度杠杆是动力作用点位于支点和阻力作用点之间，这类杠杆是人体最常见的杠杆。例如，用手臂举起重物(L)时的肘关节运动，肘关节是支点，手臂前肌群(肱二头肌)的力(F_1)作用于支点和重心之间，由于力臂较短，需要用较大的力。这种杠杆虽然费力，但却可以获得运动速度和运动范围(图3-3)。

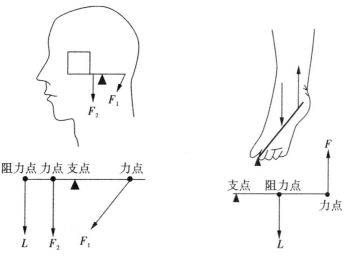

图 3-1　头部平衡杠杆作用　　　　图 3-2　足部省力杠杆作用

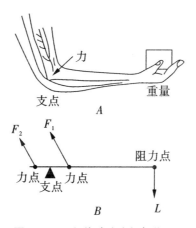

图 3-3　手和前臂速度杠杆作用

2.摩擦力　相互接触的两物体在接触面上发生的阻碍相对滑动的力为摩擦力。摩擦力的方向与物体相对运动的方向相反。摩擦力的大小,取决于正压力的大小(即垂直于接触面的压力)和摩擦系数的大小。而摩擦系数的大小与物体接触面的材质、粗糙程度、干湿程度和相对运动的速度等有关,通常与接触面的大小无关。摩擦力有三种:

(1)静摩擦力　互相接触的两物体,在外力作用下,有滑动倾向时,所产生的阻碍物体开始运动的力称静摩擦力。如手杖下端加橡胶垫可增加摩擦系数,使静摩擦力增大,防止手杖滑动。

(2)滑动摩擦力　一个物体在另一物体上滑动时,所产生的阻碍滑动的摩擦力称滑动摩擦力。在护理工作中,有时需要增大摩擦力,以防滑动速度过大,如护士的工作鞋,为了防止滑倒,可在鞋底上多加鞋纹或使用摩擦系数大的材料来制作鞋底;有时则需要减少摩擦力,使物体比较容易地沿着一个平面移动,如病床、轮椅、推车等的轮子定时加油,可以减少接触面的摩擦系数,方便推动使用。

（3）滚动摩擦力　滚动物体时受到的摩擦力称滚动摩擦力,滚动摩擦系数最小。如推动有轮子的床比没有轮子的床所需用的力量要小得多。

3.平衡与稳定　人体或物体的平衡与稳定,与人或物体的重心、支撑面、重力密切相关。

（1）物体的重量与稳定度成正比　物体重量越大,稳定度越大。推倒一较重物体所用的力比推倒一较轻物体的力要大。在护理操作中,如要把病人移到椅子上坐时,应选择重的椅子,因其稳定度大,安全,若为较轻的椅子,必须要有其他的力量支持椅子,如将椅子靠墙或固定椅子的靠背。

（2）支撑面的大小与稳定度成正比　支撑面是人或物体与地面接触的各支点的表面构成的,并且包括各支点之间的表面积。各支点之间的距离越大,物体的支撑面积越大。扩大支撑面可以增加人或物体的稳定度,如老年人站立或行走时,使用手杖可扩大支撑面,以增加稳定度;人体仰卧位比侧卧位稳定,就在于仰卧位的支撑面积大于侧卧位。支撑面小,则需付出较大的肌肉拉力,才能保持人体平衡稳定,如用一只脚站立时,肌肉就必须用较大的拉力,才能维持人体的平衡稳定。

（3）物体的重心高度与稳定度成反比　当物体的组成成分均匀时,重心位于它的几何中心。如物体的形状发生变化时重心的位置也会随之变化。人体重心的位置随着躯干和四肢的姿势改变而改变。在直立垂臂时,重心位于骨盆的第2骶椎前约7 cm处(图3-4)。如把手臂举过头顶,重心随之升高;当身体下蹲时,重心下降,甚至吸气时膈肌下降,重心也会下降。人或物体的重心越低,稳定度越大。

（4）重力线必须通过支撑面才能保持人或物体的稳定　重力线是重力的作用线,是通过重心垂直于地面的线。人体只有在重力线通过支撑面时,才能保持动态平衡。当人从坐椅上站起来时,应该先将身体向前倾,两脚一前一后放置,使重力线落在扩大的支撑面内,这样可以平稳地站起来,如果没有掌握好姿势,重力线落在支撑面外,身体的重量将会产生一个回复力矩,使体弱者又回到原来的座位上(图3-5)。

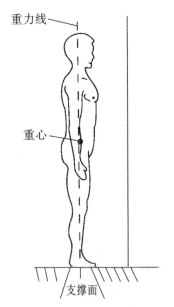

图3-4　人直立时重心位置

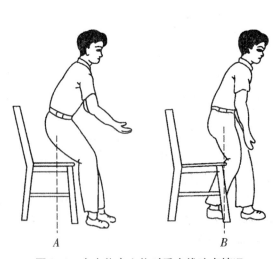

图3-5　由坐位变立位时重力线改变情况

笔记栏

（二）人体力学的运用原则

在护理技术操作中,有效地运用人体力学原理可起到节省体力的作用,提高工作效率;同时还可以保持病人的身体平衡,减轻肌肉疲劳,促进病人康复。

1.扩大支撑面　在日常护理工作中,护士经常需行走、站立、两臂持物等,所以肩、肘、腰、髋、膝等关节的运动很多,每日消耗不少体力,故应注意掌握身体的平衡,如行走、蹲下或起立时,两脚应保持适当的距离,一般为 10～15 cm,以扩大支撑面,取得平衡稳定的姿势;当上身需要前屈时,可向前迈出一步,以扩大支撑面,增加身体的稳定性。

2.降低重心　当遇到工作面较低的护理操作时,两下肢随身体动作的方向前后或左右分开,以增加支撑面。同时屈髋屈膝,上身近似直立,减少弯腰减轻腰部负荷,背部也不易疲劳;曲于身体取下蹲姿势,降低了重心,重力线在支撑面内,利用重心的移动去操作,保持了身体的稳定性。

3.减少重力线的偏移　在提拿较重物品时应尽量将物品靠近身体;抱起或抬起病人移动时,应将病人靠近自己,以使重力线落在支撑面内;保持直立姿势可达到同样工作效果时,尽量不要长时间采用上身前屈的姿势。

4.利用杠杆作用　在护理工作中,经常需用两臂持物,如手端治疗盘、脸盆等。两臂持物时,两肘紧靠身体两侧,上臂下垂,上臂的重力臂等于零,上臂的重量垂直传至两脚;前臂和所持物体靠近身体,重力臂缩短,重力矩小,故省力。

5.尽量使用大肌肉或多肌群　进行护理操作时,能使用整只手时,尽量不要只用手指;在能使用躯干部和下肢肌肉的力量时,尽量不要只使用上肢的力量。如手端治疗盘时,应 5 个手指分开,托住治疗盘与手臂一起用力,由于多肌群用力,故不易疲劳。

6.用最小的肌力做功　在护理操作中,使用器械等重物时,如果可以利用平车运送,就尽可能避免搬运或提取的方法。因为上抬一个重物时,必须举起它的重量即克服地心引力,而推、拉一重物时,只需克服物体本身的惯性,比抬起同一重物所需的力量要小,所以省力。又如在移动输液架、电风扇等重物时应屈髋下蹲,躯干自然伸直,上身大部分的重量通过脊柱向下,由于脊柱关节嵌合紧密,所以只需很少的肌肉活动,即可维持平衡。

二、轮椅运送法

【目的】

1.护送不能行走但能坐起的病人入院、检查、治疗、出院以及室外活动。

2.帮助病人下床活动,促进其血液循环和体力恢复。

【评估】

1.病人的一般情况,如体重、病情、病变部位与躯体活动能力等。

2.病人的认知反应,如心理状态与理解、合作程度等。

3.轮椅各部件的性能是否完好。

【计划】

1.护士准备　衣帽整洁,修剪指甲,洗手,戴口罩。

2.用物准备　轮椅,酌情准备毛毯与软枕。

3.环境准备　环境宽敞,便于操作。

4.病人准备　使病人了解轮椅运送的目的、方法及注意事项,且能够配合。

【实施】

1.操作流程　见表3-2。

表3-2　轮椅运送法

操作步骤	操作要点
1.坐轮椅法	
（1）检查轮椅	●使用前应仔细检查轮椅的车轮、椅座、椅背、脚踏板及刹车等各部件的性能,以保证安全
（2）核对解释	●推轮椅至病人床旁,核对床号、姓名,向病人解释操作的目的、方法与配合事项
（3）固定轮椅	●将轮椅靠背与床尾平齐,面向床头,将车闸制动,翻起脚踏板
（4）协助下床	●将双臂伸入病人腋下,协助慢慢下床并转向轮椅,身体尽量靠后坐上轮椅,勿前倾或自行下车,以免跌倒。两手分别扶着两侧扶手（图3-6）
（5）翻脚踏板	●翻下脚踏板,将病人双脚置于脚踏板上。若病人有下肢水肿、溃疡或关节疼痛,可在脚踏板上垫以软枕,抬高双脚,保持病人舒适
（6）注意保暖	●天冷需用毛毯保暖时,将毛毯单层铺于在轮椅上,使毛毯两侧长度相等,上端高过病人颈部约15 cm。将毛毯上端的边缘翻折大约10 cm围在病人颈部,用别针固定。毛毯两侧分别围裹双臂做成袖筒,各用一个别针在腕部固定。用毛毯围好上身后,包裹双下肢和双脚（图3-7）
（7）整理床单位	●将床单位铺成暂空床
（8）护送病人	●询问病人有无不适,松开车闸,推至目的地。推行过程中,下坡应减速,过门槛时应使前轮翘起,使病人头、背部后倾,抓紧扶手,以免发生意外
2.下轮椅法	
（1）固定轮椅	●将轮椅推至床尾,制动车闸,翻起脚踏板
（2）解释方法	●向病人解释下车的方法,鼓励病人站立时尽量利用较有力的下肢支撑体重
（3）协助卧床	●护士立于病人面前,两脚前后分开,屈膝屈髋,两手置于病人腰部,病人双手放于护士肩上。协助病人站立,慢慢坐回床沿;协助病人脱去外衣和鞋子
（4）整理记录	●协助病人取舒适卧位,盖好盖被,整理床单位,推轮椅至原处放置。洗手。需要时做记录

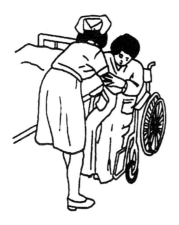
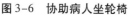
图 3-6　协助病人坐轮椅

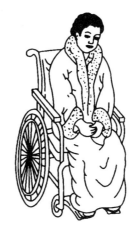
图 3-7　轮椅上病人包盖保暖法

2.注意事项

（1）操作前检查轮椅性能,如车轮、椅座、脚踏板及制动闸结构是否完好,功能是否正常等。

（2）寒冷季节注意保暖,以免受凉。

（3）推轮椅时,嘱病人尽量靠后坐,不可前倾、自行站起或下轮椅。下坡时减速并嘱病人抓紧扶手;过门槛时翘起前轮,避免过大的震动,保证病人安全。

（4）推行中护士应随时观察病人情况,如面色、神志等,并询问病人有无不适。

【评价】

1.转运是否安全、顺利,病人无病情改变。

2.病人坐于轮椅上舒适,无疲劳、不适,病人能配合。

3.护士操作熟练,动作轻、稳、协调。

4.护患沟通有效,注重人文关怀,病人满意。

三、平车运送法

【目的】

运送不能起床的病人入院、出院、检查、治疗、手术等。

【评估】

1.病人的一般情况,如年龄、体重、病情、躯体活动能力、病损部位及合作程度等。

2.病人身上的各种导管情况。

3.平车性能状况。

【计划】

1.护士准备　衣帽整洁,修剪指甲,洗手,戴口罩。

2.用物准备　平车,床单,枕头,带套的毛毯或棉被。如骨折病人,应加备木板垫于平车上,如为颈椎、腰椎骨折或病情较重者,应备有帆布中单或布中单。

3.环境准备　移开障碍物,保证环境宽敞,便于操作。

4.病人准备　了解搬运方法及配合事项。

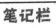

【实施】

1.操作流程　见表3-3。

表3-3　平车运送法

操作步骤	操作要点
1.检查性能	●仔细检查平车各部件性能,保证病人安全
2.核对解释	●将平车推至床旁,核对病人,向病人或家属说明操作的目的、方法及配合方法
3.准备	●妥善固定好病人身上的导管、输液管等,避免脱落、受压或逆流。若运送骨折病人车上需垫木板,并固定好骨折部位
4.搬运	
▲挪动法	●适用于病情允许且能配合者
（1）固定平车	●移开床旁桌椅,松开床尾盖被。嘱病人自行移至床边,将平车紧靠床边,大轮端靠向床头,轮闸制动
（2）移动病人	●协助病人按上半身、臀部、下半身的顺序依次挪向平车,让病人头部卧于大轮端（图3-8）。盖好被子,注意保暖。自平车移回床上时,先助其移动下半身,再移动上半身
▲一人搬运法	●适用于小儿或体重较轻者
（1）固定平车	●将床尾椅移至对侧,推平车至床尾,使平车头端（大轮端）与床尾呈钝角,轮闸制动。松开盖被,协助病人穿好衣裤
（2）搬运准备	●搬运者站于床边,两脚前后站立,稍屈膝,以扩大支撑面,降低重心
（3）移动病人	●嘱病人双臂交叉依附于搬运者颈后,搬运者一只手臂自病人腋下伸至对侧肩外侧,另一只手臂在同侧伸入病人大腿下方至对侧,然后抱起病人移步转身（图3-9）
▲两人搬运法	●适用于病情或体重较重者
（1）~（2）	●同一人搬运法步骤（1）~（2）
（3）移动病人	●搬运者甲、乙站在病床同侧,将病人双手交于胸腹前,协助其移至床边。甲一只手臂托住病人的头、颈、肩部,另一只手臂托住其腰部;乙一只手臂托病人的臀部,另一只手臂托其膝下。二人同时用力抬起病人（图3-10）
▲三人搬运法	●适用于病情或体重较重者
（1）~（2）	●同一人搬运法步骤（1）~（2）
（3）移动病人	●三位搬运者由床头按身高顺序排列,高者在病人头端,使病人头部位于高处,以减轻不适。搬运者甲、乙、丙站在病床同侧,将病人双手交叉于胸腹前,协助其移至床边。甲一只手臂托住病人的头、颈、肩部,另一只手臂置于胸背部;乙一只手臂托住病人的腰部,另一只手臂置于臀下;丙一只手臂托住病人的膝部,另一只手臂置于小腿处。三人同时用力抬起病人（图3-11）

续表 3-3

操作步骤	操作要点
▲四人搬运法	●适用于颈椎、腰椎骨折病人或病情较重的病人(图3-12)
(1)铺中单	●移开床旁桌椅,松开盖被,在病人腰臀下铺中单
(2)固定平车	●推平车至床尾,使平车头端(大轮端)与床尾成钝角,轮闸制动
(3)移动病人	●搬运者甲站在床头,双手托住病人的头、颈、肩部;乙站于床尾,托住病人的双腿;丙、丁二人分别站于病床及平车两侧,紧紧抓住帆布中单四角。抬起病人时,由一人喊口令,四人同时用力,以保持平稳,减少意外发生
5.安置病人	●将病人轻轻放在平车上,卧位舒适,盖好盖被
6.推平车	●打开车闸,推送病人至指定地点
7.整理床单位	●整理病床,铺暂空床

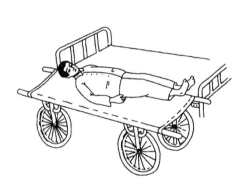

图 3-8　病人仰卧挪动上平车

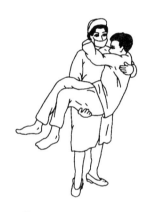

图 3-9　一人搬运法

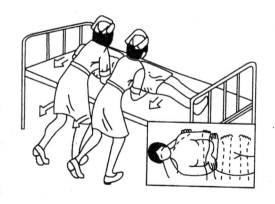

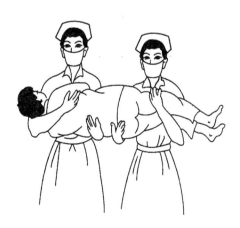

图 3-10　两人搬运法

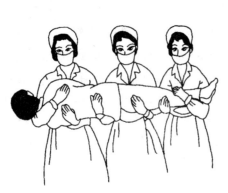

图 3-11　三人搬运法

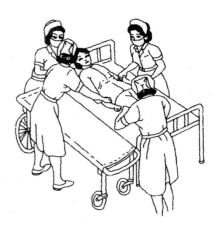

图 3-12　四人搬运法

2. 注意事项

(1) 搬运病人时确保病人舒适、安全。颅脑损伤、颌面部外伤病人，头卧于健侧；昏迷病人，头转向一侧。

(2) 搬运过程中动作轻稳，协调一致。使病人尽量靠近搬运者，以缩短阻力臂，减少身体重力线的偏移程度，起到省力作用。

(3) 搬运颈椎损伤或怀疑颈椎损伤的病人时，一定要保持头部处于中立位，并沿身体纵轴向上略加牵引或由病人自己用双手托起头部，若搬运不当会引起高位脊髓损伤。将病人缓慢移至平车中央，取仰卧位，并在颈下垫小枕，头颈两侧用衣物或沙袋加以固定。

(4) 推平车时，护士应站于病人头侧（图 3-13），便于观察病情；注意保持输液及引流管通畅；车速适宜；上下坡时，病人头部应始终处于高处。

(5) 进出门时应先将门打开，不可用平车撞门，以免震动病人或损坏设施。

(6) 根据季节变化，注意保暖，避免病人着凉。

【评价】

1. 搬运轻、稳、准，病人安全、舒适，卧位得当。

2. 搬运过程中病人病情无变化，未造成损伤等并发症。

3. 病人的持续性治疗未受到影响。

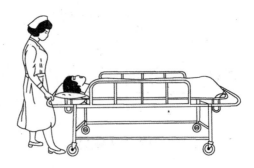

图 3-13　推平车时护士站在病人头侧

考点纵横

A1 型题

1.休克病人入病区后护士首先应做的是( )

A.进行详细的自我介绍 　　　　B.通知营养科,准备膳食

C.评估发病过程 　　　　　　　D.通知医生,配合抢救

E.介绍医院环境

2.四人搬运病人时操作方法不正确的是( )

A.移开床旁桌椅 　　　　　　　B.平车头端与床尾呈钝角

C.在病人的腰臀下铺帆布单或中单 　D.四人抬起病人时,动作要协调一致

E.搬运骨折病人时,车上应垫木板,并固定好骨折部位

3.三人搬运病人方法正确的是( )

A.甲托头、肩胛,乙托背、臀,丙托足

B.甲托头、颈,乙托背、臀,丙托腿和足

C.甲托头、肩胛,乙托背、臀,丙托腘窝和腿

D.甲托头,乙托背、臀,丙托腘窝和腿

E.甲托头、颈、肩,乙托背、腰,丙托臀和腿

4.推平车上下坡时病人头部应在高处一端的主要目的是( )

A.防止血压下降 　　　　　　　B.避免呼吸不畅

C.减轻头部充血 　　　　　　　D.预防坠车

E.有利于与病人交谈

A2 型题

5.病人女性,47 岁,乳腺癌,入院后恐惧、焦虑、哭泣,应采取的护理措施是( )

A.满足病人提出的一切要求 　　B.通知医生

C.让病人倾诉,给予安慰 　　　D.允许多人陪伴

E.遵医嘱给予镇静药

6.病人男性,64 岁,肺心病合并心力衰竭急诊入院,社区院前给予吸氧、输液,护士护送病人入病区时应( )

A.暂停输液,继续吸氧 　　　　B.暂停吸氧,继续输液

C.暂停输液吸氧 　　　　　　　D.留管,暂停输液吸氧

E.保持输液、吸氧管道通畅无脱落

7.病人女性,77 岁,56 kg,冠心病卧床,两名护士搬运的正确方法是( )

A.甲托背部,乙托臀部

B.甲托头部,乙托臀部

C.甲托头、背部,乙托臀、腘窝部

D.甲托头、颈、肩、腰部,乙托臀、腘窝部

E.甲托头、肩部,乙托臀、膝部

A3 型题(8～10 题共用题干)

病人女性,36 岁,因脑外伤急诊入院,烦躁不安,面色苍白,四肢厥冷,血压 76/46 mmHg(1 mmHg＝0.133 kPa),脉搏 110 次/min。

8.入院后首要的护理措施是( )

A.热情接待,介绍环境和制度

笔记栏

B. 询问受伤经过

C. 置休克卧位、测生命体征、输液,通知医生

D. 准备急救物品等待值班医生

E. 填写各种表格,完成入院护理评估

9. 用平车运送至 CT 室检查时操作方法不正确的是( )

A. 根据年龄采用两人搬运法　　　　B. 护士在病人头侧推车

C. 病人头部卧于平车大轮端　　　　D. 保持静脉输液通畅

E. 注意观察病情变化

10. 病人痊愈出院时,病床单位处理方法不正确的是( )

A. 拆下被服送洗　　　　B. 垫褥和棉胎用紫外线照射消毒

C. 脸盆、痰杯洗净后备用　　　　D. 床及床旁桌椅用消毒液擦拭

E. 病室开门窗通风

参考答案: 1~5. DBCCC　6~10. EDCAC

(尚艳芳)

第四章

病人舒适的护理

🌸 **学习目标**

1. 能正确陈述舒适卧位的基本要求;临床上常用卧位的使用范围及临床意义;变换卧位的目的及操作中的注意事项;保护具使用的目的及操作中的注意事项;疼痛护理评估的内容和方法。
2. 能正确理解疼痛的护理原则。

休息与活动是人类的基本生活需要,它涉及社会、生理、心理、环境等各个方面。在患病期间,病人的舒适和安全受到威胁,常常疼痛不适,睡眠减少,休息欠佳,活动受限,处于不舒适的状态。护理人员应注意观察病人有无不舒适感觉,分析影响舒适与安全的因素,运用合理的护理措施,满足病人舒适与安全的需要,促进病人康复。

第一节 舒 适

舒适是一种主观感觉,是指个体处于轻松、满意、健康、无痛的安宁状态。这种主观感觉因人在社会、生理、心理、精神、文化方面的经历和感受不同而各有差异,最高水平的舒适是一种身心需要均能得到满足的健康状态,表现为精力充沛、情绪稳定、心情舒畅、感到安全和完全放松。舒适的感觉表现在四个方面:①生理舒适,指个人身体方面的舒爽;②心理舒适,指个人信仰、信念、自尊和生命价值等精神追求的满足;③环境舒适,指外界物理环境中的声、光、色、温湿度等使个人产生舒适的感觉;④社会舒适,指个人的社会关系、家庭关系处于和谐状态。以上四个方面相互联系又互为因果。

不舒适也是一种主观感觉,是指个体周围环境有不良刺激、生理功能出现障碍、身心负荷过重时的一种感觉。不舒适可表现为精神不振、烦躁不安、疼痛、消极失望、睡眠障碍、体力下降等,影响正常的生活和工作。其中疼痛是不舒适中最为严重的表现形式。

舒适与不舒适之间没有明显的界线且呈动态变化,而个人的感觉又存在着差异,很难将舒适与不舒适截然分开,这给护士准确评估病人舒适或不舒适的程度带来了一定的难度。因此,在日常护理工作中,护士应细心观察病人的身心状况,注意倾听病人的描述或家属提供的线索,全面分析主、客观资料,实现正确评估病人舒适或不舒适的目的。

(一)不舒适的原因

1.身体因素

(1)疾病　疾病的临床症状可导致不舒适,如疼痛、咳嗽、头晕、恶心、呕吐、发热、腹泻等。

(2)姿势或体位不当　因不良习惯或疾病,强迫体位造成的肌肉和关节疲劳、麻木或疼痛,或肢体缺乏适当支托、身体某部位长期受压等。

(3)活动受限　多因残疾或疾病使用石膏、夹板或约束带等。

(4)个人卫生　由于病人自理能力受到影响,或者环境条件限制所致,如长期卧床、昏迷、体虚肢障等。

2.心理因素

(1)恐惧和焦虑　病人常担心病症造成的伤害或不能忍受治疗过程中的痛苦,不了解手术及治疗后的效果,对疾病的康复缺乏信心,而对疾病和死亡充满恐惧。

(2)不受关心或尊重　担心得不到医护人员的平等照顾与关心,被医护人员冷落或漠视,也顾虑医疗活动中个人身体隐私不被尊重,自尊心受到伤害。

3.社会因素

(1)缺乏良好的支持系统　因疾病与家人隔离或长期住院被亲朋好友忽视;或者治疗过程中医疗费用得不到保障。

(2)角色适应不良　不能正视疾病带来的角色转变,担心工作、家庭和子女,出现角色行为冲突、角色行为紊乱,忽视与病友的交往。

(3)生活习惯被改变　住院后的饮食起居、生活习惯被动改变,尤其是老年人,个人的饮食喜好受限制,直接影响康复。

4.环境因素　医院的环境,病室内的温湿度、刺激性的异味、过多探视者的干扰、同室病友的呻吟、治疗仪器的嘈杂、床褥硬度不当等均使病人不舒适。

(二)不舒适病人护理的原则

因疾病、心理、社会及环境等多种因素的影响,病人常常处于不舒适的状态,继而产生不舒适的感觉。护士应适时采取有效措施,满足病人对舒适的需求。

1.主动预防　护士应从生理、心理、社会、精神、环境等各个方面全面评估病人,熟悉舒适的相关因素及引起不舒适的原因,消除引起不舒适的诱因,做到主动预防,积极促进病人舒适。如协助病人保持个人卫生、采取舒适体位、进行合理运动,建立良好的病室环境等。

2.细心观察　护士应认真、细致地观察病人的临床表现,特别是病人的非语言行为,如面部表情、体态及姿态、皮肤颜色、活动或移动能力、饮食、睡眠等,尽管准确判断病人的舒适程度有困难,但是通过细心观察和搜集信息,多数能够大致估计病人不舒适的原因和程度。

3.采取措施　针对引起不舒适的原因采取有效的措施,不仅能激发病人积极治疗的热情,同时也能提高治疗效果,如及时指导急性脑血管意外的病人进行功能锻炼,可降低残障水平,提高自理能力,逐渐增加舒适感;对腹部手术后的病人采取半卧位以缓解疼痛,减轻不适,促进康复。

4.心理支持　护患之间的互信关系是解决病人心理问题的基础,病人之间的友好相处是促进心情愉悦的条件,二者均有利于解除病人因心理社会因素引起的不舒适。护士应注意自身言行对病人心理的影响,耐心倾听病人宣泄其内心的苦闷,正确指导病人调节情绪,在病人家属和病友中取得多方支持,共同做好病人的心理护理。

第二节　卧　位

卧位是病人休息、检查及治疗时常采取的卧床姿势。不当的姿势和卧位可致身体不适。适当地安置病人,维持正确的姿势和卧位,不仅可以使病人感到舒适,还可以预防长期卧床造成的并发症。

一、卧位的性质

(一)根据病人的活动能力分类

1.主动卧位　是病人根据自己的意愿和习惯采取的舒适卧位,并能随意变换。常见于身体活动自如、病情较轻的病人。

2.被动卧位　是病人采取他人安置的卧位。常见于自身无变换体位的能力、病情较重的昏迷、极度虚弱、瘫痪的病人。

3.被迫卧位　是病人因疾病或治疗的需要,被迫采取的卧位。常见于意识清晰且有变换体位能力的病人,如肺心病病人采取的端坐卧位。

(二)根据卧位的平衡稳定性分类

1.稳定性卧位　支撑面大且重心低,平衡稳定,病人有轻松、舒适感,如平卧位。

2.不稳定性卧位　支撑面小且重心高,难以平衡,造成病人肌肉紧张,易疲劳,不舒适。

二、舒适卧位的基本要求

舒适的卧位让病人感觉轻松自在,它是身体各部位完全放松,处于合适位置的姿势。保持舒适卧位的基本要求是:①卧位姿势应符合人体力学的要求,体重平均分布于身体的各个部位,关节处于功能位,无僵硬;②经常变换体位和姿势(至少每2h一次),加强受压部位的皮肤护理;③除有禁忌者外,身体各部位每天均应做全范围关节运动;④注意保护病人的隐私,适当遮盖病人身体,促进身心舒适。

三、常用卧位

(一)仰卧位

仰卧位又称为平卧位。病人仰卧,头下放一枕,两臂放于身体两侧,两腿自然放置,是一种自然的休息姿势。仰卧位又可分为:

1. 去枕仰卧位

(1)适用范围　①昏迷或全身麻醉未清醒病人,以防呕吐物流入气管,引起窒息或肺部并发症;②椎管内麻醉或脊髓腔穿刺后病人,可预防因颅内压减低而导致的头痛。

(2)方法　协助病人去枕仰卧,头偏向一侧,两臂放于身体两侧,两腿自然放平,枕头横放于床头(图4-1)。

2. 中凹卧位

(1)适用范围　休克病人。抬高头胸部,使气道通畅,有利于通气,改善缺氧症状;抬高下肢,有利于静脉血回流,增加心输出量。

(2)方法　抬高头胸部10°~20°,抬高下肢20°~30°(图4-2)。

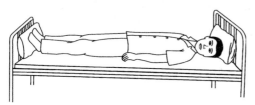

图4-1　去枕仰卧位

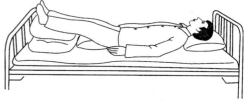

图4-2　中凹卧位

3. 屈膝仰卧位

(1)适用范围　①腹部检查者,能够放松腹部肌肉,便于检查;②导尿,能够暴露操作部位,便于操作。

(2)方法　仰卧,头下垫枕,两臂放于身体两侧,两膝屈起并稍向外分开(图4-3)。

(二)侧卧位

1. 适用范围

(1)灌肠、臀部肌内注射、肛门检查及胃镜检查、肠镜检查时。

(2)预防压疮。侧卧位与平卧位交替变换,减轻机体局部受压时间,避免压疮发生。

(3)单侧肺部病变者,视需要采取健侧或患侧卧位。

2. 方法　病人侧卧,两臂屈肘,一只手放在枕旁,另一只手放在胸前,下腿伸直,上腿弯曲。在两膝之间、胸腹部、背部可放置软枕扩大支撑面积,增进病人舒适感(图4-4)。

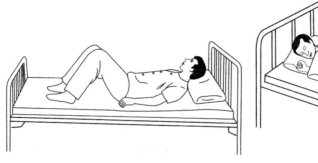
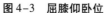

图4-3　屈膝仰卧位

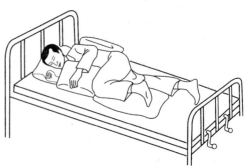

图4-4　侧卧位

（三）半坐卧位

1.适用范围

（1）心肺疾病所致呼吸困难的病人　半坐卧位时，由于重力作用，使膈肌位置下降，胸腔容量扩大，同时腹腔内脏器官对心肺的压力减轻，使呼吸困难得到改善。另外部分血液滞留在下肢和盆腔，减少回心血量，从而减轻肺淤血和心脏负担。

（2）某些头颈部手术的病人　可减少局部出血。

（3）胸腔、腹腔、盆腔手术后或有炎症的病人　采取半坐卧位可使腹腔渗出液流入盆腔，促使感染局限；因盆腔腹膜抗感染性较强，而吸收能力较弱，可达到减轻中毒反应、减少炎症扩散和促进毒素吸收的作用；同时还可以防止感染向上蔓延引起膈下脓肿。

（4）腹部术后病人　半坐卧位可减轻腹部切口缝合处的张力，缓解疼痛，促进舒适，有利于伤口愈合。

（5）疾病恢复期体弱病人　使其逐渐适应体位改变，利于向站立过渡。

2.方法

（1）摇床　病人仰卧，先摇高床头支架呈30°～50°，再摇起膝下支架，以防病人下滑。必要时，床尾可置一枕，垫于病人的足底保持舒适；放平时，先摇平膝下支架，再摇平床头支架（图4-5）。

（2）放靠背架　将病人上半身抬高，在床褥下放一靠背架，下肢屈膝，床尾足底垫软枕（图4-6）。

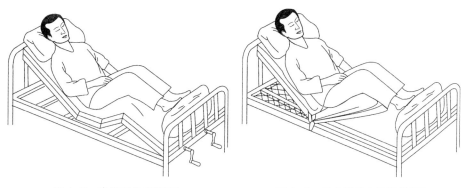

图4-5　半坐卧位（摇床）　　　图4-6　半坐卧位（放靠背架）

（四）端坐位

1.适用范围　心力衰竭、心包积液、支气管哮喘发作时的病人。病人由于呼吸极度困难，被迫日夜端坐。

2.方法　扶病人坐起，病人身体稍向前倾，床上放一跨床小桌，桌上放软枕，病人可伏桌休息；用床头支架或靠背架将床头抬高70°～80°，便于病人向后倚靠；膝下支架抬高15°～20°，增加舒适感；必要时加床档，保证病人安全（图4-7）。

（五）俯卧位

1.适用范围

（1）腰背部检查或配合胰、胆管造影检查时。

(2)脊椎手术后或腰、背、臀部有伤口,无法平卧或侧卧的病人。

(3)胃肠胀气所致腹痛者。俯卧位时,腹腔容积增大,有利于缓解胃肠胀气所致的腹痛。

2.方法　病人俯卧且头偏向一侧,两臂屈曲置于头两侧,两腿伸直,胸下、髋部及踝部各放一软枕(图4-8)。

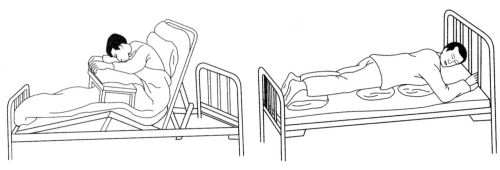

图4-7　端坐位　　　　　　　　　　图4-8　俯卧位

（六）头低足高位

1.适用范围

(1)肺部分泌物引流,有利于痰液咳出。

(2)十二指肠引流术,须右侧卧位,便于胆汁排出。

(3)妊娠时胎膜早破,防止脐带脱垂。

(4)跟骨或胫骨结节牵引时,利用人体重力作为反牵引力。

2.方法　病人仰卧头偏向一侧,枕头横立于床头,防止头部碰伤。床尾垫高15～30 cm(图4-9)。这种体位颅内压升高者禁用;其他病人亦不宜使用时间过长。

（七）头高足低位

1.适用范围

(1)颈椎骨折的病人行颅骨牵引时作为反牵引力。

(2)预防脑水肿,降低颅内压。

(3)颅脑手术后的病人。

2.方法　病人仰卧,床头垫高15～30 cm或视病情而定,枕头横立于床头(图4-10)。

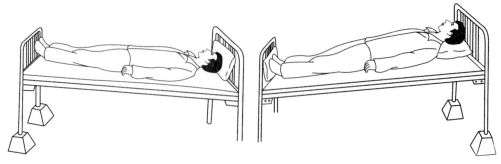

图4-9　头低足高位　　　　　　　　图4-10　头高足低位

(八)膝胸卧位

1.适用范围

(1)肛门、直肠、乙状结肠镜检查及治疗时。

(2)矫正胎位不正或子宫后倾。

(3)促进产后子宫复原。

2.方法 病人跪卧,两小腿稍分开平放于床上,大腿和床面垂直,使胸部紧贴床面,腹部悬空,臀部抬起,头转向一侧,两臂屈肘放于头的两侧(图4-11)。

(九)截石位

1.适用范围

(1)会阴、肛门部位的检查、治疗或手术,如膀胱镜、妇产科检查、阴道灌洗等。

(2)产妇分娩。

2.方法 病人仰卧于检查台上,两腿分开放于支腿架上(支腿架上放软垫),臀部齐床边,两手置于身体两侧或胸前。注意遮挡病人及保暖(图4-12)。

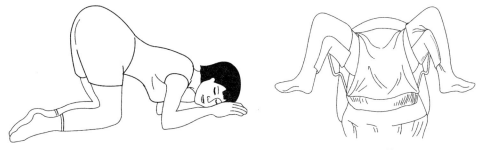

图4-11 膝胸卧位　　　　　　　图4-12 截石位

四、更换卧位的方法

长期卧床的病人,机体局部组织持续受压,食欲下降,呼吸道分泌物增多,易出现压疮、坠积性肺炎、便秘、肌肉萎缩等,要定时为病人变换卧位,预防并发症的发生。

(一)协助病人翻身侧卧

【目的】

1.协助长期卧床的病人变换卧位,增进舒适。

2.满足检查、治疗和护理的需要。

3.预防并发症,如压疮、坠积性肺炎等。

【评估】

1.病人的年龄、体重、意识状态及更换卧位的原因。

2.病人的病情、治疗情况、躯体活动能力。局部皮肤受压情况、导管引流情况、伤口及牵引情况。

3.病人和家属对更换卧位的作用和方法的理解程度,以及合作能力。

【计划】

1.护士准备 衣帽整齐,洗手。向病人解释更换卧位的目的和方法。

2. 环境准备 整洁、安全、安静。

3. 病人准备 明确更换卧位的目的和方法,情绪稳定。

【实施】

1. 操作流程 见表4-1。

表4-1 协助病人翻身侧卧

操作步骤	操作要点
1. 核对解释	●核对床号、姓名,向病人解释操作的目的和方法
2. 固定床轮	●协助病人仰卧屈膝,双手交叉放于腹部。将输液管和各种导管安置妥当,必要时将盖被折于床尾
3. 安置体位	
4. 翻身	
▲一人协助病人翻身法	●适用于体重较轻的病人
(1)平移	●依次将病人的肩部、臀部及双下肢移近护士侧的床沿
(2)推向对侧	●护士一只手扶肩,另一只手扶膝部,轻轻将病人推向对侧,使其背向护士
▲两人协助病人翻身法	●适用于体重或病情较重的病人
(1)平移	●两名护士站于床的同侧,一名护士托住病人的颈肩部和腰部,另一名护士托住臀部和腘窝,两人同时抬起病人并移向近侧
(2)推向对侧	●一名护士扶病人的肩部和腰部,另一名护士扶住臀部和腘窝,两人同时轻轻将病人推向对侧
5. 安置舒适	●按照侧卧位的要求,在病人背部、胸前及两膝间放置枕垫
6. 记录	●记录翻身时间和皮肤情况,做好交接班

2. 注意事项

(1)为病人更换卧位时,避免拖、拉、推、拽等动作,以免擦伤病人皮肤。

(2)若病人有留置导管,应先妥善安置导管再协助其翻身,翻身后及时检查导管,保持其通畅。

(3)观察病人病情变化及有无面色苍白、心悸气短等不适反应。

(4)特殊病人的翻身:①术后病人翻身时,应先检查伤口情况,查看敷料是否脱落及有无液体外渗,若分泌物浸湿敷料,应先更换并固定好敷料再进行翻身。②石膏固定的病人,翻身后石膏位置适当,不影响局部肢体的血液循环。③颈椎和颅骨牵引的病人,翻身时不可放松牵引;翻身时人体保持一条直线;翻身后注意牵引位置、方向及牵引力大小。④颅脑手术后的病人只能取健侧卧位或平卧位,翻身时避免头部翻转过剧而引起脑疝,导致病人突然死亡。

【评价】

1. 病人安全、舒适,皮肤受压情况得以改善。

2. 病人卧位合理,无操作性损伤。

3. 护士动作轻稳、协调、节力。

(二)协助病人移向床头

【目的】

协助滑向床尾的病人移向床头,促进其舒适。

【评估】

1. 病人的身体下移情况、意识状态、体重、心理状态和合作程度。

2. 病人有无输液、引流管、石膏等。

【计划】

1. 护士准备　衣帽整齐,洗手。向病人解释移向床头的目的和方法。

2. 环境准备　整洁、安全、安静。

3. 病人准备　明确移向床头的目的和方法,情绪稳定。

【实施】

1. 操作流程　见表4-2。

表4-2　协助病人移向床头

操作步骤	操作要点
1. 核对解释	●核对床号、姓名,向病人解释操作的目的和方法
2. 固定床轮	
3. 安置体位	●协助病人仰卧屈膝,枕头横立于床头。将输液管和各种导管安置妥当,必要时将盖被折于床尾
4. 移动病人	
▲病人自我移向床头	●适用于病情较轻的病人 ●嘱病人双手握住床头栏杆,双脚用力蹬床面向上移
▲一人协助病人移向床头	●适用于体重较轻的病人 ●嘱病人双手握住床头栏杆,护士两腿适当分开,一只手于病人的肩下,另一只手置于臀下,托起病人时嘱其双脚蹬床面,挺身上移
▲两人协助病人移向床头	●适用于体重或病情较重的病人 ●两名护士分别站于床的两侧,双手交叉托住病人的颈肩部和臀部,或一人托住颈肩部及腰部,另一人托住背部及腘窝,两人同时抬起病人移向床头
5. 安置舒适	●放回枕头,协助病人取舒适体位,整理床单位

2. 注意事项

(1)移动病人时,避免拖、拉、推、拽等动作,以免擦伤病人皮肤。

(2)若病人有留置导管,应妥善安置,保持导管通畅。

(3)注意观察病人病情变化及有无面色苍白、心悸气短等不适反应。

【评价】

1. 病人卧位合理,安全、舒适、无操作性损伤。

2.护士动作轻稳、协调、节力。

第三节　保护具的应用

保护具是用来限制病人身体某部位的活动,以达到保护病人安全,提高治疗效果的各种器具。

【目的】

1.用于小儿、高热、谵妄、昏迷、躁动等危重病人,预防因虚弱、意识不清或其他原因而发生坠床、撞伤、抓伤等意外。

2.保证治疗和护理工作的顺利进行。

【评估】

1.病人的病情、意识状态、生命体征、年龄、肢体活动、有无意外损伤的可能。

2.病人及其家属对保护具应用的态度。

【计划】

1.护士准备　熟悉病人的病情,掌握保护具使用的适应证及注意事项。

2.用物准备　依病情准备床档、约束带、支被架、棉垫。

3.环境准备　按需要移动床旁桌椅。

4.病人准备　理解使用保护具的重要性和安全性,积极主动配合。

【实施】

1.操作方法

(1)床档　预防病人坠床。

多功能床档(图4-13):不使用时插于床尾,使用时取出插入两侧床缘,亦可将其置于病人背部用于胸外心脏按压。

半自动床档(图4-14):可根据需要升降床档。

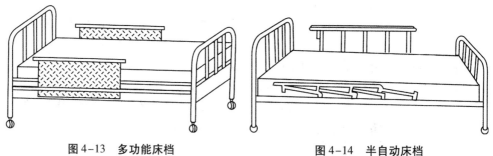

图4-13　多功能床档　　　　　　　图4-14　半自动床档

围栏式床档(图4-15):使用时把床档固定于床两头,床档中间为活动门,操作时将门打开,操作完毕将门关闭,以防坠床。

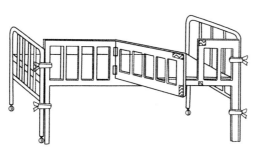

图 4-15　围栏式床档

（2）约束带　用于有自伤或有坠床危险的躁动病人，或为配合治疗固定身体某一部位，限制其身体及肢体的活动。

宽绷带约束：常用于固定手腕和踝部。使用时先用棉垫包裹手腕部或踝部，再用宽绷带打成双套结（图 4-16），套在棉垫外稍拉紧，松紧度以不影响血液循环为宜，然后将带子系于床缘上（图 4-17）。

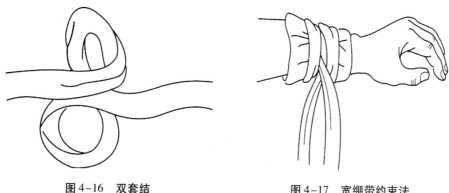

图 4-16　双套结　　　　　　　　图 4-17　宽绷带约束法

肩部约束带：用于肩部的固定，可限制病人坐起。肩部约束带用宽长布制成，一端制成袖筒（图 4-18）。使用时，病人两侧肩部套上袖筒，腋窝衬上棉垫，两袖筒上的细带在胸前打结固定，另外两条较宽的长带尾端系于床头（图 4-19）；亦可将大单斜折成长条，做肩部约束（图 4-20）。

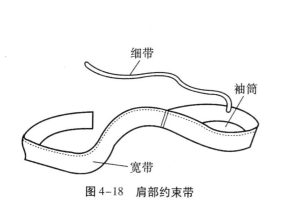

细带

袖筒

宽带

图 4-18　肩部约束带

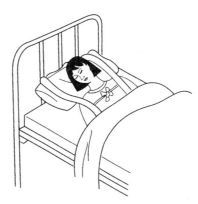

图 4-19　肩部约束带固定法

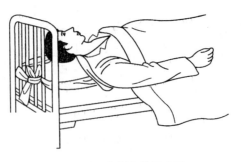

图 4-20　肩部大单固定法

膝部约束带:用于膝关节固定,以限制病人下肢活动。膝部约束带较宽,用布制成,宽带中部相距 15 cm 分别钉两条两头带(图 4-21)。使用时,两膝部衬上棉垫,将约束带横放于两膝上,两头带分别缚住一侧膝关节,然后将宽带两端系于床缘(图 4-22);亦可将大单叠成宽带固定两侧膝部(图 4-23)。

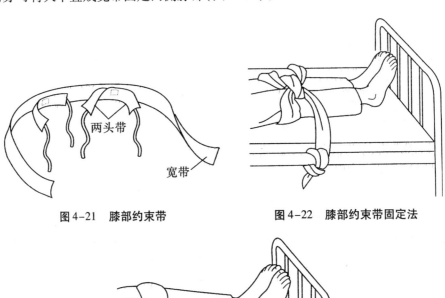

图 4-21　膝部约束带　　　　　图 4-22　膝部约束带固定法

图 4-23　膝部大单固定法

尼龙搭扣约束带:可用于固定手腕、上臂、膝部、踝部。约束带由宽布和尼龙搭扣制成(图 4-24)。使用时,将约束带置于被约束处,其上衬棉垫,检查松紧适宜后对合约束带上的尼龙搭扣,然后将带子系于床缘。

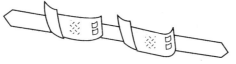

图 4-24　尼龙搭扣约束带

（3）支被架　主要用于肢体瘫痪或极度衰弱的病人,防止被盖压迫肢体引起不适感,或引起其他并发症而造成伤害;也可用于灼伤病人应用暴露疗法同时也需要保暖者,使用时将支被架罩于防止受压的部位上方,盖好盖被(图 4-25)。

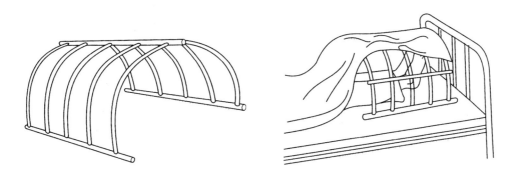

图 4-25　支被架

2. 注意事项

（1）要严格掌握应用保护具的适应证,维护病人自尊心。

（2）使用约束带时肢体应衬棉垫,各关节处于功能位;固定时松紧度以容 1～2 指为宜;协助病人经常更换体位,保证病人的安全、舒适。

（3）保护具不能长时间使用,每 2 h 松解 1 次,每 15～30 min 观察 1 次受约束部位的血液循环;必要时为促进血液循环进行局部按摩。

（4）详细记录使用保护具的原因、时间、每次观察的结果及相应的护理措施、解除约束的时间。

【评价】

1. 严格掌握使用保护具的适应证。

2. 使用护理方法正确。

3. 病人安全、舒适。

第四节　疼痛病人的护理

疼痛是一种令人痛苦和苦恼的感觉,是不舒适最严重的表现形式,是临床护理中最常见、最重要的症状,它与疾病的发生、发展和转归紧密相关,也是评价治疗、护理效果指标之一。因此,要帮助病人认真对待和处理疼痛,减轻疼痛带来的不舒适感受。

笔记栏

一、疼痛概述

疼痛伴随现有的或潜在的组织损伤而产生主观感觉,也成为机体对有害刺激的防御性反应。北美护理诊断协会(1978年)定义疼痛为"个体经受或叙述有严重不适或不舒服的感受"。也有学者认为,疼痛是痛感觉与痛反应两个成分的结合,机体对痛的反应表现形式不一,生理反应为面色苍白、肌肉紧张、出汗、呼吸心率加快、血压升高、恶心、呕吐、休克等;行为反应为烦躁不安、身体蜷曲、呻吟、皱眉、击打等;情绪反应为紧张、恐惧、焦虑等。

由于个人对疼痛的体验不同,个体对外来刺激原所造成损伤的反应也不相同,因此,疼痛在情感、感觉与身体状况等方面带给人的变化没有统一的标准,但疼痛具有以下三个共同特征:①疼痛是一种防御机制,是身心受到侵害的警告;②疼痛是一种身心不舒适的主观感受;③疼痛在个体的生理、行为和情绪反应方面有差异。

二、疼痛的原因及影响因素

(一)疼痛的原因

1. 物理因素 过高或过低的温度作用于机体会引起组织损伤,如灼伤或冻伤时;或切割伤、肌肉被挤压或组织被强力牵拉等,引起受伤组织释放组胺,刺激神经末梢引起疼痛。

2. 化学因素 强酸、强碱可以直接刺激神经末梢引起疼痛,也可以通过造成组织损伤释放化学物质,作用于痛觉感受器而引起疼痛。

3. 病理改变 局部因充血或淤血造成肿胀、空腔脏器过度充盈、肌肉痉挛等,均可引起疼痛。

4. 心理因素 心理状态不佳、情绪异常波动等可引起某一脏器局部血管收缩或扩张导致疼痛;睡眠不足、疲劳、用脑过度可引起功能性头痛。

(二)影响疼痛的因素

人体对疼痛的感受和耐受程度存在着较大的差异,人体所能感受到的最小疼痛称疼痛阈,人体所能耐受的疼痛强度和持续时间称为疼痛耐受力,二者的高低与强弱既受个人生理因素的影响,也受到心理社会因素的影响。影响疼痛的因素主要有:

1. 年龄 不同年龄个体对疼痛的敏感程度不同,婴幼儿随着年龄增长对疼痛的敏感性也随之增加,成年人对疼痛的感受最敏感,老年人对疼痛的敏感性又逐步下降。

2. 社会文化背景 病人的文化教养及其所处的社会环境,可影响病人对疼痛的认知、表达和耐受力。若生活在鼓励忍耐和推崇勇敢的文化背景中,人们往往更能够忍受疼痛。

3. 以往经历 包括个体以往对疼痛的经验、对疼痛原因的理解、对疼痛意义的认识和态度。如曾经有手术经历的人对再次手术的疼痛格外敏感;儿童体验疼痛的表现往往与家长的态度有关,并且会影响其成年后的感受。

4. 注意力 个体对疼痛的注意程度会影响其对疼痛的感觉程度。对其他事物注意力的高度集中,能够使痛苦的感觉减轻,甚至消失。如战场上或运动场上受伤,常在事后知晓;再如音乐疗法、松弛疗法、观看电影或电视、愉快地与人交谈等均可分散病人对疼痛的注意力,进而减轻疼痛。

5.性格特征 疼痛的耐受能力和表达方式因个人的性格、气质不同而有差异,自控能力强、内向的人表现出较强的耐受力,而善于表达情感、外向的人主诉疼痛的机会较多且程度较强。

6.情绪 情绪可影响对疼痛的反应。同样强度的疼痛刺激作用于一人,情绪积极时疼痛较轻,而情绪消极时疼痛明显加剧。又如焦虑能加剧疼痛,而且疼痛也会增加焦虑情绪,二者互相影响。

7.疲劳 个体的疲劳状态对疼痛的感受有加剧作用,充足的睡眠和休息能使疼痛感觉减轻。

8.医源性因素 医护措施可影响病人对疼痛的反应。如穿刺、输液等医护措施在给病人带来疼痛感的同时,也会加重病人原有的痛觉,而动作轻柔、熟练,同时安慰病人,分散其注意力,既能够减轻病人的焦虑、恐惧感,也能够减轻病人的疼痛。

三、疼痛的评估

由于个人对疼痛的感受差异性很大,影响疼痛的因素也很多,病人对疼痛的表达方式、描述用语不尽相同,要准确评估疼痛的程度,必须进行个体化评估。疼痛评估是护理疼痛的重要环节,全面而真实的评估资料是制订疼痛护理计划、采取合理护理措施、达到减轻或缓解疼痛目的的基础。

(一)评估内容

1.疼痛的部位 要了解疼痛发生的部位,询问是否明确而固定,是否局限或逐渐、迅速扩大范围;如果是多处疼痛应了解疼痛发生的先后顺序,是否对称或有无联系。有的疼痛定位比较明确,如外伤、骨折等;有的疼痛定位却不准确,如脏器不适等。

2.疼痛的时间 疼痛是间歇性的或持续性的,持续的时间,有无周期或规律。疼痛在6个月内且可缓解者为急性疼痛;6个月以上者为慢性疼痛,有顽固性、持续性和反复发作性的疼痛特点。

3.疼痛的性质 可表现为刺痛、绞痛、剧痛、灼痛、锐痛、钝痛、隐痛、牵拉痛、压痛、痉挛痛、胀痛、局限性疼痛及弥散性疼痛等。

4.疼痛的程度 世界卫生组织将疼痛按不同程度分为4级:

0级:无痛。

1级(轻度疼痛):有疼痛感,但不严重,可忍受,睡眠不受影响。

2级(中度疼痛):疼痛明显,不能忍受,睡眠受干扰,要求用镇痛药。

3级(重度疼痛):疼痛剧烈,不能忍受,睡眠严重受干扰,需要用镇痛药。

5.疼痛的表达方式 护理人员通过鉴定观察病人的面部表情及身体动作,能够了解其疼痛的感受和程度,也能大致确定其疼痛部位。一般成人多用语言描述疼痛,儿童常用哭闹、面部表情和身体动作表达疼痛。常见的身体动作有:

(1)静止不动 病人为避免加重痛感而维持某一种最舒适的体位或姿势,如腹痛时呈蜷曲位、四肢外伤者不愿移动身体。

(2)无目的乱动 为分散对疼痛的注意力,有些病人在严重疼痛时无目的地乱动。

（3）保护动作　病人对疼痛的一种逃避性反射动作,如儿童在为其输液时意欲逃脱或将手臂隐藏起来。

（4）规律性或按摩动作　病人使用这种动作常是为了减轻疼痛的程度和感受,如头痛时按压头部,胃痛时按压胃部。

6.影响疼痛的因素　要了解引起、减轻或加重疼痛的因素,如温度、体位、情绪或运动等。

7.疼痛对病人的影响　有无伴发症状,如头晕、发热、虚脱、呕吐或便秘等;是否影响睡眠、活动、食欲等;是否有情绪改变。

（二）评估方法

1.询问病史　要认真听取病人的主诉,让病人用语言来描述疼痛感受,不得主观臆断。若所观察到的疼痛表现与描述有差异时,应进一步询问并与病人讨论,达成共识。

2.体格检察和观察　根据病人的描述检查疼痛的部位是否局限,是否有牵涉痛,同时细心观察病人疼痛时的生理行为和情绪变化。剧烈的疼痛,病人常表现面色苍白、出汗及表情痛苦;有些病人疼痛时呻吟、哭泣、烦躁不安或无法入睡,这些均是评估疼痛的客观指标。

3.了解既往史　收集病人以往疼痛病史,了解疼痛的规律及缓解过程,使用止痛药物情况。

4.使用疼痛评估工具　用评分法测量疼痛的程度能够比较客观地确定诊断。可以根据病人的年龄和认知水平选择不同的评估工具对疼痛进行评分。目前常用的疼痛程度测量法有以下四种:

（1）数字评分法（numerical rating scales,NRS）　用数字代替文字表示疼痛的程度。将一条直线等分为10份,按0~10分评估疼痛程度。0分表示无痛,10分表示剧痛,病人可选择一个代表自己疼痛感受的数字表示疼痛程度（图4-26）。常用于青少年和成人疼痛的评估,特别适用于疼痛治疗前后的效果比较。

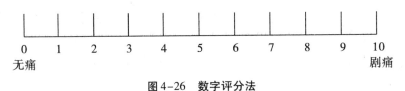

图4-26　数字评分法

（2）文字描述评分法（verbal descriptors scale,VDS）　把一直线等分成五份,用不同的文字描述六个点所表示的疼痛程度,其中一端表示没有疼痛,另一端表示无法忍受的疼痛,病人依自身疼痛的程度选择（图4-27）。

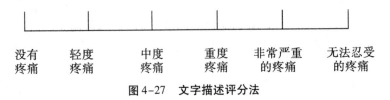

图4-27　文字描述评分法

（3）视觉模拟评分法（visual analogue scale，VAS）　画一条直线，仅在直线的两端分别注明不痛和剧痛，病人把自己对疼痛的实际感觉程度在线上标记出来。此法病人的选择自由度大，方便灵活。

（4）面部表情测量图　可以通过面部表情图来评估3岁左右儿童的疼痛程度。在六个代表不同疼痛程度的面孔中（图4-28），让儿童选择一副面孔来表示自己对疼痛的感受。

图4-28　面部表情疼痛测量

四、疼痛的护理

疼痛会大量消耗病人的体力和精力，长时间疼痛不仅使病人筋疲力尽，而且对疾病的康复影响很大。因此，明确病人疼痛后，护士应立即制订合理有效的护理措施，积极缓解疼痛。

（一）减少或消除引起疼痛的原因

对疼痛原因明确的病人，要及时对症处理，如外伤者要实施止血、包扎、清创、固定等措施；胸腹部手术病人为防止因呼吸或咳嗽引起伤口疼痛，术前应进行健康教育，指导其术后深呼吸和有效咳嗽的锻炼，术后协助病人按压伤口有效咳嗽。

（二）缓解或解除疼痛

1. 药物止痛　药物止痛仍然是目前解除疼痛的一项重要措施。护理人员要掌握止痛药的药理作用、使用方法、不良反应及注意事项等药学知识，了解病人身体情况和前期疼痛治疗的情况，保证正确使用镇痛药，尤其在疼痛剧烈但原因未明时不能盲目使用镇痛药，以免掩盖症状，贻误病情；对待慢性疼痛病人要注意疼痛发作的规律，宜在疼痛发作前用药，可以保证疗效好而且用药量小；镇痛药物使用20~30 min后需评估药效并记录，若疼痛缓解或停止要及时停药，避免产生副作用、耐药性和成瘾性；慎用麻醉性止痛药。

对于癌症疼痛的药物治疗，目前临床普遍推行WHO所推荐的三阶梯疗法，它通过逐渐升级，合理应用镇痛药，达到缓解疼痛目的。其第一阶段主要针对轻度疼痛的病人，使用非阿片类药物、解热镇痛类药物或抗炎类药物，如阿司匹林、布洛芬等；第二阶段主要针对中度疼痛的病人，使用弱阿片类药物，如氨酚待因、可待因等；第三阶段主要针对重度和癌性剧痛的病人，使用强阿片类药物，如吗啡、哌替啶等。在癌症疼痛治疗中常联合使用辅助药物，以减少镇痛药物的用量和副作用，常用药物有非甾体类抗炎药、抗抑郁药、弱安定药等。

近年研究发现了一些新的给药方法，可以取得最佳药物止痛效果。如：①摒弃传统的"按需给药"，改为根据药物的半衰期"按时给药"，使血药浓度长时间维持在一定水平,保证病人持续无痛,提高了病人的生活质量;②病人自控镇痛法(patient-controlled analgesia,PCA),通过编制电子程序控制输液泵输入药液剂量和间隔时间,减少副作用;③提倡口服给药途径;④硬膜外注射法,主要针对剧痛者,是将吗啡或芬太尼等药物注入椎管内,提高脑脊液中止痛剂的浓度,作用时间持久。

2.促进大纤维活动 通过关闭疼痛的通路,阻断冲动的传递实现止痛。①按摩:通过刺激皮肤,使肌肉疼痛、背部、颈部的疼痛减轻;②针灸:通过刺激体内内啡呔和脑啡呔的释放减轻疼痛;③冷热疗法:通过温度的高低减轻肌肉痉挛,提高痛阈;④电刺激疗法等。

(三)心理护理

1.减轻病人心理压力 紧张、恐惧、焦虑及缺乏信心等均可加剧疼痛,而疼痛的加剧又反过来加重不良情绪,形成恶性循环。护理人员要主动进行护患沟通,以同情、安慰、鼓励为主,并引导病人表达其疼痛的感受及对适应疼痛所做的努力,稳定病人情绪,同时帮助病人及家人接受其因疼痛出现的异常行为反应,增进彼此理解,减轻病人心理压力,增加病人对疼痛的耐受性。

2.分散注意力 采用各种方法分散病人的注意力,可以有效地减轻其对疼痛的感受强度,如:

(1)组织活动 可以根据病人的不同年龄组织有兴趣的活动,如唱歌、游戏、下棋、看电视、谈论愉快的话题等,能有效地转移其对疼痛的注意力。给病儿讲故事、玩具、爱抚等也能有效地转移注意力而实现心理护理。

(2)音乐疗法 音乐疗法是科学且系统地运用音乐的特性,协助个人整合生理、心理和情绪,通过和谐的节律刺激神经和肌肉,使人产生愉快的情绪。可分为主动性音乐疗法和被动性音乐疗法,前者如唱歌、弹奏、吟诵,后者如倾听各种旋律的音乐。病人喜好的、优美的旋律有利于降低心率和血压,减轻焦虑和抑郁,缓解疼痛。

(3)有节律按摩 病人双目凝视一个定点,引导病人自主想象某一物体的大小、形状、颜色等,同时在病人的疼痛部位或身体某一区域皮肤上环形按摩。

(4)放松疗法 松弛可以消除身心方面的紧张感,能促进睡眠,保证休息,有助于减轻疼痛强度。指导病人深呼吸,用鼻深吸气,然后慢慢从口将气呼出,反复进行,有利于分散病人的注意力,减轻疼痛。

(5)指导想象 治疗性的想象是引导病人集中注意力想象自己所处一个意境或所处一个风景中,这样能起到松弛紧张情绪,减轻疼痛的作用。

(四)促进舒适

指导病人采取正确的姿势,营造和谐的病友氛围,提供整洁实用的病床单位,配备良好的通风和采光设备,调整适宜的室内温度等,都能够给病人带来更多的舒适感觉,舒适能够减轻或消除疼痛。

考点纵横

A1 型题

1.护士在导尿操作中,应为病人安置的体位是( )

A.膝胸卧位
B.截石位

C.屈膝仰卧位
D.侧卧位

E.去枕仰卧位

2.使用保护具的病员不包括( )

A.高热躁动者
B.昏迷者

C.谵妄者
D.重度心衰者

E.有可能自我伤害者

A2 型题

3.男性,32 岁。因车祸导致面部开放性伤口。经清创缝合后,暂时入院观察。应采取的体位是
( )

A.膝胸卧位
B.俯卧位

C.半坐卧位
D.侧卧位

E.仰卧位

4.女性,46 岁。X 射线胸片示右上肺阴影,经检查确诊为肺结核。在住院治疗中,病人突然大量咯血,应采取的体位是( )

A.坐位
B.俯卧位

C.半坐卧位
D.左侧卧位

E.右侧卧位

5.女性,26 岁,宫外孕造成失血性休克入院,该病人应取体位为( )

A.头高足低位
B.去枕仰卧位

C.中凹位
D.半坐卧位

E.截石位

A3 型题(6～8 题共用题干)

黄先生,24 岁,有机磷农药中毒,神志不清,躁动不安,以急诊收入院。

6.因静脉输液,需用宽绷带限制病人手腕的活动,宽绷带应打成( )

A.方结
B.滑结

C.双套结
D.单套结

E.外科结

7.使用保护具时,不正确的操作是( )

A.使用时向家属解释清楚
B.安置好舒适的卧位,常更换卧位

C.系紧约束带,定期做按摩
D.将枕头横立于床头,以免头部受伤

E.床档必须两侧同时使用

8.使用宽绷带约束时,应重点观察( )

A.衬垫是否垫好
B.约束带是否太松

C.局部皮肤颜色
D.神志是否清楚

E.卧位是否舒适

参考答案:1～5.CDCEC 6～8.CCC

(柳 璐)

第五章

清洁护理

🐾 **学习目标**

1. 能够正确阐述口腔护理常用溶液及其作用;压疮的概念、发生原因、好发部位、预防、临床分期及其护理要点。
2. 能够正确进行头虱、虮灭除;能够正确阐述压疮发生的高危人群、晨晚间护理的目的和内容。
3. 正确实施牙线剔牙法、床上梳发操作。
4. 正确实施特殊口腔护理、床上洗发、床上擦浴、会阴部护理操作。

清洁是人类最基本的生理需要之一。清洁是指清除身体表面的微生物和污垢,防止微生物繁殖,促进血液循环,增强皮肤的抵抗能力,预防感染和并发症的发生。同时,清洁使人感觉舒适愉快,维持良好的自我形象。健康人具有保持身体清洁的能力,但当人患病时,自我照顾能力下降,往往无法满足自身清洁的需要。因而,做好病人的清洁卫生工作,是护士的重要职责。护士应及时评估病人的病情、清洁状况、清洁习惯及清洁能力,与病人共同探讨、制订合理有效的护理计划,指导建立新的清洁模式,帮助病人满足清洁的需要,使其身心处于最佳状态。清洁护理包括口腔护理、头发护理、皮肤护理及会阴部护理等。

第一节　口腔护理

一、口腔护理的意义

口腔由颊、硬腭、软腭与舌组成,口腔内覆盖着黏膜,并含有牙齿、牙龈和唾液腺等组织。口腔的特殊生理结构和温度、湿度及食物残渣等,非常适宜微生物生长繁殖,是病原微生物侵入机体的主要途径之一。正常情况下,口腔内存在大量的致病性和非致病性微生物。健康人由于机体抵抗力强,唾液中溶菌酶的杀菌作用,以及每日饮水、进食、刷牙、漱口等活动起到了减少或清除细菌的作用,不会出现口腔问题。当患病时,机体抵抗力下降,上述活动减少,为口腔内病原微生物的繁殖创造了条件,易发生口腔炎症、溃疡甚至继发腮腺炎、中耳炎等并发症;同时,还可引起口臭、龋齿,影响食欲及消化功能,甚至影响病人形象,产生一定的社交障碍。

护士应认真评估病人的口腔卫生状况,指导病人重视并掌握正确的口腔清洁技术,从而完成日常口腔清洁活动,维持良好的口腔卫生状况。对于机体衰弱和存在功能障碍的病人,护士需要根据其病情及自理能力,协助完成口腔护理。

二、口腔状况的评估

口腔状况评估的目的是确定病人现存的或潜在的口腔卫生问题,以制订护理计划并提供恰当的护理措施,从而预防或减少口腔疾病的发生。

(一)口腔卫生及清洁状况

口腔卫生状况的评估包括:口唇、口腔黏膜、牙龈、牙齿、舌、腭、唾液以及口腔气味等。此外,评估病人口腔清洁情况和日常习惯,如刷牙、漱口或清洁义齿的方法、次数及清洁程度等。

(二)自理能力

评估病人口腔清洁过程中的自理程度。对于记忆功能减退或丧失的病人,可能需要他人提醒或指导才能完成口腔清洁活动;对于对自我照顾能力表示怀疑的病人,应鼓励其增强自我照顾能力。

(三)对口腔卫生保健知识的了解程度

评估病人对保持口腔卫生重要性的认识程度及预防口腔疾患等相关知识的了解程度,如刷牙方法、口腔清洁用具的选用、牙线的使用方法、义齿的护理,以及影响口腔卫生的因素等。

在为病人进行口腔护理前,应对病人的口腔卫生状况、自理能力及口腔卫生保健知识水平进行全面评估。评估时,可采用口腔护理评估表(表5-1),根据病人实际口腔情况予以计分,分值越高,表明病人口腔卫生状况越差,越需要加强口腔卫生护理。

表5-1 口腔护理评估

部位	1分	2分	3分
唇	滑润,质软,无裂口	干燥,有少量痂皮,有裂口,有出血倾向	干燥,有大量痂皮,有裂口,有分泌物,易出血
黏膜	湿润,完整	干燥,完整	干燥,黏膜破损或有溃疡面
牙龈	无出血及萎缩	轻微萎缩,出血	有萎缩,容易出血,肿胀
牙/义齿	无龋齿,义齿合适	无龋齿,义齿不合适	有许多空洞,有裂缝,义齿不合适,齿间流脓液
牙垢/牙石	无牙垢或有少许牙石	有少量至中量牙垢或中量牙石	大量牙垢或牙石
舌	湿润,少量舌苔	干燥,有中量舌苔	干燥,有大量舌苔或覆盖黄色舌苔

续表 5-1

部位	1分	2分	3分
腭	湿润,无或有少量碎屑	干燥,有少量或中量碎屑	干燥,有大量碎屑
唾液	中量,透明	少量或过多量	半透明或黏稠
气味	无味或有味	有难闻气味	有刺鼻气味
损伤	无	唇有损伤	口腔内有损伤
自理能力	完全自理	部分依赖	完全依赖
健康知识	大部分知识来自于实践,刷牙有效,使用牙线清洁牙齿	有些观念错误,刷牙有效,未使用牙线清洁牙齿	有许多观念错误,很少清洁口腔,刷牙无效,未使用牙线清洁牙齿

三、口腔卫生指导

护士应向病人解释口腔卫生的重要性,介绍口腔护理的有关知识,指导病人养成良好的饮食习惯和口腔卫生习惯。

(一)指导刷牙

1.刷牙用具的选择　①牙刷的选择:应选用外形较小,刷毛柔软,表面光滑的牙刷。牙刷一般每3个月更换一次。②牙膏的选择:可以选用一般市售合格牙膏。药物牙膏一般能抑制细菌生长,脱敏防蛀,根据个人需要选择。牙膏不宜固定品牌,应轮换使用。

2.刷牙的方法　①颤动法(图5-1):先刷牙齿外侧面,将牙刷刷毛与牙齿表面呈45°角斜放并轻压在牙齿和牙龈的交界处,轻轻地做小圆弧状来回刷,上排的牙齿从牙龈处往下轻刷,下排的牙齿从牙龈处往上轻刷。再刷咬合面,牙刷平握,用适中力度来回刷牙齿的咬合面。然后刷内侧面,竖起牙刷,利用牙刷的前端轻柔地上下清洁牙齿内表面。最后轻刷舌头表面,从内向外去除食物残渣及细菌,可以保持口气清新。②竖刷法:将牙刷毛束尖端放在牙龈和牙冠交界处,顺着牙齿的方向稍微加压,刷上牙时向下刷,刷下牙时向上刷,牙的内外面和咬合面都要刷到。在同一部位要反复刷数次。这种方法可以有效消除菌斑及软垢,并能刺激牙龈,使牙龈外形保持正常。

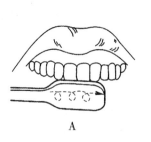
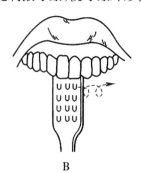

A　　　B

图5-1　颤动刷牙法

（二）牙线剔牙法

牙线是用尼龙线、丝线或涤纶线制成的用来清洁牙齿邻面的一种有效洁牙工具，它有助于对牙刷不能达到的邻面间隙或牙龈乳头处的清洁，对清除牙间隙内的食物残渣或软垢、牙邻面牙菌斑有较好的效果。取 18 cm 左右长的牙线，将牙线两端较长部分绕在两手中指上，中间预留 1~2 cm 用来剔牙。不要强行用力将线压入牙间隙，有紧而不过的感觉时，可在牙齿接触面处拉锯式的前后移动，轻柔地让牙线滑入间隙。牙线可移到牙龈沟底以清洁龈沟区，但不能进入牙龈组织，以免损伤柔软的牙龈组织。用两手指将牙线在每侧牙面上刮 4~6 次，直到牙面清洁为止。不要使用同一段牙线清洁不同的牙齿，当牙线磨损或污染时，可转动中指放出另一段完好的牙线来继续使用。取出牙线的方法与剔牙的方法类似，将牙线轻轻来回拉动，慢慢从牙缝中取出（图 5-2）。

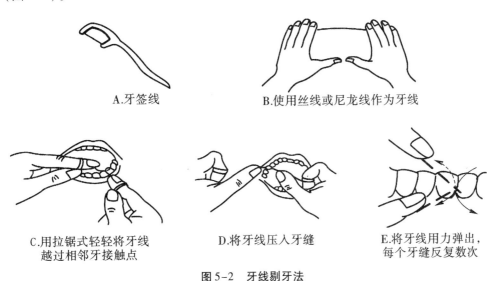

A.牙签线　　　　　　　B.使用丝线或尼龙线作为牙线

C.用拉锯式轻轻将牙线　　　D.将牙线压入牙缝　　　E.将牙线用力弹出，
越过相邻牙接触点　　　　　　　　　　　　　　　　每个牙缝反复数次

图 5-2　牙线剔牙法

（三）义齿的清洁与护理

义齿也会积聚食物残渣、有牙菌斑和牙结石，也需要每天进行清洁与护理。有活动性义齿的病人，为保证良好的口腔外观和咀嚼功能，应在白天佩戴，晚上取下，使白天长时间承受义齿压迫的口腔黏膜得到很好的休息，并使义齿上残留的少量细菌和菌斑不易生长，减少细菌和菌斑对口腔的危害作用。每天协助病人在每次吃饭或进食后取下义齿，认真冲洗，并用小的软毛牙刷蘸着牙膏或肥皂水轻轻刷洗各个面，重点是牙托的内面及与剩余牙接触的部位。然后用清水冲洗干净，病人漱口后再戴上。刷洗后的义齿应浸泡在清水里，每日更换清水。义齿不可浸泡于热水或乙醇等消毒液中，以免变形、变色和老化。为了更好地清除义齿上的食物残渣、细菌和菌斑，还可以将刷洗后的义齿浸泡在化学药液中，达到更好的清洗和消毒效果。

（四）特殊口腔护理技术

对于高热、昏迷、禁食、鼻饲、口腔疾患、大手术后等自理能力缺陷的病人，护士应遵医嘱给予特殊口腔护理技术，一般每日 2~3 次。

【目的】

1.保持口腔清洁、湿润,预防口腔感染等并发症。

2.去除口臭、口垢,使病人舒适,促进食欲,保持口腔正常生理功能。

3.观察口腔黏膜、舌苔和特殊口腔气味,提供病人病情动态变化的信息。

【评估】

1.病人病情及自理能力。

2.病人的心理反应、合作程度。

3.病人口腔状况。

4.病人的知识及口腔护理习惯。

【计划】

1.护士准备　衣帽整洁,修剪指甲,洗手、戴口罩。

2.用物准备　治疗盘内备治疗碗 2 个(分别盛漱口溶液和浸湿的无菌棉球)、镊子、弯血管钳、弯盘、压舌板、吸水管、棉签、液体石蜡、手电筒、纱布数块、治疗巾。必要时备开口器。治疗盘外备常用漱口液(表 5-2)、口腔外用药(按需准备,常用的有口腔溃疡膏、西瓜霜、维生素 B_2 粉末、锡类散等)、手消毒液。治疗车下层备生活垃圾桶、医用垃圾桶。

3.环境准备　整洁安静、光线充足。

4.病人准备　了解口腔护理的目的、方法、注意事项及配合要点,取舒适、安全且易于操作的体位。

表 5-2　口腔护理常用溶液

名称	浓度	作用及适用范围
生理盐水		清洁口腔,预防感染
复方硼酸溶液(朵贝尔溶液)		轻度抑菌、除臭
过氧化氢溶液	1%～3%	防腐、防臭,适用于口腔感染有溃烂、坏死组织者
碳酸氢钠溶液	1%～4%	属碱性溶液,适用于真菌感染
氯己定溶液(洗必泰溶液)	0.02%	清洁口腔,广谱抗菌
呋喃西林溶液	0.02%	清洁口腔,广谱抗菌
醋酸溶液	0.1%	适用于铜绿假单胞菌感染
硼酸溶液	2%～3%	酸性防腐溶液,有抑制细菌的作用
甲硝唑溶液	0.08%	适用于厌氧菌感染

【实施】

1.操作流程　见表 5-3。

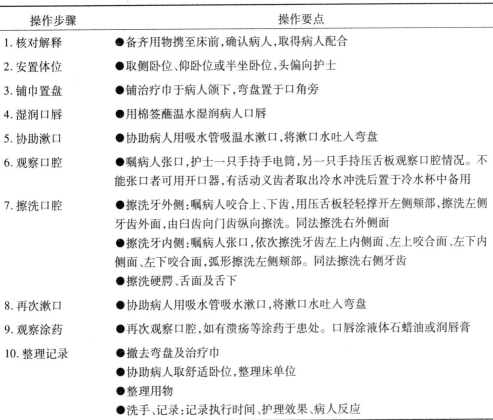

表5-3　特殊口腔护理

操作步骤	操作要点
1. 核对解释	●备齐用物携至床前,确认病人,取得病人配合
2. 安置体位	●取侧卧位、仰卧位或半坐卧位,头偏向护士
3. 铺巾置盘	●铺治疗巾于病人颌下,弯盘置于口角旁
4. 湿润口唇	●用棉签蘸温水湿润病人口唇
5. 协助漱口	●协助病人用吸水管吸温水漱口,将漱口水吐入弯盘
6. 观察口腔	●嘱病人张口,护士一只手持手电筒,另一只手持压舌板观察口腔情况。不能张口者可用开口器,有活动义齿者取出冷水冲洗后置于冷水杯中备用
7. 擦洗口腔	●擦洗牙外侧:嘱病人咬合上、下齿,用压舌板轻轻撑开左侧颊部,擦洗左侧牙齿外面,由臼齿向门齿纵向擦洗。同法擦洗右外侧面
	●擦洗牙内侧:嘱病人张口,依次擦洗牙齿上内侧面、左上咬合面、左下内侧面、左下咬合面,弧形擦洗左侧颊部。同法擦洗右侧牙齿
	●擦洗硬腭、舌面及舌下
8. 再次漱口	●协助病人用吸水管吸水漱口,将漱口水吐入弯盘
9. 观察涂药	●再次观察口腔,如有溃疡等涂药于患处。口唇涂液体石蜡油或润唇膏
10. 整理记录	●撤去弯盘及治疗巾
	●协助病人取舒适卧位,整理床单位
	●整理用物
	●洗手、记录:记录执行时间、护理效果、病人反应

2. 注意事项

(1)昏迷病人禁止漱口,以免引起误吸。擦洗时棉球不宜过湿,以防溶液吸入呼吸道;棉球要用血管钳夹紧,每次一个,防止遗留在口腔,必要时清点棉球数量。需要开口器应从臼齿处放入。

(2)观察口腔时,对长期使用抗生素和激素的病人,应注意观察口腔内有无真菌感染。

(3)擦洗时动作轻柔,以免损伤口腔黏膜及牙龈,特别是对凝血功能较差的病人。

【评价】

1. 病人口腔清洁、舒适,口腔有感染、溃疡、出血等情况时及时处理。

2. 护士操作规范,动作轻巧,擦洗时无口腔黏膜及牙龈损伤。

3. 护患沟通有效,病人能主动配合并获得口腔卫生保健的知识和技能。

第二节　头发护理

头发护理是维持病人舒适的重要护理操作之一。头皮是人体皮脂腺分布最多的部位。皮脂、汗液伴灰尘常黏附于头发、头皮中形成污垢,并使头发散发出难闻的气味,还可能导致皮肤感染,脱发,滋生头虱、蚤。清洁、整齐的头发可保护头皮,增加自信,维护自尊。护士应帮助病人经常梳理、清洁头发,保持头发的健康。

一、床上梳发

对长期卧床、关节活动受限、肌肉张力降低、共济失调、生活不能自理的病人,应给予每天床上梳发 1~2 次。

【目的】

1. 除去头发污秽及脱落的头发,使病人整洁、舒适、美观。

2. 按摩头皮,刺激局部血液循环,促进头发的生长与代谢。

3. 维护病人自尊、自信,建立良好的护患关系。

【评估】

1. 病人病情、梳发习惯、自理能力和个人卫生习惯。

2. 病人的心理反应、合作程度。

3. 病人头发状况:头发的分布、长度、清洁状况,头皮有无损伤、感染,有无虱、虮等。

【计划】

1. 护士准备 衣帽整洁,修剪指甲,洗手、需要时戴口罩。

2. 用物准备 治疗车上层:治疗盘内备治疗巾、梳子、30%乙醇、纸袋(用于包脱落的头发),必要时备橡胶圈或发夹,治疗盘外备手消毒液。治疗车下层备生活垃圾桶、医用垃圾桶。

3. 环境准备 整洁安静、光线充足。

4. 病人准备 了解床上梳发的目的、了解操作过程,能配合采取适当卧位。

【实施】

1. 操作流程 见表 5-4。

表 5-4 协助病人床上梳头

操作步骤	操作要点
1. 核对解释	●备齐用物携至床前,确认病人,取得病人配合
2. 正确铺巾	●铺治疗巾于枕头上或围于病人颈部
3. 安置体位	●协助病人取仰卧位或半坐卧位
4. 正确梳发	●协助病人将头转向一侧,先将头发从中间梳向两边
	●左手握住一股头发,由发梢逐段梳到发根
	●长发或遇有打结时,可将头发绕在示指上,慢慢梳理,如头发已纠结成团,可用 30%乙醇溶液湿润后,再小心梳顺
	●同法梳另一边
5. 整理记录	●根据病人需要编辫或扎成束
	●将脱落的头发置于纸袋中,撤下治疗巾
	●协助病人取舒适卧位,整理床单位
	●整理用物
	●洗手、记录:记录执行时间、护理效果、病人反应

2.注意事项

(1)梳发时避免强行梳拉头发。

(2)注意观察病人反应。

【评价】

1.病人感觉清洁舒适,自尊得到保护。

2.护士操作规范,动作轻柔。

3.护患沟通有效,病人能主动配合并获得头发护理的知识和技能。

二、床上洗发

对生活不能自理的病人应给予每周床上洗发1～2次。

【目的】

1.除去头发污秽及脱落的头屑,保持头发清洁,使病人舒适。

2.按摩头皮,促进局部血液循环,促进头发的生长与代谢。

3.维护病人自尊、自信,建立良好的护患关系。

【评估】

1.病人病情、洗发习惯、个人卫生习惯及自理能力。

2.病人的心理反应、合作程度。

3.病人头发状况:头发的分布、长度、清洁状况,头皮有无损伤、感染,有无虱、蚬等。

【计划】

1.护士准备 衣帽整洁,修剪指甲,洗手,戴口罩。

2.用物准备 治疗车上层:治疗盘内备治疗巾、小橡胶单、大或中毛巾各一、小毛巾、别针(或夹子)、不吸水棉球2个、眼罩或纱布、弯盘、洗发液、纸袋、梳子(病人自备)、量杯。若为扣杯式洗头,另备搪瓷杯和橡胶管。治疗盘外备马蹄卷或洗头车、脸盆、水壶(内盛温水40～45 ℃)2个、手消毒剂、护肤霜(病人自备)、电吹风。治疗车下层备污水桶、生活垃圾桶、医用垃圾桶。

3.环境准备 整洁安静、光线充足。

4.病人准备 了解床上洗发的目的、方法、注意事项,能配合采取适当卧位。

【实施】

1.操作流程 见表5-5。

表5-5　协助病人床上洗头

操作步骤	操作要点
1. 核对解释	●备齐用物携至床前,确认病人,取得病人合作
2. 设置环境	●冬季关闭门窗,调节室温 22～26 ℃,必要时使用屏风,按需给予便盆放平床头,移去枕头,移开床旁桌、椅
3. 铺巾松领	●铺小橡胶单和大毛巾于病人头及肩下,松开病人衣领向内反折,将毛巾围于颈部,用别针固定
4. 安置体位	●协助病人仰卧,移枕于肩下,病人屈膝,可垫枕于两膝下
5. 放洗头器	
▲马蹄形卷洗发法(图5-3)	●将马蹄形卷放于床头,协助病人将头置于马蹄形卷内,马蹄形卷的开口下放污水桶盛接污水
▲洗头车洗发法(图5-4)	●将洗头车置于床头侧边,协助病人斜角仰卧或侧卧,头部枕于洗头车的头托上或将接水盘置于病人头下
▲扣杯式洗发法(图5-5)	●取脸盆一个,盆底放一块毛巾,倒扣一只搪瓷杯,杯上垫折叠毛巾,毛巾上裹一层隔水薄膜固定,将病人头部枕于毛巾上,脸盆内置一橡胶管,下接污水桶
6. 保护眼、耳	●用眼罩或纱布遮盖双眼,不吸水棉球塞双耳,梳通头发
7. 洗发	●试水温后,询问病人感觉,沾湿病人头发,病人确定水温适宜,充分润湿头发 ●倒适量洗发液于手掌,涂遍头发,用指腹揉搓头皮和头发,从发际到头顶,到两侧,请病人侧头,揉搓后颈部。热水冲洗头发,直到洗净为止
8. 擦发	●洗发后,解下颈部毛巾包住头发。取下眼罩,取出耳内棉球
9. 撤洗头器	●撤去洗头器,擦干病人面部,酌情使用护肤霜 ●协助病人卧于床正中,将枕头、橡胶单、大毛巾一起自肩下移至头下,用包头毛巾擦头发,再用大毛巾擦干或电吹风吹干,梳成病人习惯的发型,撤去用物
10. 整理记录	●协助病人取舒适卧位,整理床单位 ●整理用物 ●洗手、记录:记录执行时间、护理效果、病人反应

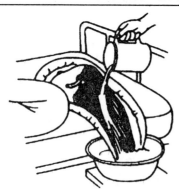
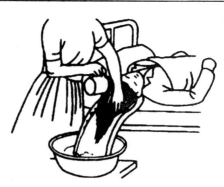

图5-3　马蹄形卷洗发法

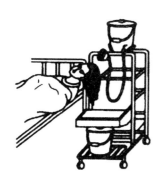
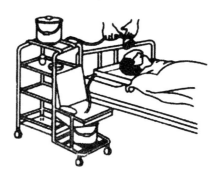

图5-4 洗头车洗发法

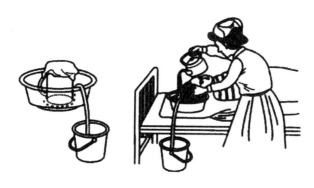

图5-5 扣杯式洗发法

2.注意事项

(1)洗发过程中注意随时观察病情变化,如病人出现面色、呼吸、脉搏等异常,应立即停止操作。

(2)身体虚弱的病人不适宜床上洗发。

(3)注意调节水温、室温,注意保暖,及时擦干头发,以免着凉。

(4)洗发时间不宜过长,以免引起头部充血、疲劳,使病人不适;洗发过程中,防止污水溅入眼、耳或沾湿衣被。

(5)保持与病人沟通,及时了解其感受,并酌情处理。

【评价】

1.病人感觉头发清洁、舒适。

2.护士操作规范,动作轻柔,未损伤病人头皮。

3.护患沟通有效,病人和家属能主动配合并获得头发护理的知识和技能。

三、头虱、虮除灭法

虱经接触传染,寄生于人体后不仅使病人局部皮肤瘙痒,易抓破皮肤而引起感染,还可以传播流行性斑疹伤寒、回归热等疾病。发现病人有虱,应立即进行灭虱。

【目的】

1.除去头虱、虮,使病人舒适。

2. 预防皮肤感染和某些疾病传播。

3. 维护病人自尊、自信,建立良好的护患关系。

【评估】

1. 病人病情,头上虱、虮的分布。

2. 病人的心理反应、合作程度。

3. 病人及家属对虱、虮有关知识的了解程度。

【计划】

1. 护士准备　衣帽整洁,修剪指甲,洗手,戴口罩。

2. 用物准备　治疗车上层:治疗盘内备治疗巾 2~3 块、治疗碗、洗头用物一套、纱布、手套、塑料帽子、篦子(齿间嵌少许棉花)、纸袋、布口袋、隔离衣、清洁被套、枕套、大单、清洁衣裤。治疗盘外备灭虱药液一瓶、手消毒剂。治疗车下层备污水桶、生活垃圾桶、医用垃圾桶。

常用灭虱药液:①30% 含酸百部酊,百部 30 g 放入瓶中,加 50% 乙醇 100 mL、纯乙酸 1 mL,盖严瓶盖,48 h 后即可使用。②30% 百部含酸煎剂,百部 30 g,加水 500 mL 煎煮 30 min,以双层纱布过滤,挤出药液,将药渣再加水 500 mL 煎煮 30 min,过滤,挤出药液,将两次药液合并煎至 100 mL,冷却后加入纯乙酸 1 mL 即可使用。③灭虱香波,市场有售,其主要成分为 1% 二氯苯醚菊酯。

3. 环境准备　屏风遮挡或在治疗室进行。

4. 病人准备　明确操作目的、方法、注意事项,能配合采取适当卧位。

【实施】

1. 操作流程　见表 5-6。

表 5-6　头虱、虮除灭

操作步骤	操作要点
1. 核对解释	●备齐用物携至床前,确认病人,取得病人合作
2. 设置环境	●屏风遮挡
3. 护士装扮	●护士穿隔离衣、戴手套
4. 剪发剃发	●必要时动员病人剪短或剃去头发,剪下的头发装入纸袋内焚烧
5. 蘸药涂擦	●按洗头法做好准备,将头发分为若干小股 ●用纱布蘸灭虱药液,按顺序擦遍头发,并用双手揉搓,使之浸透全部头发 ●戴帽子或用治疗巾严密包裹头发 24 h
6. 篦虱洗发	●24 h 后取下帽子,用篦子篦去死虱、虮,并清洗头发
7. 更换衣被	●灭虱结束后,为病人更换干净的衣裤被服 ●将污衣裤、污被服放入布口袋内
8. 整理记录	●协助病人取舒适卧位,整理床单位 ●整理用物:凡是病人用过的布类和接触过的隔离衣均应装入袋内,扎好袋口送高压灭菌;篦子上除下的棉花用纸包好焚烧;梳子和篦子消毒后刷净 ●脱手套,洗手,记录

2.注意事项

(1)操作过程中防止灭虱药液沾污面部及眼部。

(2)用药后注意观察病人局部及全身有无反应。

(3)严格执行消毒隔离制度,以防感染发生。

(4)维护病人的自尊。

【评价】

1.病人舒适、自尊心得到保护。

2.护士操作规范,灭虱、虮彻底,无虱、虮传播。

3.护患沟通有效,病人和家属能主动配合并掌握灭虱、虮的方法。

第三节 皮肤护理

皮肤是由表皮、真皮、皮下组织和附属器组成,皮肤的面积为 1.5 ~ 2.0 m^2,重量占人体体重的 5% ~ 15%,厚度 0.5 ~ 4 mm。完整的皮肤具有保护机体、调节体温、吸收、分泌、排泄及感觉等功能,并具有天然的屏障作用,可以防止微生物入侵。皮肤新陈代谢迅速,其代谢产物如皮脂、汗液、脱落的表皮碎屑等与外界细菌及尘埃结合成污物,黏附在皮肤表面,如不及时清除,可刺激皮肤、降低皮肤抵抗力,破坏其屏障作用,将会引起皮肤炎症等,给人体带来不适。因此,进行皮肤护理,保持皮肤清洁,是促进病人舒适与健康的一项重要措施。

一、淋浴与盆浴

适用于病情较轻,有自理能力,全身情况良好的病人。

【目的】

1.清洁皮肤,预防皮肤感染。

2.促进皮肤的血液循环,增强其排泄功能,预防压疮等并发症。

3.活动肢体,防止肌肉挛缩和关节僵硬等并发症。

4.满足病人对舒适和清洁的需要。

【评估】

1.病人病情及自行完成沐浴的能力。

2.病人的皮肤清洁度和皮肤健康状况。

3.病人的皮肤清洁习惯,对皮肤清洁卫生知识的了解程度。

【计划】

1.护士准备 衣帽整洁,修剪指甲,洗手,戴口罩。

2.用物准备 治疗车上层备沐浴露或浴皂、毛巾、浴巾、清洁衣裤、拖鞋(防滑)、手消毒剂。治疗车下层备污水桶、生活垃圾桶、医用垃圾桶。

3.环境准备 整洁安全,浴室内设扶手、呼叫装置,地面、浴盆内防滑。

4.病人准备 明确操作目的、方法、注意事项。

笔记栏

【实施】

1. 操作流程　见表5-7。

表5-7　协助病人沐浴与盆浴

操作步骤	操作要点
1. 准备	●协助病人准备好沐浴用物
2. 交代事项	●向病人交代呼叫器的使用方法,水温调节方法 ●勿用湿手接触电源开关 ●入浴室后门不宜反锁,可在门外挂牌示意
3. 护送入浴	●携带用物,送病人入浴室,调节室温24℃左右,水温40~45℃。协助盆浴病人进出浴盆,盆浴时水位不超过心脏水平
4. 留意病人	●护士不离浴室太远,入浴时间不宜过长,盆浴时浸泡时间不宜超过20 min
5. 浴后观察	●观察淋浴或盆浴后病人的一般情况
6. 协助整理	●协助病人将沐浴用物拿出,取下门外示意牌

2. 注意事项

(1)饭后1 h后才能沐浴,以免影响消化。

(2)妊娠7个月以上的孕妇禁用盆浴。衰弱、创伤和心脏病需要卧床休息的病人,不宜淋浴或盆浴。

(3)注意调节水温、室温,注意保暖。防止病人晕厥、滑跌、受凉、烫伤等意外情况发生。

(4)传染病病人的沐浴,应根据病种、病情按隔离原则进行。

(5)保持与病人沟通,及时了解其感受,并酌情处理。

【评价】

1. 病人感到清洁、舒适,安全无意外发生。

2. 护士协助病人沐浴,确保病人安全。

3. 护患沟通有效,病人获得了有关皮肤护理的知识。

二、床上擦浴

适用于病情较重、长期卧床、活动受限、不能自理的病人。

【目的】

1. 清洁皮肤,预防皮肤感染。

2. 促进皮肤的血液循环,增强其排泄功能,预防压疮等并发症。

3. 活动肢体,防止肌肉挛缩和关节僵硬等并发症。

4. 满足病人对舒适和清洁的需要。

【评估】

1. 病人病情、个人沐浴习惯及自理能力;对石膏固定、牵引、长期卧床、病重虚弱及生活不能自理的病人,应根据皮肤给予床上擦浴。

2. 病人的心理反应、合作程度。

3. 病人皮肤状况：皮肤颜色、**温度**、**弹性**、完整性、感觉、清洁程度等。

【计划】

1. 护士准备　衣帽整洁，**修剪指甲，洗手，戴口罩**。

2. 用物准备　**治疗车上层：治疗盘内备浴巾、毛巾、治疗巾、小橡胶单，治疗碗内备**弯血管钳及 10 个浸有碘伏或苯扎溴铵溶液的棉球、一次性手套、弯盘、沐浴露或浴皂、指甲刀、梳子、50% 乙醇、爽身粉。**治疗盘外备脸盆**、水壶（内盛温水 50～52 ℃）、手消毒剂、护肤霜（病人自备）、**清洁衣裤、大单**。治疗车下层备便盆及便盆巾、污水桶、生活垃圾桶、医用垃圾桶。

3. 环境准备　关闭门窗，**调节室温**，屏风遮挡或拉上床帘。

4. 病人准备　明确床上**擦浴的目的、方法、注意事项，能配合操作**。

【实施】

1. 操作流程　见表 5-8。

表 5-8　协助病人床上擦浴

操作步骤	操作要点
1. 核对解释	●备齐用物携至床前，确认病人，取得病人合作
2. 设置环境	●关闭门窗，调节室温 22～26 ℃，必要时使用屏风，按需给予便盆，放平床头及床尾支架，放下床档，松开床尾盖被
3. 协助卧位	●将脸盆放于床旁桌上，倒入温水 1/2～2/3，测试水温 ●将温水浸湿的小毛巾叠成手套状，为病人擦洗面部、颈部 眼部：由内眦洗向外眦，洗完一侧再洗另一侧 脸、鼻、颈部：擦洗顺序为前额、颊部、鼻翼、人中、下颌、耳后、颈部。同法擦洗另一侧
4. 擦洗上肢	●为病人脱下上衣：先脱近侧，后脱远侧，如有外伤，先脱健侧，后脱患侧。铺浴巾于一侧手臂下面。先用涂沐浴液的小毛巾由远心端向近心端擦洗，再用湿毛巾拭去浴液，直至擦净浴液，最后用大浴巾边按摩边擦干。同法擦洗另一侧
5. 擦洗胸腹	●换水，将浴巾铺于胸腹部下，用小毛巾先擦胸部，再擦腹部。擦洗乳房应环形用力，擦洗腹部时以脐为中心，顺结肠走向擦洗
6. 擦洗背部	●协助病人翻身侧卧，背向护士，依次擦洗后颈部、背部、臀部
7. 更衣平卧	●协助病人穿好上衣：先穿远侧，后穿近侧，或先穿患侧，后穿健侧。协助病人平卧
8. 擦洗下肢	●换水并调节水温，协助病人脱下裤子，将浴巾铺于擦洗部位下面，依次擦洗髋部、大腿及小腿。同法擦洗另一侧
9. 浸泡双足	●将盆移于病人足下，盆下铺浴巾，病人屈膝，将双脚移入盆内，清洗双足，取走足盆，将两足用浴巾擦干
10. 清洗会阴	●换盆、水和毛巾，协助病人清洗会阴部

续表 5-8

操作步骤	操作要点
11. 穿上裤子	●协助病人换上清洁裤子。根据需要修剪指(趾)甲,为病人梳发
12. 整理记录	●整理床单位,按需要更换床单,协助病人取舒适卧位,开窗通风
	●整理用物
	●洗手、记录:记录执行时间、护理效果

2. 注意事项

(1)掌握擦洗的步骤,及时更换温水,腋窝、腹股沟等皮肤皱褶处应擦洗干净。

(2)动作轻柔,敏捷,防止受凉,注意保护病人隐私。

(3)注意观察病情变化及全身皮肤情况,如病人出现寒战、面色苍白等变化,应立即停止擦洗,并给予适当处理。

(4)保持与病人沟通,及时了解其感受,并酌情处理。

【评价】

1. 病人感到清洁、舒适,无不良反应。

2. 护士动作轻巧,确保病人安全,能及时处理异常情况。

3. 护患沟通有效,取得病人信任,病人及家属获得了有关皮肤护理的知识与技能。

三、背部护理

背部肌肤较厚,循环代谢能力较弱,在日常生活中背部皮肤比较难清洁,油脂分泌堆积容易长痘和粉刺。护士应协助病人进行背部护理。

【目的】

1. 清洁皮肤,预防皮肤感染。

2. 促进皮肤的血液循环,增强其排泄功能,预防压疮等并发症。

3. 满足病人对舒适和清洁的需要。

【评估】

1. 病人病情、背部皮肤清洁程度、受压情况。

2. 病人的心理反应、合作程度。

【计划】

1. 护士准备 衣帽整洁,修剪指甲,洗手,戴口罩。

2. 用物准备 治疗车上层:治疗盘内备浴巾、毛巾、治疗巾、小橡胶单。治疗盘外备脸盆(内盛温水 40~45 ℃)、手消毒剂、护肤霜(病人自备)、清洁衣裤、大单、被套、按摩油或按摩膏。治疗车下层备便盆及便盆巾、污水桶、生活垃圾桶、医用垃圾桶。

3. 环境准备 关闭门窗,调节室温,屏风遮挡或拉上床帘。

4. 病人准备 明确操作目的、方法、注意事项,能配合采取适当卧位。

【实施】

1. 操作流程 见表 5-9。

表 5-9　协助病人背部护理

操作步骤	操作要点
1. 核对解释	●备齐用物携至床前,确认病人,取得病人合作
2. 设置环境	●关闭门窗,调节室温 22~26 ℃,必要时使用屏风,按需给予便盆。放平床头及床尾支架,放下床档,松开床尾盖被
3. 协助卧位	●将盛有温水 1/2~2/3 满的脸盆放于床旁桌上,测试水温 ●协助病人俯卧或侧卧,背部朝向护士,浴巾一半铺于病人身下,一半盖于上半身
4. 清洁背部	●将小毛巾裹于手上呈手套状,依次擦拭病人的颈部、肩部、背部、臀部
5. 按摩背部(图5-6)	●全背按摩:两手或一手沾少许按摩油或按摩膏,用手掌从病人骶尾部开始按摩,以环状动作沿脊柱旁向上按摩到肩部,再转向下至腰部,反复数次。再用拇指指腹由骶尾部开始沿脊柱按摩至第 7 颈椎处 ●受压处局部按摩:蘸少许按摩油或按摩膏,用手掌大、小鱼际部位紧贴病人受压处背部皮肤,压力均匀地做向心方向按摩,由轻到重,再由重到轻 ●电动按摩器按摩:操作者持按摩器,根据按摩部位选择按摩头,紧贴皮肤进行按摩
6. 按摩后处理	●按摩完毕,用浴巾将病人背部皮肤上过多的按摩油或按摩膏拭去,撤下浴巾
7. 协助整理	●协助病人穿衣并采取舒适卧位 ●整理床单位,整理用物
8. 洗手记录	●洗手、记录:记录执行时间、护理效果

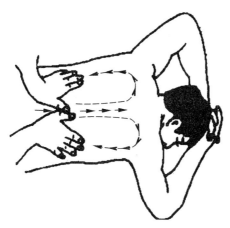

图 5-6　背部按摩

2. 注意事项

(1)动作轻柔,敏捷,注意保护病人隐私。

(2)注意观察病人受压处皮肤。

(3)保持与病人沟通,及时了解其感受,并酌情处理。

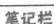

笔记栏

【评价】

1.病人感到清洁、舒适。

2.护士动作轻巧,确保病人安全。

3.护患沟通有效,取得病人信任,病人及家属获得了有关背部护理的知识与技能。

四、会阴部护理

会阴部护理包括清洁会阴及其周围部分。会阴部由于其特殊的生理结构,以及温暖、潮湿、通气较差、阴毛较密、利于微生物生长繁殖等特点,成为病原微生物侵入人体的主要途径。因此,会阴部的护理可预防感染和增进病人舒适。会阴部护理主要适用于自理能力缺陷的病人,特别是生殖系统和泌尿系统炎症、大小便失禁、留置导尿、产后及会阴部术后病人。

【目的】

1.去除会阴部异味,预防和减少感染。

2.防止皮肤破损,促进伤口愈合。

3.增进病人舒适。

【评估】

1.病人病情、年龄、意识,会阴部清洁程度、皮肤黏膜情况,有无伤口、流血、感染等。

2.病人的心理反应、合作程度。

3.病人有无大小便失禁、留置导尿管、泌尿生殖系统或直肠手术。

【计划】

1.护士准备　衣帽整洁,修剪指甲,洗手,戴口罩。

2.用物准备　治疗车上层:治疗盘内毛巾、浴巾、治疗碗、清洁棉球、无菌溶液、大量杯、镊子一次性手套、卫生纸。治疗盘外备橡胶单、中单、水壶(内盛 50～52 ℃的温水)、手消毒剂。治疗车下层便盆及便盆巾、生活垃圾桶、医用垃圾桶。

3.环境准备　整洁安静、屏风遮挡或拉上床帘。

4.病人准备　明确操作目的、方法、注意事项。

【实施】

1.操作流程　见 5-10。

表 5-10　会阴部护理

操作步骤	操作要点
1.核对解释	●备齐用物携至床前,确认病人,取得病人合作
2.设置环境	●关闭门窗,使用屏风或拉好床帘,按需给予便盆
3.安置体位	●协助病人仰卧,协助病人脱去对侧裤腿,盖在近侧腿上,并用浴巾盖上。对侧腿用盖被遮盖。病人双腿屈曲,略向外展,露出外阴 ●将橡胶单和中单铺于病人臀下,治疗碗置于病人外阴旁
4.戴手套	

续表 5-10

操作步骤	操作要点
5. 擦洗会阴	
▲女性病人	●棉球擦拭法:右手持血管钳夹取清洁棉球由外向内、自上而下依次擦洗阴阜、大阴唇,左手分开大阴唇擦拭小阴唇、尿道口、阴道口和肛门口,污棉球置于弯盘内
	●会阴冲洗法:置便器于病人臀下,一只手持水壶,另一只手持长棉签或棉球按"棉球擦拭法"相同顺序擦拭会阴各部,冲洗后擦干各部位,撤去便器
▲男性病人	●一只手提起阴茎,另一只手取毛巾从上到下,环形擦洗阴茎头部、下部和阴囊。擦洗肛门时,可协助病人取侧卧位,一只手将臀部分开,另一只手用毛巾或擦拭纸巾擦洗干净
6. 撤出用物	●撤去便盆、中单及橡胶单、擦洗用物
7. 整理用物	●整理用物、去手套
8. 安置病人	●协助病人穿好裤子,取舒适卧位,整理床单位
9. 观察会阴部	●观察会阴部及周围部位的皮肤黏膜情况
10. 洗手记录	●洗手、记录:记录执行时间、护理效果、病人反应

2. 注意事项

(1)进行会阴部擦洗时,每擦洗一处需变换毛巾部位。如用棉球擦洗,每擦洗一处应更换一个棉球。

(2)直肠手术或会阴部手术后病人,应使用无菌棉球擦拭手术部位及会阴部周围。

(3)操作中减少暴露,注意保暖,并保护病人隐私。

(4)留置导尿者,由尿道口向远端依次用棉球擦洗。

(5)女性病人月经期宜采取会阴冲洗。

【评价】

1. 病人感觉会阴部清洁、舒适。

2. 护士操作规范,动作轻柔,保护了病人隐私。

3. 护患沟通有效,病人和家属掌握了会阴部清洁的方法。

第四节　压疮的预防和护理

压疮是长期卧床病人或躯体移动障碍病人皮肤易出现的最严重问题,具有发病率高、病程发展快、难以治愈及治愈后易复发的特点,一直是医疗和护理领域的难题,已引起医疗机构的广泛关注。是否发生压疮已经成为护理质量的评价指标之一。

压疮是身体局部组织长期受压,血液循环障碍,局部组织持续缺血、缺氧,营养缺乏,致使皮肤失去正常功能而引起的组织破损和坏死。

压疮本身并不是原发疾病,大多是由于其他原发病未能很好地护理而造成的皮肤

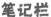

损伤。一旦发生压疮,不仅给病人带来痛苦、加重病情及延长疾病康复的时间,严重时还会因继发感染引起败血症而危及生命。因此,必须加强病人皮肤护理,预防和减少压疮发生。虽然近年来医疗护理服务水平已有很大提高,但从全球范围看,压疮的发病率并无下降趋势。

一、压疮发生的原因与评估

(一)压疮发生的原因

压疮形成是一个复杂的病理过程,是局部和全身因素综合作用所引起的皮肤组织的变性和坏死。

1. 力学因素　如前所述,压疮不仅由垂直压力引起,还可由摩擦力和剪切力引起,通常是2~3种力联合作用所导致(图5-7)。

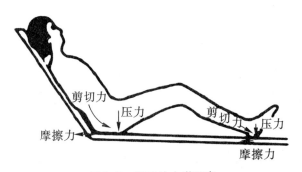

图5-7　压疮的力学因素

(1)垂直压力　对局部组织的持续性垂直压力是引起压疮的最重要的原因。当持续性垂直压力超过毛细血管压(正常为16~32 mmHg)时,即可阻断毛细血管对组织的灌注,致使氧和营养物质供应不足,代谢废物排泄受阻,导致组织发生缺血、溃烂或坏死。压疮形成与压力的强度和持续时间有密切关系。压力越大,持续时间越长,发生压疮的概率就越高。此外,压疮发生与组织耐受性有关,肌肉和脂肪组织因代谢活跃,较皮肤对压力更为敏感,因此最先受累且较早出现变性和坏死。垂直压力常见于长时间采用某种体位,如卧位、坐位者。

(2)摩擦力　是由两层相互接触的表面发生相对移动而发生。摩擦力作用于皮肤时,易损害皮肤的保护性角质层而使皮肤屏障作用受损,致使病原微生物易于入侵皮肤。在组织受压缺血的情况下,增加了压疮发生的风险。摩擦力主要来源于皮肤与衣、裤或床单表面逆行的阻力摩擦,尤其当床面不平整(如床单或衣裤有皱褶或床单有渣屑)时,皮肤受到的摩擦力会增加。病人在床上活动或坐轮椅时,皮肤随时可受到床单和轮椅表面的逆行阻力摩擦。搬运病人时,拖拉动作也会产生摩擦力而使病人皮肤受到损伤。皮肤擦伤后,受潮湿、污染而易发生压疮。

(3)剪切力　是由两层组织相邻表面间的滑行而产生的进行性相对移位所引起,有压力和摩擦力相加而成,与体位有密切关系。如半坐卧位时,骨骼及深层组织由于重力作用向下滑行,而皮肤及表层组织由于摩擦力的缘故仍停留在原位,从而导致两层组织间产生牵张而形成剪切力。剪切力发生时,因由筋膜下及肌肉内穿出供应皮肤的毛细血管被牵拉、扭曲、撕裂,阻断局部皮肤、皮下组织、肌层等全层组织的血液供应,引起血液循环障碍而发生深层组织坏死,形成剪切力性溃疡。由剪切力造成的严重伤害早期不易被发现,且多表现为口小底大的潜行伤口。

2.局部潮湿或排泄物刺激 皮肤经常受到汗液、尿液及各种渗出引流液等物质的刺激变得潮湿,因被软化而抵抗力下降,削弱了皮肤的屏障作用;此外,尿液和粪便中化学物质的刺激使皮肤酸碱度发生改变,致使表皮角质层的保护能力下降,皮肤组织破溃,且容易继发感染。此外,皮肤潮湿会增加摩擦力,进而加重皮肤损伤。

3.营养状况 营养状况是影响压疮形成的重要因素。全身出现营养障碍时,营养摄入不足,蛋白质合成减少,出现负氮平衡,皮下脂肪减少,肌肉萎缩,一旦受压,骨隆突处皮肤要承受外界压力和骨隆突处对皮肤的挤压力,受压处缺乏肌肉和脂肪组织的保护而容易引起血液循环障碍,出现压疮。过度肥胖者卧床时体重对皮肤的压力较大,因而容易发生压疮。机体脱水时皮肤弹性变差,在压力或摩擦力作用下容易变形和受损。水肿皮肤因弹性和顺应性下降而易受损伤,同时组织水肿使毛细血管与细胞间距离增加,氧和代谢产物在组织细胞间的溶解和运送速度减慢,影响皮肤血液循环而容易导致压疮发生。贫血使血液输送氧气能力降低,一旦循环受阻更易造成组织缺氧,因此引发压疮。

4.年龄 老年人因老化过程导致皮肤在解剖结构、生理功能及免疫功能等方面均出现衰退现象,表现为皮肤松弛、干燥、缺乏弹性,皮下脂肪萎缩、变薄,皮肤抵抗力下降,对外部环境反应迟钝,皮肤血流速度下降且血管脆性增加,最终导致皮肤易损性增加。

5.体温升高 体温升高时,机体新陈代谢率增高,组织细胞对氧的需求量增加。加之局部组织受压,使已有的组织缺氧更加严重。因此,伴有高热的严重感染病人存在组织受压情况时,压疮发生概率升高。

6.矫形器械使用不当 应用石膏固定和牵引时,限制病人身体或肢体活动。特别是夹板内衬垫放置不当、石膏内不平整或有渣屑、矫形器械固定过紧或肢体有水肿时,致使机体血液循环受阻,从而导致压疮发生。

7.机体活动和(或)感觉障碍 活动障碍多由神经损伤、手术麻醉或制动造成,自主活动能力减退或丧失使局部组织长期受压,血液循环障碍而发生压疮。感觉受损可造成机体对伤害性刺激反应障碍,保护性反射迟钝,长时间受压后局部组织坏死而导致压疮发生。

8.急性应激因素 急性应激使机体对压力的敏感性增加,导致压疮发生率增高。此外,急性应激引起体内代谢紊乱,应激激素大量释放,中枢神经系统和神经内分泌传导系统发生紊乱,机体内环境的稳定性被破坏,机体组织失去承压能力,从而引发压疮。

(二)压疮的评估

1.高危人群 压疮发生的高危人群包括以下几类。①神经系统疾病病人:如昏迷、瘫痪者,其自主活动能力丧失及感觉障碍,长期卧床导致身体局部组织长期受压;②老年病人:其原因详见压疮发生的原因中的年龄因素;③肥胖病人:过重的机体使承重部位压力增加;④身体衰弱、营养不良病人:受压处缺乏肌肉、脂肪组织保护;⑤水肿病人:水肿降低皮肤抵抗力,并增加承重部位压力;⑥疼痛病人:为避免疼痛而处于强迫体位,机体活动减少;⑦使用矫形器械病人:如石膏固定、牵引及应用夹板病人,翻身、活动受限;⑧大、小便失禁病人:皮肤经常受到污物、潮湿的刺激;⑨发热病人:体温升高致排汗增多,汗液可刺激皮肤;⑩使用镇静剂病人:自主活动减少。

2.危险因素 护士可通过评分方式对病人发生压疮的危险因素进行定性和定量的综合分析,由此判断其发生压疮的危险程度。其目的在于筛查压疮发生的高危人群,并根据评估结果制订并采取有效的预防措施,减少或消除压疮发生的危险因素,从而降低压疮预防护理工作的盲目性和被动性,提高压疮预防工作的有效性和护理质量。常用的危险因素评估包括 Braden 压病危险因素预测、Norton 压疮风险评估、Waterlow 压疮危险因素评估及 Adersen 危险指标记分法等。应用危险因素评估表时需根据病人的具体情况进行动态评估,并及时修正措施,实施重点预防。

Braden 压疮危险因素预测量表:是目前国内外用来预测压疮发生的较为常用的方法之一(表5-11),对压疮高危人群具有较好的预测效果,且评估简便、易行。Braden 压疮危险因素预测量表的评估内容包括感觉、潮湿、活动力、移动力、营养及摩擦力和剪切力6个部分。总分值范围为6~23分,分值越少,提示发生压疮的危险性越高。评分≤18分,提示病人有发生压疮的危险,建议采取预防措施。

表 5-11 Braden 压疮危险因素预测

项目	1分	2分	3分	4分
感觉:对压力相关不适的感受能力	完全受限	非常受限	轻度受限	未受损
潮湿:皮肤暴露于潮湿环境的程度	持续潮湿	潮湿	有时潮湿	很少潮湿
活动力:身体活动程度	限制卧床	坐位	偶尔行走	经常行走
移动力:改变和控制体位的能力	完全无法移动	严重受限	轻度受限	未受限
营养:日常食物摄取状态	非常差	可能缺乏	充足	丰富
摩擦力和剪切力	有问题	有潜在问题	无明显问题	—

Norton 压疮风险评估量表:也是目前公认用于预测压疮发生的有效评分方法(表5-12),特别适用于老年病人的评估。Norton 压疮风险评估量表评估5个方面的压疮危险因素:身体状况、精神状态、活动能力、灵活程度及失禁情况。总分值范围为5~20分,分值越少,表明发生压疮的危险性越高,评分≤14分,提示易发生压疮。由于此评估表缺乏营养状态的评估,故临床使用时需补充相关内容。

表 5-12 Norton 压疮风险评估

身体状况	分值	精神状态	分值	活动能力	分值	灵活程度	分值	失禁情况	分值
良好	4分	思维敏捷	4分	可以走动	4分	行动自如	4分	无失禁	4分
一般	3分	无动于衷	3分	需协助	3分	轻微受限	3分	偶有失禁	3分
不好	2分	不合逻辑	2分	坐轮椅	2分	非常受限	2分	经常失禁	2分
极差	1分	昏迷	1分	卧床	1分	不能活动	1分	二便失禁	1分

二、压疮的好发部位

压疮多发生于长期受压及缺乏脂肪组织保护、无肌肉包裹成肌层较薄的骨隆突处。卧位不同,受压点不同,好发部位亦不同(图5-8)。

仰卧位:好发于枕部、肩胛部、肘部、脊椎体隆突处、骶尾部及足跟部。

侧卧位:好发于耳郭、肩峰、肋骨、肘部、髋部、膝关节内外侧及内外踝处。

俯卧位:好发于面颊部、耳郭、肩部、女性乳房、男性生殖器、髂嵴、膝部及足尖处。

坐位:好发于坐骨结节处。

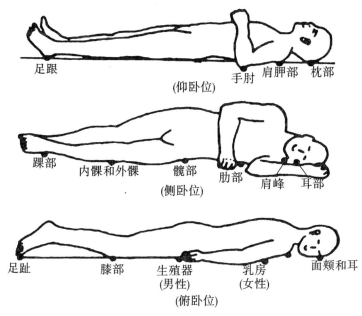

足跟　　　　　手肘　肩胛部　枕部
(仰卧位)

踝部　内髁和外髁　髋部　肋部　肩峰　耳部
(侧卧位)

足趾　　膝部　生殖器　乳房　面颊和耳
　　　　　　(男性)　(女性)
　　　　　　　(俯卧位)

图 5-8　压疮的好发部位

三、压疮的分期及临床表现

压疮的发生为渐进性过程,目前常用的分类系统是依据其损伤程度将压疮分为四期。

1.Ⅰ期　淤血红润期,此期为压疮初期。身体局部组织受压,血液循环障碍,皮肤出现红、肿、热、痛或麻木,解除压力30 min后,皮肤颜色不能恢复正常。此期皮肤完整性未被破坏,仅出现暂时性血液循环障碍,为可逆性改变,如及时去除致病原因,可阻止压疮进一步发展。

2.Ⅱ期　炎性浸润期,红肿部位继续受压,血液循环得不到改善,静脉回流受阻,局部静脉淤血,皮肤的表皮层、真皮层或二者发生损伤或坏死。受压部位呈紫红色,皮下产生硬结。皮肤因水肿而变薄,常有水疱形成,且极易破溃。水疱破溃后表皮脱落显露潮湿、红润的创面,病人有疼痛感。此期若及时解除受压,改善血液循环,清洁创面,仍可防止压疮进一步发展。

3.Ⅲ期　浅度溃疡期,全层皮肤破坏,可深及皮下组织和深层组织。表皮水疱逐渐扩大、破溃,真皮层创面有黄色渗出液,感染后表面有脓液覆盖,致使浅层组织坏死,形成溃疡。疼痛感加重。

4.Ⅳ期　坏死溃疡期,为压疮严重期。坏死组织侵入表皮下层和肌肉层,感染向周边及深部扩展,可深达骨面。坏死组织发黑,脓性分泌物增多,有臭味。严重者细菌入血可引起浓度败血症,造成全身感染,甚至危及生命。

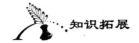
知识拓展

2007 NPUAP 压疮分期

2007 年,美国 NPUAP 讨论更新了更为详细的压疮分期标准,将压疮分为 6 期:

1.Ⅰ期压疮　皮肤完整、发红,与周围皮肤界限清楚,压之不褪色,伴疼痛、皮温变化,常局限于骨隆突处。

2.Ⅱ期压疮　部分表皮缺损,皮肤表浅溃疡,基底红、无结痂;也可为完整或破溃的充血性水疱。

3.Ⅲ期压疮　全层皮肤缺失,但骨、肌腱或肌肉尚未暴露,可有潜行和窦道。

4.Ⅳ期压疮　全层皮肤缺失,伴骨、肌腱或肌肉外露,局部可有坏死组织或焦痂,通常有潜行和窦道。

5.可疑深部组织损伤　皮肤完整,但由于压力或剪切力造成皮下软组织损伤,皮肤颜色改变,呈紫色或褐红色,或出现充血性水疱,可伴疼痛、硬块;肤色较深部位,深部组织损伤难以检出,须在完成清创后方能准确分期。

6.难以分期的压疮　全层皮肤缺失,但溃疡基底部覆有腐痂和(或)痂皮。需在腐痂或痂皮充分去除后方能确定真正的深度和分期。

2007 NPUAP 压疮分期提供组织累积深度和组织结构的描述,便于护士识别和判断,对临床具有一定的适用指导意义。

四、压疮的预防

绝大多数压疮是可以预防的,但某些病人由于特殊的自身条件使压疮在所难免,如严重负氮平衡的恶病质病人,因软组织过度消耗失去了保护作用,损伤后自身修复亦困难,难以预防压疮的发生。另外,因某些疾病限制翻身,也难以预防压疮的发生。如神经外科病人需要镇静剂以减少颅内压增高的危险,翻身不利于颅内压稳定;成人呼吸窘迫综合征病人改变体位时可引起缺氧。因此,并非所有的压疮均可预防。但是,精心、科学的护理可将压疮的发生率降到最低程度。为此,要求护士在工作中做到"六勤",即勤观察、勤翻身、勤按摩、勤擦洗、勤整理及勤更换。交接班时,护士应严格、细致地交接病人的局部皮肤情况和护理措施的执行情况。

压疮预防的关键在于加强管理,消除危险因素。

1.评估 积极评估是预防压疮的关键。评估内容包括压疮发生的危险因素(如病人病情、意识状态、营养状况、肌体活动能力、自理能力、排泄情况及合作程度等)和易患部位。

2.避免局部组织长期受压

(1)经常变换卧位,间歇性解除局部组织承受的压力 经常翻身是长期卧床病人最简单而有效地解除压力的方法,可使骨隆突部位轮流承受身体重量,从而减少对组织的压力。翻身的时间间隔视病人病情及局部受压处皮肤状况而定,一般每2 h翻身1次,必要时每30 min翻身1次。翻身时须注意掌握翻身技巧,并根据人体力学原理,合理摆放体位以减轻局部压力。变换体位的同时,应观察受压部位的皮肤情况,适当给予按摩。建立床头翻身记录卡(表5-13),记录翻身时间、卧位变化及皮肤情况。可使用电动翻转床协助病人变换多种体位。长期坐轮椅的病人应至少每1 h更换姿势一次,或至少每15 min改变重力支撑点,以缓解坐骨结节处压力。

表5-13 翻身记录卡

姓名:		床号:	
日期/时间	卧位	皮肤情况及备注	执行者

(2)保护骨隆突处和支持身体空隙处 协助病人变换卧位后,可采用软枕或表面支撑性产品垫于身体空隙处,使支持面积加大,压力分散并受力均匀,从而减少骨隆突处所承受的压力,保护骨隆突处皮肤。临床上可供选择的表面支撑性产品包括泡沫垫、凝胶垫、气垫、水垫及羊皮垫等,可用于减少或舒缓局部压力。值得注意的是,以往经常使用的橡胶气圈因易造成局部环形压迫,导致周围组织血液循环障碍,且橡胶材料不透气,不利于汗液蒸发而对皮肤刺激性大,易引起皮肤损伤,因而橡胶气圈不适合做压疮减压,不推荐采用。

(3)正确使用石膏、绷带及夹板固定 对使用石膏、绷带、夹板或牵引器等固定的病人,应随时观察局部皮肤状况及肢端血运情况,如指(趾)甲颜色、温度的变化,认真听取病人的反映,适当调节松紧。衬垫应平整、柔软,如发现石膏绷带过紧或凹凸不平,应立即通知医生,及时予以调整。

(4)应用减压辅料 根据病人的实际情况,选择减压敷料敷于压疮好发部位以局部减压,如可选择泡沫类敷料或水胶体类敷料,裁剪后固定于骨隆突处。

(5)应用减压床垫 护士应根据病人的具体情况及减压床垫的适用范围,及时、恰当地应用气垫床、水床等全身减压设备以分散压力,预防压疮发生。尤其对于难处理的疼痛或有翻身引起疼痛的病人可使用减压床垫以降低局部压力。但应指出的是,尽管采用全身或局部减压装置,仍须经常为病人更换卧位。因为即使较小的压力,如果压迫时间过长,也可阻碍局部血液循环,导致组织损伤。

3.避免或减少摩擦力和剪切力的作用　为避免剪切力的产生,病人需采取有效体位。半卧位时,如无特除禁忌,床头抬高≤30°,为防止身体下滑,可在足底部放置一木垫,并屈髋30°,于腘窝下垫软枕。长期坐轮椅的病人,应保持正确坐姿,尽量坐直并紧靠椅背,必要时垫软枕;两膝关节曲90°,双足平放于踏板,可适当给予约束,防止身体下滑。为避免摩擦力的形成而损伤病人皮肤,在协助病人翻身或搬运病人时,应使用有效翻身技巧,将病人身体抬离床面,避免拖、拉、推等动作。使用便器时,便器不应有损坏;使用时应协助病人抬高臀部,不可硬塞、硬拉,必要时在便器边缘垫以软纸、布垫或撒滑石粉,防止擦伤皮肤。此外,保持床单和被褥清洁、平整、无碎屑,避免皮肤与床单、衣服皱褶、碎屑产生摩擦而损伤皮肤。

4.保护病人皮肤,避免局部不良刺激　保持病人皮肤和床单的清洁干燥,避免不良刺激是预防压疮的重要措施。加强基础护理,根据需要用温水或中性溶液清洁病人皮肤。避免使用肥皂或含乙醇的清洁用品,以免引起皮肤干燥或使皮肤残留碱性残余物而刺激皮肤。擦洗动作应轻柔,不可用力过度,防止损伤皮肤。皮肤干燥者可适当使用润肤品以保持皮肤湿润。对皮肤易出汗的部位如腋窝、腘窝及腹股沟等,应及时擦干汗液。对大、小便失禁者,应及时擦洗皮肤和更换床单、衣物,并根据病人皮肤情况采取隔离防护措施,如局部使用皮肤保护剂、水胶体类敷料或伤口保护膜等,以保护局部皮肤免受刺激。

5.促进皮肤血液循环　对长期卧床病人,应每日进行主动或被动的全范围关节运动练习,以维持关节活动协和肌肉张力,促进肢体血液循环,减少压疮发生。施行温水浴,在清洁皮肤的同时可刺激皮肤血液循环。病人变换体位后,对局部受压部位进行适当按摩,改善该部位血液循环,预防压疮发生。但需要注意的是,对于因受压而出现反应性充血的皮肤组织则不主张按摩,因此时软组织已受到损伤,实施按摩可造成深部组织损伤。

6.改善机体营养状况　营养不良既是导致压疮发生的原因之一,也是直接影响压疮进展和愈合的因素。合理膳食是改善病人营养状况,促进创面愈合的重要措施。因此,在病情允许的情况下,给予压疮高危人群高热量、高蛋白及高维生素饮食,保证正氮平衡,增强机体抵抗力和组织修复能力,并促进创面愈合。维生素 C 及锌对伤口愈合具有重要作用,对于易发生压疮的病人应适当给予补充。另外,水肿病人应限制水和盐的摄入,脱水病人应及时补充水和电解质。

7.鼓励病人活动　尽可能避免给病人使用约束带和应用镇静剂。在病情许可的情况下,协助病人进行肢体功能练习,鼓励病人尽早离床活动,预防压疮发生。

8.实施健康教育　确保病人和家属的知情权,使其了解自身皮肤状态及压疮的危害,指导其掌握预防压疮的知识和技能,如营养知识、减压装置的选择、翻身技巧及皮肤清洁技巧等,从而鼓励病人及家属有效参与或独立采取预防压疮的措施。

五、压疮的治疗与护理

一般情况下,压疮的发展是由浅到深,由轻到重的过程,但某些特殊病例也可出现例外。如个别急性或危重病人,可于 6 ~ 12 h 内迅速出现溃疡期压疮;肥胖病人可出现闭合性压疮,即表皮完整,但内部组织已坏死。因此,护士应认真观察病人皮肤的改变,避免贻误病情而造成严重后果。

压疮采取以局部治疗为主、全身治疗为辅的综合性治疗措施。

1. 全身治疗　积极治疗原发病,补充营养和进行全身抗感染治疗等。良好的营养是创面愈合的重要条件,因此应给予平衡饮食,增加蛋白质、维生素及微量元素的摄入。对长期不愈的压疮,可静脉滴注复方氨基酸溶液。低蛋白血症病人可静脉输入血浆或人血清清蛋白,提高血浆胶体渗透压,改善皮肤血液循环。不能进食者采用全胃肠外营养治疗,保证每日营养物质供给以满足机体代谢需要。此外,遵医嘱给予抗感染治疗,预防败血症发生。同时加强心理护理,消除不良心境,促进身体早日康复。

2. 局部治疗与护理　评估、测量并记录压疮的部位、大小(长、宽、深)、创面组织形态、渗出液、有无潜行或窦道、伤口边缘及周围皮肤状况等,对压疮的发展进行动态监测,根据压疮分期的不同和伤口情况采取针对性的治疗和护理措施。

(1)淤血红润期　此期护理的重点是去除致病原因,防止压疮继续发展。除加强压疮预防措施外,局部可使用半透膜敷料或水胶体辅料加以保护。由于此时皮肤已破损,故不提倡局部皮肤按摩,防止造成进一步伤害。

(2)炎性浸润期　此期护理的重点是保护皮肤,预防感染。除继续加强上述措施以避免损伤继续发展外,应注意对出现水疱的皮肤进行护理。未破的小水疱应尽量减少摩擦,防止水疱破裂、感染,使其自行吸收;大水疱可在无菌操作下用无菌注射器抽出疱内液体,不必剪去表皮,局部消毒后再用无菌敷料包扎。若水疱已破溃并露出创面,需消毒创面及创周皮肤,并根据创面类型选择合适的伤口敷料。

(3)浅度溃疡期　此期护理的重点为清洁伤口,清除坏死组织,处理伤口渗出液,促进肉芽组织生长,并预防和控制感染。

根据伤口类型选择伤口清洗液。创面无感染时多采用对健康组织无刺激的生理盐水进行冲洗;创面有感染时,需根据创面细菌培养及药物敏感实验结果选择消毒液或抗菌液以达到抑菌或杀菌目的,从而控制感染和促进伤口愈合。如可选用1∶5 000呋喃西林溶液清洗创面;对于溃疡较深、引流不畅者,可用3%过氧化氢溶液冲洗,抑制厌氧菌生长。

进行创面清创处理时须根据病人的病情和耐受性、局部伤口坏死组织情况和血液循环情况选择清创方式,如外科清创、机械性清创、自溶性清创、生物性清创及化学性清创,并于清创期间动态观察伤口渗液量、组织类型和面积的变化。

根据渗出液特点,选择适当的湿性敷料,并根据伤口渗出情况确定换药频率。

另外,为控制感染和增加局部营养供给,可于局部创面采用药物治疗,如碘伏、胰岛素、碱性成纤维因子等,或采用具有清热解毒、活血化瘀、去腐生肌的中药治疗。

(4)坏死溃疡期　此期除继续加强浅度溃疡期的治疗和护理措施外,采取清创术清除焦痂和腐肉,处理伤口潜行和窦道以减少无效腔,并保护暴露的骨骼、肌腱和肌肉。

对深达骨质、保守治疗不佳或久治不愈的压疮可采取外科手术治疗,如手术修刮引流、植皮修补缺损或皮瓣移植术等。护士需加强围术期护理,如术后体位减压、密切观察皮瓣的血供情况和引流物的性状、加强皮肤护理、减少局部刺激等。

对无法判断的压疮和怀疑深层组织损伤的压疮须进一步全面评估,采取必要的清创措施,根据组织损伤程度选择相应的护理方法。

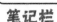

压疮是全身、局部因素综合作用所引起的皮肤组织变性、坏死的病理过程。护士只有认识到压疮的危害性,了解其病因和发生发展规律,掌握其防治技术,才能自觉、有效地做好压疮防治工作。护理中应抓住"预防为主,立足整体,重视局部"的观念,使压疮护理走向科学化、制度化、程序化和人性化。

第五节　晨晚间护理

根据病情需要,为危重、昏迷、瘫痪、高热、大手术后或年老体弱的病人,于晨间及晚间所进行的生活护理,称为晨晚间护理。病情较轻的病人,可在护士指导与必要的协助下进行晨晚间护理。

一、晨间护理

【目的】
1.使病人清洁舒适,预防压疮及肺炎等并发症,保持病室的整洁。
2.观察和了解病情,为诊断、治疗和护理计划的制订提供依据。
3.进行心理护理及卫生宣传。

【评估】
1.病人病情、自理能力。
2.病人的心理反应、合作程度。
3.病人皮肤状况。

【实施】
1.备齐用物携至床旁,酌情关门窗,遮挡病人,协助排便,留取标本,更换引流瓶。
2.放平床上支架,进行口腔护理,洗脸,洗手,帮助病人梳头。
3.协助病人翻身,检查皮肤受压情况,擦洗背部后,用50%乙醇或红花油按摩骨突处,为病人叩背,用空心掌从肩胛下角向上拍打,使黏性分泌物顺利排出。
4.整理病床,可酌情更换床单及衣裤,注意观察病情,整理床单位,协助进早餐,记录输入排出量。

二、晚间护理

【目的】
1.使病人清洁、舒适、易于入睡。
2.保持病室安静和空气流通。
3.进行观察病情、皮肤的观察、睡眠观察。

【评估】
1.病人病情、自理能力。
2.病人的心理反应、合作程度。
3.病人皮肤状况、睡眠状况等。

【实施】

1.备齐用物携至床旁,协助病人漱口(口腔护理),洗脸,洗手。擦洗背臀,热水泡脚,为女病人清洁会阴部。

2.进行预防压疮的护理,整理床单位,必要时协助排便,挂好蚊帐,将便器放于易取处,用物归位,做好护理记录。

3.保持病室安静,夜班护士在执行各种护理操作时,动作应轻柔。巡视病室时,开关门要轻。保持空气流通,减少噪声,调节光亮及室温。根据情况增减盖被,创造良好睡眠环境。

4.加强巡视,了解病人睡眠情况,对于睡眠不佳的病人应按失眠给予相应的护理。

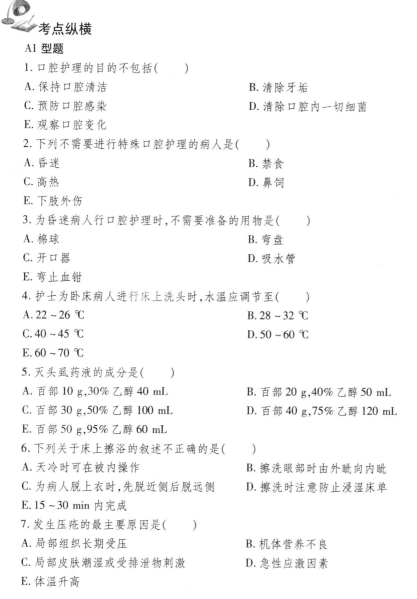

考点纵横

A1 型题

1.口腔护理的目的不包括(　　)

A.保持口腔清洁　　　　　　　　B.清除牙垢

C.预防口腔感染　　　　　　　　D.清除口腔内一切细菌

E.观察口腔变化

2.下列不需要进行特殊口腔护理的病人是(　　)

A.昏迷　　　　　　　　　　　　B.禁食

C.高热　　　　　　　　　　　　D.鼻饲

E.下肢外伤

3.为昏迷病人行口腔护理时,不需要准备的用物是(　　)

A.棉球　　　　　　　　　　　　B.弯盘

C.开口器　　　　　　　　　　　D.吸水管

E.弯止血钳

4.护士为卧床病人进行床上洗头时,水温应调节至(　　)

A.22～26 ℃　　　　　　　　　　B.28～32 ℃

C.40～45 ℃　　　　　　　　　　D.50～60 ℃

E.60～70 ℃

5.灭头虱药液的成分是(　　)

A.百部10 g,30%乙醇40 mL　　　B.百部20 g,40%乙醇50 mL

C.百部30 g,50%乙醇100 mL　　　D.百部40 g,75%乙醇120 mL

E.百部50 g,95%乙醇60 mL

6.下列关于床上擦浴的叙述不正确的是(　　)

A.天冷时可在被内操作　　　　　B.擦洗眼部时由外眦向内眦

C.为病人脱上衣时,先脱近侧后脱远侧　　D.擦洗时注意防止浸湿床单

E.15～30 min 内完成

7.发生压疮的最主要原因是(　　)

A.局部组织长期受压　　　　　　B.机体营养不良

C.局部皮肤潮湿或受排泄物刺激　　D.急性应激因素

E.体温升高

8.下列关于剪切力的叙述不正确的是(　　)

A.与体位有关

B.由垂直压力和摩擦力相加而成

C.由剪切力造成的皮肤损害早期不易发现

D.半卧位时床头抬高应大于30°,避免剪切力产生

E.长期坐轮椅者应保持正确坐姿,防止身体下滑而产生剪切力

9.压疮的好发部位不包括(　　)

A.仰卧位时骶尾部　　　　　　　　B.侧卧位时肩胛部

C.半坐位时足跟部　　　　　　　　D.俯卧位时髂前上棘部

E.坐位时坐骨结节部

10.晨间护理和晚间护理应分别安排在(　　)

A.诊疗开始前,晚饭后　　　　　　B.诊疗开始后,晚饭前

C.诊疗开始前,下午4点后　　　　D.诊疗开始前,晚饭后

E.诊疗开始前,临睡前

A2型题

11.张某,女,20岁,因肱骨干骨折入院。护士在为其梳理头发时,发现头发已纠结成团,可选择用于梳的合适溶液是(　　)

A.温开水　　　　　　　　　　　　B.生理盐水

C.30%乙醇　　　　　　　　　　　D.75%乙醇

E.油剂

12.王某,女,30岁,诊断为血小板减少性紫癜。护士观察口腔时发现唇及口腔黏膜散在瘀点,轻触可出血,护士为其做口腔护理时应特别注意(　　)

A.夹紧棉球　　　　　　　　　　　B.禁忌漱口

C.动作轻柔　　　　　　　　　　　D.先取下义齿

E.棉球不可过湿

13.病人,女,脑出血昏迷。护士为其做口腔护理时,取下的活动性义齿应放入(　　)

A.冷水中　　　　　　　　　　　　B.热水中

C.生理盐水中　　　　　　　　　　D.乙醇中

E.朵贝尔溶液中

14.护士在观察王先生口腔时,发现口腔黏膜有一感染溃烂处,应为其选用的口腔护理溶液是(　　)

A.生理盐水　　　　　　　　　　　B.朵贝尔溶液

C.0.1%醋酸溶液　　　　　　　　　D.3%过氧化氢溶液

E.4%碳酸氢钠溶液

15.张某,男,50岁。细菌培养显示口腔有铜绿假单胞菌感染,护士在为其进行口腔护理时应选用的口腔护理溶液是(　　)

A.生理盐水　　　　　　　　　　　B.1%~3%过氧化氢溶液

C.1%~4%碳酸氢钠溶液　　　　　　D.0.1%醋酸溶液

E.朵贝尔溶液

16.李某,女,56岁,因股骨骨折卧床。护士在为其进行床上洗发过程中,病人突然感到心慌、气短、面色苍白,出冷汗,护士应立即(　　)

A.请病人深呼吸　　　　　　　　　B.鼓励病人再坚持片刻

C.加快操作速度尽快完成洗发　　　D.停止洗发,让病人平卧

E.边洗发边通知医生

A3 型题(17~18 题共用题干)

病人,男性,56 岁,因肺炎用抗生素数周,近日发现口腔黏膜有乳白色片状分泌物。

17. 护士为其进行口腔护理时应注意观察(   )

A. 口腔有无异味　　　　　　　　B. 口唇有无干裂

C. 牙龈有无肿胀出血　　　　　　D. 有无真菌感染

E. 黏膜有无溃疡

18. 护士为其做口腔护理时应选择的漱口液是(   )

A. 生理盐水　　　　　　　　　　B.2% 过氧化氢溶液

C.4% 碳酸氢钠溶液　　　　　　　D.0.1% 醋酸溶液

E. 朵贝尔溶液

(19~20 题共用题干)

病人,男性,75 岁。因左侧股骨颈骨折入院,术后生活不能自理,护士为其进行床上擦浴。

19. 协助其更换清洁裤子的步骤是(   )

A. 先脱左侧,后穿右侧　　　　　　B. 先脱左侧,后穿左侧

C. 先脱右侧,后穿右侧　　　　　　D. 先脱右侧,后穿左侧

E. 无特殊要求,随病人意愿

20. 擦浴过程中,病人出现寒战、面色苍白、脉速,护士应(   )

A. 请家属协助擦浴　　　　　　　B. 加快操作速度尽快完成擦浴

C. 嘱病人深呼吸　　　　　　　　D. 立即停止擦浴

E. 减慢擦浴

(21~23 题共用题干)

病人,女性,70 岁,卧床 3 周。近日骶尾部皮肤有破溃,护士仔细观察后认为是压疮的浅度溃疡期。

21. 支持此判断的是(   )

A. 病人主诉骶尾部有疼痛和麻木　　　B. 骶尾部皮肤发红、肿胀

C. 骶尾部皮肤呈紫红色,皮下有硬结　　D. 皮肤有水疱

E. 创面湿润,有黄色渗出液

22. 此病人发生压疮的最主要原因是(   )

A. 组织长期受压　　　　　　　　B. 皮肤受损

C. 皮肤受排泄物刺激　　　　　　D. 机体营养不良

E. 年龄大

23. 对局部皮肤处理不妥的是(   )

A. 使用保湿敷料　　　　　　　　B. 避免局部皮肤受压

C. 生理盐水冲洗　　　　　　　　D. 大水疱剪去表皮后,消毒包扎

E. 未破小水疱用无菌纱布包扎

参考答案:1~5. DEDCC　6~10. BADBE　11~15. CCADD　16~20. DDCCD　21~23. EAD

(王晓冰)

第六章

休息与活动

学习目标

1. 掌握促进病人休息与睡眠的护理措施;活动受限的原因及活动受限对机体的影响。
2. 能够正确进行活动能力的评估;正确指导病人进行活动。
3. 熟悉睡眠的生理与评估。
4. 了解休息的意义与条件、活动的意义。

休息与活动是人类最基本的生理需要,同时也是维持个体身心健康的必备条件。在患病期间,适当的休息有利于病人体力和精力的恢复,促进机体的康复;如根据病情进行适当的活动,能促进血液循环,维持肌肉张力,减少并发症的发生。因此,护理人员应掌握休息与活动的意义、条件与方法,为病人创造良好的休息环境,并根据病人的实际情况,协助和指导病人进行适当的休息与活动,预防并发症的发生,促进其早日康复。

第一节 休 息

休息是指通过改变当前的活动方式,使人身心放松,消除或减轻疲劳,缓解紧张和焦虑,恢复体力和精力的过程。因此,休息包括身体和心理两方面的放松。休息的方式多种多样,取决于个体的年龄、工作性质、健康状况等因素,而睡眠是其中最常见、最重要的一种方式。通常睡眠质量的好坏直接影响休息的质量。

一、休息的意义与条件

(一)休息的意义

1. 对健康人的意义　对于健康人,休息是维持身心健康的必要条件。休息可以减轻或消除疲劳,缓解精神紧张和压力;休息可以维持机体生理调节的规律性,促进机体正常的生长发育。机体缺乏休息易出现疲倦、乏力、注意力下降、情绪不稳定等,长期缺乏休息会导致机体抵抗力下降,诱发疾病。因此,良好的休息有助于维持健康,保证个体的工作、学习和生活的顺利进行。

2. 对病人的意义　对于病人,充分的休息是促进康复的重要措施。休息可以减少机体的能量消耗,缩短病程,提高治疗效果;休息可以促进蛋白质的合成,利于组织修复。当人处于卧位时,肝肾的血流量较站位时增加50%,可使该器官获得充足的血液供应和营养,有利于组织的修复和脏器功能的恢复。

(二)休息的条件

1. 充足的睡眠　睡眠充足是保证有效休息的最基本条件。虽然每个人每天需要的睡眠时间不同,但都有最低限度,满足一定的睡眠时间,机体才能得到真正休息。否则将影响到休息和疾病的康复。

2. 生理上的舒适　身体舒适是保证有效休息的重要条件。包括各组织器官功能完好;皮肤完整,无破损;肌肉关节活动正常;身体各部位清洁、无异味;无感觉异常;无疼痛等。其中任何一方面出现异常,都会影响到睡眠时间和质量。

3. 心理上的放松　要得到良好休息,必须避免焦虑、紧张等情绪,以获得心理上的放松。病人由于疾病无法满足社会、家庭等对其个人角色的需要,加之对住院环境的陌生感、对病情的担忧等,很容易出现紧张和焦虑,会影响到休息。

4. 适宜的环境　医院的物理环境也是影响病人休息的重要条件。环境中的空间、温度、湿度、光线、声音、色彩、空气等都对病人的休息和疾病康复有不同程度的影响。因此,应积极为病人创造一个舒适、和谐的休息环境。

二、睡眠

(一)睡眠的意义

睡眠是休息的一种重要形式,也是人类生存的必要条件,人一生中有1/3的时间是在睡眠中度过的。通过睡眠个体可消除疲劳,恢复体力和精力,从而以良好的觉醒状态投入到生活、工作和学习中。而对于病人,充足的睡眠有助于机体的康复。

(二)睡眠的生理

睡眠是周期发生的知觉的特殊状态,由不同时相组成,对周围环境可相对地不做出反应。睡眠由睡眠中枢控制,目前认为睡眠中枢位于脑干尾端,向上传导冲动作用于大脑皮质(或称上行抑制系统),与控制觉醒状态的脑干网状结构上行激动系统的作用相拮抗,从而调节睡眠与觉醒的相互转化。

1. 睡眠的分期　根据睡眠过程中脑电波变化和机体活动功能的表现,将睡眠分为慢波睡眠(slow wave sleep,SWS)和快波睡眠(fast wave sleep,FWS)两个时相。慢波睡眠又称非快速眼动(non rapid eye movement,NREM)睡眠或正相睡眠,脑电波呈现同步化慢波时相。快波睡眠又称快速眼动(rapid eye movement,REM)睡眠或异相睡眠,脑电波呈现去同步化快波时相。睡眠过程中两个时相相互交替进行。

(1)慢波睡眠　此期的睡眠特点是伴有慢眼球运动,全身肌肉松弛,但仍保持一定的紧张度。慢波睡眠可分为以下四期。

第一期:入睡期(Ⅰ期)。此期为清醒与睡眠的过渡期,仅维持几分钟,是所有睡眠期中睡得最浅的一期,易被唤醒。这一期,机体活动降低,生命体征与新陈代谢开始减慢。

第二期:浅度睡眠期(Ⅱ期)。此期睡眠程度加深,但仍易被唤醒,机体活动继续变慢,肌肉逐渐放松,持续 10~20 min。

第三期:中度睡眠期(Ⅲ期)。此期肌肉完全放松,生命体征下降,身体很少移动,很难被唤醒,持续 15~30 min。

第四期:深度睡眠期(Ⅳ期)。此期身体完全松弛、无法移动、极难被唤醒,基础代谢率进一步下降,垂体前叶分泌大量生长激素,受损组织修复加速,有利于促进生长和体力恢复,大约持续 10 min,可发生梦游和遗尿。

(2)快波睡眠　此期的睡眠特点是眼球转动很快,脑电图活跃,与清醒时极为相似。其表现与慢波睡眠相比,身体各种感觉进一步减退,唤醒阈提高,肌肉几乎完全松弛,可有间断的阵发性表现,如眼球快速运动、血压升高、心率加快、呼吸加快且不规则等。某些疾病如心绞痛、哮喘等易在夜间发作,可能与快波睡眠出现的间断阵发性表现有关。此期脑的耗氧量增加,血流量增多且脑内蛋白质合成加快,与幼儿神经系统的成熟密切相关。做梦是快波睡眠的特征之一,生动、充满感情色彩的梦境可以舒缓精神压力,有利于精力的恢复。

2.睡眠的周期　正常情况下,睡眠周期是慢波睡眠与快波睡眠不断重复的过程(图6-1)。每一个睡眠周期都含有 60~120 min 不等的有顺序的睡眠时相,平均 90 min。成人平均每晚有 4~6 个睡眠时相周期。

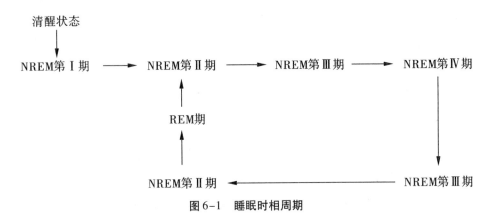

图 6-1　睡眠时相周期

正常睡眠在入睡后最初的 20~30 min,从慢波睡眠的入睡期进入浅睡期和中度睡眠期,再经深度睡眠期返回到中度睡眠期和浅睡,再从浅睡期进入快波睡眠,大约持续 10 min 后,又进入浅睡期,如此周而复始。

在每个睡眠周期中,每一时相所占的时间比例随睡眠的进行发生变化。随着睡眠的进行,快波睡眠会延长,而慢波睡眠的中度和深度睡眠时间会相应缩短。越接近睡眠后期,快波睡眠持续时间越长。睡眠过程中,该时相周期的任一阶段醒而复睡时,都需要从头开始依次经过各期。

(三)促进病人睡眠的护理措施

1.睡眠的评估

(1)睡眠资料的收集　护士应掌握收集睡眠资料的内容和方法,对病人的睡眠状况进行综合评估,制订适合病人需要的护理计划,以指导和帮助病人达到最佳的休息和睡眠状态。收集的资料包括:①每天的睡眠时间;②入睡时间;③入睡持续的时间;④是否需要午睡及午睡的时间;⑤睡眠习惯及特殊需要;⑥夜间醒来的时间、次数及原因;⑦睡眠中有无异常情况(失眠、打鼾、梦游等),其原因、严重程度及对机体的影响;⑧是否需要服用促睡眠药物;⑨睡眠深度。

(2)影响睡眠的因素

生理因素:年龄、内分泌变化、昼夜节律性、疲劳等因素均会影响睡眠。随着年龄的增长,睡眠时间逐渐减少,如婴儿平均 14 h/d,成人 6~8 h/d。围绝经期女性由于内分泌的变化会引起睡眠紊乱,补充激素可以改善睡眠质量。

病理因素:几乎所有的疾病都会影响原有的睡眠形态。如各种原因引起的疼痛未能及时缓解时,常常引起病人入睡困难。由于疾病迫使病人采取被迫卧位、泌尿系统疾病引起夜尿增多等情况也都会影响睡眠质量。而患有精神分裂症、强迫症等精神疾病的病人,常常处于过渡的觉醒状态。

心理因素:任何强烈的情绪变化及不良的心理反应,如焦虑、抑郁、紧张、兴奋、恐惧、悲哀等均可能影响正常睡眠。

环境因素:大多数人在陌生的环境中难以入睡。病人入院后,睡眠环境的突然改变、医疗护理工作的昼夜连续性等都是影响病人睡眠的重要因素。

其他:某些药物、食物,个人的睡眠习惯、生活方式等也对睡眠质量有一定的影响。

(3)睡眠失调

失眠:失眠是睡眠失调中最常见的一种。主要表现为入睡困难、多梦、易醒、早醒和通宵不眠。病人常主诉没有休息好,白天感觉疲惫,昏昏欲睡,烦躁易怒,注意力不集中,工作和学习效率降低等。根据有无诱发因素,将失眠分为原发性失眠和继发性失眠,前者是一种慢性综合征,后者常因精神紧张、环境不适、身体障碍等引起。

大多数病人的失眠并非一种原因所致,而是生理、心理、社会等多方面因素共同作用形成的,并且症状随疾病的发展不断变化。因此对失眠病人应做好动态观察,采取综合措施才能达到治疗效果。

睡眠过度:表现为睡眠时间过长,可持续几小时或几天,难以唤醒。睡眠过度可发生于多种脑部疾病,如脑血管疾病、脑外伤、脑炎、脑瘤等,也可见于糖尿病、镇静剂过量等,还可见于某些心理疾病如严重的忧郁、焦虑等,病人通过睡眠逃避日常生活的紧张和压力。

发作性睡眠:这是一种特殊的睡眠失调,特点是不能控制的、突发的短暂睡眠。发作时病人可由清醒状态直接进入快波睡眠,一般睡眠程度不深,易唤醒,但醒后又入睡。单调的工作、安静的环境及餐后更易发作。猝倒症是发作性睡眠最危险的并发症,约70%的发作性睡眠病人会发生猝倒,发作时意识清楚,躯干及四肢肌张力突然降低而猝倒,导致严重的跌伤,一般持续 1~2 min。约25%的发作性睡眠病人会出现生动、充满色彩的幻觉和幻听,发作过后病人常感到精力恢复。

睡眠呼吸暂停:以睡眠中呼吸反复停顿为特征的一组综合征,每次停顿≥10 s,通常每小时停顿次数>20 次,临床表现为时醒时睡,并伴有动脉血氧饱和度降低、低氧血症、高血压及肺动脉高压。可分为中枢性和阻塞性睡眠呼吸暂停两种类型。中枢性睡眠呼吸暂停是由于中枢神经系统功能不良造成的,可能是与快波睡眠有关的脑干呼吸

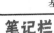

机制的失调所致。阻塞性睡眠呼吸暂停发生在严重的、频繁的、用力地打鼾或喘息之后,由上呼吸道阻塞病变引起。

其他:梦游症又称"夜行症",表现为睡眠中突然起床四处走动,甚至完成一些复杂的动作,然后继续上床睡觉,醒后对所进行的活动完全遗忘。主要见于儿童,以男性多见,症状随年龄的增长逐渐消失。遗尿指5岁以上的儿童仍不能控制排尿,在日间或夜间反复出现不自主的排尿,与大脑尚未发育完善有关,睡前饮水过多或兴奋过度也可诱发。

2. 护理措施

(1)创建良好的休息环境　为病人创建安全、安静、舒适、整洁的休息环境。根据病情和个人习惯调节适宜的病室温度、湿度、光线和音响,减少外界环境对病人的不良刺激。室温一般冬季为18~22 ℃,夏季为25 ℃左右;湿度保持在50%~60%;夜间一般只开地灯,避免较强光线刺激,每个床单位设有床头灯,以备急用,同时避免对睡眠中的其他病人的影响;进行各项操作时要做到"四轻",尤其在夜间执行护理操作应集中,两次护理间隔90 min,避免病人在一个睡眠周期中发生睡眠中断的现象。保证床单位清洁、干燥、安全、舒适;及时清理病人的分泌物和排泄物等,避免异味。

(2)满足病人身体舒适的需要　护士应积极采取措施消除影响病人舒适和睡眠的措施。在睡前帮助病人完成个人卫生护理,如协助洗漱、排便、整理床单位、更衣等;协助病人采取舒适的卧位;检查身体各部位的引流管、牵引、敷料情况,必要时更换敷料;有疼痛或其他不适时遵医嘱酌情使用镇痛药物,减少病人的痛苦,促进病人自然入睡。

(3)加强心理护理　住院期间,陌生的环境、离开亲人的孤独感、对疾病的担忧等很容易导致病人出现心理压力过大、焦虑、抑郁等不良情绪,严重影响睡眠和康复。因此,护理人员应关心、体谅病人,多与病人沟通,及时发现病人的心理变化并有针对性地解决。如果病人出现入睡困难等问题,可引导其采取分散注意力、诱导想象等放松活动来促进睡眠。

(4)合理使用药物　对于失眠的病人,可遵照医嘱酌情使用安眠药,但护士必须掌握使用安眠药的一项重要原则,即所有促进睡眠的方法都无效时方可使用安眠药,并且用药的时间越短越好。同时必须注意观察病人用药后的反应,防止出现药物依赖性和抗药性。护士应注意观察病人每日服用的药物有无引起睡眠障碍的不良反应,必要时及时与医生联系,根据情况予以更换。

(5)睡眠失调的护理　对于发作性睡眠的病人,应选择药物治疗,并指导病人学会自我保护,注意发作先兆,减少意外发生;对于睡眠性呼吸暂停的病人,应指导其采取正确的睡眠姿势,保持呼吸道通畅;对于患有梦游症的病人,应采用各种预防措施,如移开卧室中的危险物品、锁门等,以防止意外和损伤发生;对于遗尿者,晚间应限制饮水,并督促其睡前排尿。

(6)健康教育　与病人一起讨论分析有关睡眠和休息方面的知识,帮助病人建立良好的生活方式和睡眠习惯。建议病人根据生物节律调整作息时间,合理安排日间活动,白天不要睡眠过多,适当锻炼,但晚上睡前活动不可过于剧烈。睡前避免饮用浓茶、咖啡等刺激性饮料,不宜饮水过多,指导病人食用促进睡眠的食物,并可根据个人习惯选择听音乐、做放松操等方式促进睡眠。

第二节　活　动

　　活动是人的基本需要之一,凡是有生命的物体均需要活动,都有着与生俱来的活动能力。人们可以通过各种活动来满足生理、心理及社会各方面的需求:机体通过饮水、进食、排泄等活动满足基本生理需求;通过学习和工作满足自我现实需求;通过身体活动维持呼吸、循环、消化、排泄及骨骼、肌肉的正常功能;通过思维活动来维持个人意识和智力发展,防止脑功能退化;适量活动能增加全身和局部血液循环,能维持良好的肌肉张力,促进身体各部位弹性,增强全身活动的协调性;适当活动也能促进机体适应内环境改变,维持身体健康,保持良好精神状态,维护自我形象,增强信心。

　　患病后,人的正常活动因受到疾病的影响而减少,不仅会影响机体各系统的功能及心理状况,还不利于疾病的恢复和情绪状态的稳定。因此,护理人员不但要帮助病人很好地休息,还要从病人的身心需要出发,协助病人进行适当活动,满足身心需要,预防并发症的发生,促进康复。

一、活动受限的原因

　　活动受限是指身体的活动能力或任何一部分的活动由于某些原因而受到限制。当身体由于疾病或先天性的问题影响肌肉、骨骼、关节和相关的血管神经时,均会影响活动功能。病人往往由于疾病所带来的疼痛和不适、需要配合诊断和治疗等原因而导致活动受限。常见的活动受限的原因有以下几个方面:

　　1.疼痛　许多疾病所致的疼痛,往往会限制全身或相应部位、相应关节的活动,如外科手术后伤口的疼痛,致使病人不敢活动或不愿活动等。

　　2.运动、神经功能受损　这种损伤会造成暂时或永久的运动功能障碍。如重症肌无力、进行性肌肉萎缩的病人,或脑出血、脊椎受损时,常因运动神经元无法支配相应的肌肉而造成活动受限。

　　3.损伤　关节、骨骼、肌肉的损伤,如扭伤、挫伤、骨折等,往往都会导致受伤肢体的活动受限。

　　4.严重疾病　如心肺疾病引起的供氧不足,为减轻心肺负担,而限制活动。

　　5.身体残疾　肢体先天畸形或其他障碍,如失明等,均会导致活动受限。

　　6.营养状况改变　由于疾病所导致的严重的营养不良,因无法提供活动所需能量而限制活动;过度肥胖病人也会出现身体活动受限。

　　7.医护措施的执行　为治疗某些疾病而采取的医护措施有时会限制病人的活动。如骨折病人使用石膏固定或牵引后使病人活动受限;意志不清、躁动病人,为防止意外伤害,利用约束带限制其活动。

　　8.精神心理因素　极度忧郁或某些精神病病人,在思维异常的同时伴有机体活动无力或活动减少,如抑制性精神分裂症病人、木僵病人等正常活动都明显减少;另外当个体承受的压力超过其适应范围时,会发生情绪制动,直到一段时间的调适之后,才能恢复正常的生活。如遭受丧子之痛的母亲,因悲伤至极而无法活动,常需经过一段时间的调试之后才能逐渐适应。

二、活动受限对机体的影响

由于活动受限，人的生理、心理及社会交往等方面都会受到影响，受限程度越严重，影响越大。

(一)对皮肤的影响

长期卧床或活动障碍，使身体局部组织受压时间过久，造成血液循环障碍皮肤抵抗力降低，易使皮肤受损或形成压疮(见第五章第四节)。

(二)对骨骼肌肉系统的影响

长期卧床或不活动将会严重影响到骨骼、肌肉、关节，严重时甚至会导致运动系统功能的丧失。

1.肌肉无力或萎缩　肌肉完全丧失活48 h后就会发生肌肉萎缩现象，肌肉强度的减弱与肌肉萎缩会导致肌肉退化、失用，使肌肉更无力，萎缩更严重。

2.关节僵硬或挛缩　肌体长期固定不动，关节处于某一姿势过久，会引起关节发生失用性挛缩现象与关节僵硬，造成关节活动度变小，如不及时处理，则韧带、肌腱、关节囊将会相继发生变化。

3.手足失用　长期卧床，肢体处于非功能位置或床上重物压迫等因素，均可造成垂足和垂腕。如病人长期仰卧使髋关节逐渐偏向外侧，如不及时矫正，可造成髋部外旋而无法站立，更不能行走。

(三)对心血管系统的影响

活动受限对心血管系统的影响是造成心脏负荷增加、体位性低血压和深静脉血栓形成。

1.心脏负荷增加　心脏工作负荷在静止的仰卧位比静止直立位时更重。人在平卧位时，会使原来分布在腿部的血液重新分布到身体的其他部位，使循环血量增加，同时心排血量和每搏输出量增加，随着卧床时间延长，心率也逐渐加快。

2.体位性低血压　体位性低血压是由于体位改变，如从平卧位突然转为直立，或长时间站立而发生的血压突然下降，还可伴有站立不稳、视力模糊、头晕、软弱无力等，严重时会发生晕厥。发生这种现象一方面是因为长期卧床使全身肌肉张力丧失与神经血管反射降低，静脉回流受阻；另一方面是因为当人体突然直立时，血管无法适应神经血管的反射，小动脉尚未收缩，血液滞留在下肢，回心血流量减少，血压突然下降，脑部供血不足，造成眩晕甚至晕倒等低血压的发生。

3.深静脉血栓形成　深静脉血栓形成的原因主要是由于长期卧床或不活动导致血流减慢、血液黏稠度增加、静脉血瘀滞，此外，因长期姿势不良或关节屈曲，可致静脉血液循环不畅，若血液循环不良的时间超过人体组织受损的代偿时间，就会损伤血管内膜，这些情况同时发生容易导致血栓形成。发生深静脉血栓的危险性与机体不活动的时间长短成正比，即活动受限时间越长，发生静脉血栓的概率越高。血栓形成最主要的危险在于发生肺栓塞。如果血栓脱落栓塞于肺内较小的血管处，则肺部的损伤较小；若栓塞于较大的血管处，则可导致严重的肺部损伤。

(四)对消化系统的影响

由于疾病的影响和活动量的减少，病人往往会出现厌食，同时蛋白质等营养物质的大量消耗,导致负氮平衡,甚至会出现严重的营养不良。长期卧床,胃肠道的蠕动减慢,再加上摄入的纤维素和水分减少,病人常出现便秘。有的病人由于不习惯于床上排便,辅助排便的腹肌和提肛肌肌张力下降,导致便秘加重。出现便秘时,病人常常出现头痛、眩晕、腹胀、食欲下降等症状。

(五)对呼吸系统的影响

坠积性肺炎和二氧化碳潴留是长期卧床不动所致的呼吸系统两大并发症。

1.坠积性肺炎　长期卧床病人大多处于衰竭状态,全身肌肉无力,呼吸运动能力减弱,胸廓与横膈运动受限,无法进行有效的深呼吸,加之无力咳嗽,致使呼吸道分泌物排出困难;同时因虚弱及镇静剂的使用均会妨碍有效咳嗽,使分泌物大量堆积,并因重力作用流向肺底,细菌大量繁殖,造成肺内感染,导致坠积性肺炎。

2.二氧化碳潴留　病人长期卧床,肺底部长期处于充血、淤血状态,肺部扩张受限,有效通气减少,再加上分泌物蓄积,影响正常的气体交换,导致二氧化碳潴留。若不及时纠正,二氧化碳继续潴留,会出现呼吸性酸中毒,最后导致心、肺功能衰竭。

(六)对泌尿系统的影响

正常情况下,机体处于站姿或坐姿时,会使会阴部肌肉放松,同时肌肉下压刺激排尿。长期卧床的病人,因排尿姿势的改变,影响正常的排尿活动,出现排尿困难。长期排尿困难使膀胱过度膨胀,逼尿肌过度伸展,机体对膀胱胀满的感受性变差,形成尿潴留。尿潴留时,正常排尿对泌尿道的冲洗作用减少,大量细菌繁殖,致病菌可由尿道口进入,上行到膀胱、输尿管和肾,导致泌尿系统感染。同时,由于机体活动量减少,使尿液中的钙磷浓度增加,且伴有尿潴留,进而形成泌尿道结石。

(七)对心理社会方面的影响

长期卧床,病人常出现焦虑、恐惧、失眠、自尊的改变、愤怒、挫折感等心理社会方面的问题。此外,有些制动病人情绪易激动,甚至在行为上处于敌对好斗状态,也有一些人变得胆怯畏缩,还有一些人甚至还会出现定向力障碍,不能辨别时间和地点。另外,疾病可能造成部分病人因身体残疾而无法就业,将面临经济困难,这些都会对病人心理产生很大影响。

三、促进活动的护理措施

(一)病人活动能力的评估

受疾病的影响,病人活动会受限或活动量会减少,这对疾病的恢复有一定的益处,但同时也会给机体带来不利的影响。因此,护理人员应对病人的活动给予正确指导,既有利于疾病的康复,又可防止长期卧床出现各种并发症的发生。护士在活动指导前,应仔细收集病人的有关资料,对病人的活动能力及影响活动的因素进行全面、系统的评估,以制订合理的护理计划。评估的内容主要包括:

1.病人的一般资料　包括年龄、性别、文化程度、职业等。首先应考虑病人的年龄,年龄是决定机体对活动的需要及耐受程度的主要因素之一。不同的年龄其运动方式也有所不同,如婴幼儿因身体发育不完全,活动以学习爬、坐、走为主;青少年以奔跑、跳跃等剧烈活动为主;老年人因身体逐渐老化,其活动能力下降,则可选择打太极

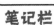

拳、户外散步等节奏缓慢的运动。此外性别、体重、职业等因素也会影响运动方式及运动强度,通常男性所做的运动比女性剧烈。

2.心肺功能状态 心肺功能的好坏直接影响着活动的能力。活动会使机体对氧的需求量增加,机体会出现代偿性呼吸、心率加快、血压升高,造成呼吸、循环系统负荷加重。当病人患有呼吸或循环系统疾病时,不适当的活动可加重原有的心肺疾病,甚至导致心搏骤停。因此护士应正确评估病人的脉搏、呼吸、血压等指标,根据病人的心肺功能,合理安排活动量。

3.骨骼肌肉的状态 机体若要完成日常的各项活动,要具有健康的骨骼组织和良好的肌力。肌力是肌肉收缩的能力,肌张力正常时,触摸肌肉有坚实感;肌张力减弱时,触摸肌肉松软。可以通过机体收缩特定肌肉群的能力来判断肌力。肌力程度一般分为6级:

0级:完全瘫痪,肌力完全丧失。

1级:可见肌肉轻微收缩但无肢体活动。

2级:肢体可移动位置但不能抬起。

3级:肢体能抬离但不能对抗阻力。

4级:能对抗阻力的运动,但肌力减弱。

5级:肌力正常。

4.关节功能状况 机体若要正常活动,还必须具有良好的关节功能。关节功能状况的评估主要通过主动运动和被动运动,观察关节的活动范围是否受限,是否有关节僵硬、变形,活动时关节有无声响或疼痛不适。主动运动是让病人自己移动每个关节;被动运动是由护理人员协助移动病人的每个关节。

5.机体活动能力 通过对病人日常活动情况的评估来判断其活动能力。可通过观察其梳头、洗漱、穿衣、行走等活动的完成情况进行综合评价。机体活动能力一般可分为5度:

0度:完全能独立,可自由活动。

1度:需要使用设备或器械(如拐杖、轮椅)。

2度:需要他人的帮助、监护和教育。

3度:既需要有人帮助,也需要设备和器械。

4度:完全不能独立,不能参加活动。

6.病人目前的患病情况 疾病的性质和严重程度可影响机体的活动,评估疾病的严重程度有助于合理安排病人的活动量。如截瘫、昏迷、骨折、大手术后的病人只能卧床,其活动几乎完全受限,应采取由护士协助为主的被动运动方式;如为慢性疾病或其他较轻的疾病,则对活动的影响较小,护士应鼓励病人进行主动运动。此外,在评估病人的活动情况时,还应考虑治疗需要。如骨折病人,要求患肢制动,这就要求医护人员在制订活动计划时应考虑其治疗的需要,恰当地制订护理措施。

7.心理状况 心理状况对活动的进行具有重要的意义,因此应评估病人目前的心理状况、对活动的态度和兴趣。如果病人心情压抑、焦虑、对活动缺乏热情甚至恐惧,则会影响活动的进行。反之,如果病人心境开朗,对疾病的治疗充满信心,对各种活动积极、热情,则能很好地完成各项活动,达到恢复功能和健康的目的。

通过上述几方面的评估,护理人员应对病人的活动能力进行综合分析,制订护理措施,对病人的活动给予必要指导。

(二)对病人活动的指导

根据病人的情况选择适宜的活动方式是促进病人康复的重要环节。根据病人的活动能力,可将病人的活动分为主动运动和被动运动。对于可离床活动的病人,在活动中可选用主动运动的方式,并鼓励其下床活动;对于躯体活动受限的病人,可采用被动运动的方式,并鼓励病人尽力配合,使关节和肌肉得到最大范围的锻炼。护理人员应根据病人的不同年龄、身心发育特点和疾病的具体情况,指导并协助病人进行适当活动,以促使病人早日康复。

1. 选择合适的卧位　病人卧床时,体位应舒适、稳定,全身尽可能地放松,以减少肌肉和关节的紧张。各种卧位见第四章第二节。

2. 保持脊柱的正常生理弯曲和各关节的功能位置　脊柱对行、走、跑、跳时产生的震动具有缓冲作用,并对脊髓和脑组织起着重要的保护作用。长期卧床病人,如果床板不平、褥垫太薄而又缺乏活动,脊柱会因长期受压而失去正常的生理弯曲和功能。因此,卧床病人应注意在颈部和腰部用软枕支托,并经常变换体位,练习脊柱活动,从而保持脊柱的正常生理功能和活动范围。各关节尽量保持处于最佳功能位置,以防止关节畸形和功能丧失。

3. 防止皮肤压疮形成　卧床病人因身体局部组织长期受压而出现血液循环障碍、组织缺血、缺氧,发生皮肤破溃和坏死,因此应定时为病人更换卧位,活动和按摩受压部位皮肤,避免压疮的发生。具体护理措施见第五章第四节。

四、关节活动范围练习

关节活动范围(range of motion)是指关节运动时所通过的运动弧,常以度数表示,亦称关节活动度。关节活动范围练习(range of motion exercise)简称ROM练习,是指根据每一特定关节活动的范围,通过应用主动和被动练习的方法,维持关节正常的活动度,恢复和改善关节功能的锻炼方法。ROM练习可分为主动性ROM练习和被动性ROM练习。主动性ROM练习是指病人可以单独完成的全范围关节运动;被动性ROM是指依靠护理人员才能开始并完成的全范围关节运动。对于活动受限的病人应尽早开始ROM练习,开始由医务人员完全或部分协助完成,最终自己独立完成。被动性ROM练习护理人员可利用为病人进行清洁护理、翻身和更换卧位时完成,这样既节省时间,又可随时观察病人病情变化,每天应做2~3次ROM练习。下面主要介绍被动性ROM练习的操作方法。

【目的】

1. 维持关节的活动度、柔韧性与肌肉的张力。
2. 预防关节僵硬、粘连和挛缩。
3. 促进血液循环,有利于关节营养供给。
4. 修复关节丧失的功能。

【评估】

1. 关节的情况　关节有无炎症,活动时有无不适。
2. 病人的全身情况　若病人患有心脏病,应特别观察有无胸痛,因剧烈运动可诱发心脏病的发作。对急性关节炎、骨折、关节脱位、肌腱断裂的病人进行 ROM 练习时,应与医生商量完成,以免加重损伤。

【计划】

1. 护士准备　衣帽整齐,向病人解释运动的目的、作用、方法等。

2. 用物准备　浴巾或大毛巾,枕头(根据病人需维持姿势的情况来确定枕头数量)。

3. 病人准备　帮助病人穿上宽松衣服,以方便活动。

4. 环境准备　整洁、安静,拉上屏风。

【实施】

1. 操作流程　见表6-1。

表6-1　被动性 ROM 练习

操作步骤	操作要点
1. 核对解释	●核对姓名、床号,解释操作目的及配合方法。向病人及家属介绍关节活动的重要性,讲解各关节活动的方法、活动强度及注意事项
2. 调节高度	●将床调节至合适的高度,固定床尾的轮子,将盖被折向床尾
3. 取舒适体位	●让病人采取自然放松的姿势,面向操作者,并尽量靠近操作者
4. 关节活动练习	●依次对颈部、肩、肘、腕、手指、髋、膝、踝及趾关节做外展、内收、伸展、屈曲、内旋、外旋等(各动作的定义见表6-2)关节活动练习(图6-2),各关节的活动形式和范围见表6-3。每个关节每次有节律地做5~10次完整的 ROM 练习 ●操作时关节应前后予以支托,用手做环状或支架状以支撑关节远端的肢体,有利于控制关节的活动,避免疼痛和受伤(图6-3) ●比较两侧关节的活动情况,帮助了解其原来的关节活动度,鼓励病人利用健侧肢体帮助患侧肢体活动,并最终达到由被动运动方式转变为主动运动方式
5. 观察病人反应	●操作者在完成每个关节的活动时,要注意观察病人的反应
6. 测量生命体征	●运动结束后,测量生命体征,协助病人取舒适卧位,整理床单位
7. 洗手,记录	●便于比较,为下次操作提供参考

2. 注意事项

(1)操作者在托起病人的手脚时,尽量使用腿部的力量,以减少疲劳。

(2)动作规范、有力,注意观察病人反应,防止损伤关节。

(3)每位病人的关节活动范围不同,应以其反应来完成运动,当病人出现疼痛、疲劳、痉挛或抵抗反应时,应停止操作。

(4)运动过程中注意固定近端关节,支持远端关节。

【评价】

1. 病人及家属了解关节活动的重要性并愿意配合。

2. 在操作过程中,病人无疼痛、痉挛等不良反应出现。

3. 病人关节得到有效锻炼。

4. 总结,制订下一步 ROM 练习计划。

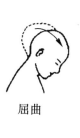 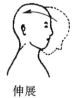 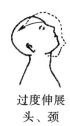 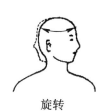 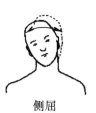

| 屈曲 | 伸展 | 过度伸展 | 旋转 | 侧屈 |

头、颈

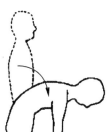 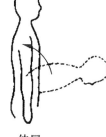 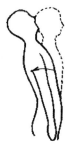 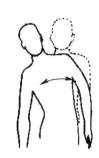

| 屈曲 | 伸展 | 过度伸展 | 侧屈 |

脊柱

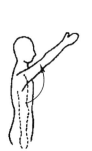 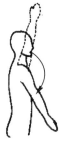 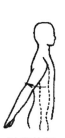 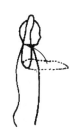 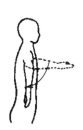

| 屈曲 | 伸展 | 过度伸展 | 内旋 | 外旋 |

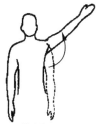 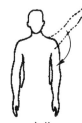 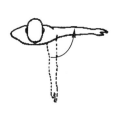 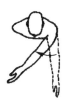

| 外展 | 内收 | 水平外展 | 水平内收 |

肩

 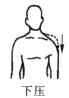 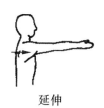

| 提升 | 下压 | 延伸 | 退缩 |

肩胛

笔记栏

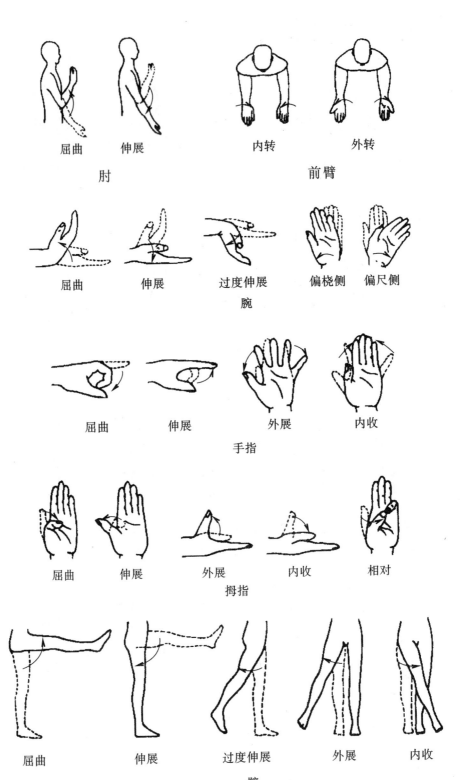

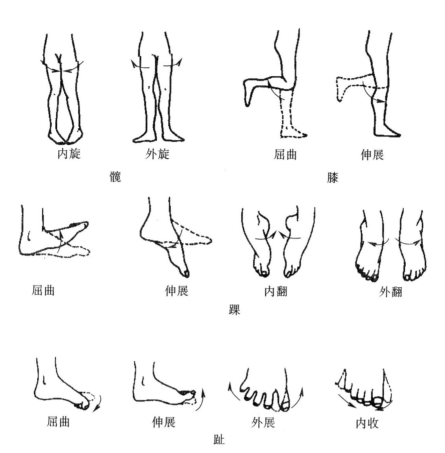

图 6-2 关节活动范围练习(虚线表示动作开始的位置,箭头表示活动的方向)

表 6-2 各关节活动范围练习各动作的定义

动作	定义
外展	远离身体中心
内收	移向身体中心
伸展	关节伸直或头向后仰
屈曲	关节弯曲或头向前弯
内旋	旋向中心
外旋	自中心向外旋
伸展过度	超过一般的范围

表 6-3　各关节的活动形式和范围

活动部位	屈曲	伸展	过伸	外展	内收	内旋	外旋
脊柱	颈段前屈35° 腰段前屈45°	后伸35° 后伸20°			左右侧屈30°		
肩部	前屈135°	后伸45°		外展90°	左右侧屈30°	内旋135°	外旋45°
肘关节	屈曲150°	伸展0°	过伸5°～10°		内收45°		
前臂						旋前80°	旋后100°
腕关节	掌屈80°	背伸70°		桡侧偏曲50°		尺侧偏曲35°	
手	掌指关节90° 近侧指间关节120° 远侧指间关节60°～80°			拇指屈曲50°		过伸45° 屈曲80° 外展70°	
髋	屈曲150°	伸展0°	过伸15°	外展45°		内旋40°	外旋60°
膝	屈曲135°	伸展0°	过伸10°		内收30°		
踝关节	背曲25°	跖曲45°					

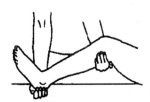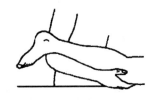

图 6-3　以手做环状或支架状来支撑关节远端的肢体

5.进行肌力训练,肌肉收缩有等长收缩和等张收缩两种形式。因此,可将肌肉运动分为等长练习和等张练习两大类。

(1)等长练习　有肌肉收缩而肌纤维不缩短的运动。即此种运动时,肌肉的长度不变但张力增加,因为不伴有明显的关节运动,故又称静力运动。如膝关节完全伸直定位后,做股四头肌的收缩松弛运动。常用于受损伤后的病人加强其肌肉力量的锻炼。

等长练习的优点是不引起明显的关节运动,可在肢体被固定的早期应用,以预防肌肉萎缩,也可在关节内损伤、积液、某些炎症存在的情况下应用。其缺点是以增加静态肌力为主,并有关节角度的特异性,即在某一关节角度下练习时,仅对增加关节处接近这一角度时的肌力有效。

(2)等张练习　在肌肉收缩时有肌纤维缩短的运动。即此种运动因肌肉长度改变而致肢体的活动。因其伴有大幅度的关节运动,所以又称为动力运动。如肢体的屈曲和伸展运动。常用于增强肌肉强度和耐力,促进关节功能的练习。

等张练习的优点是动态运动比较符合大多数日常活动的肌肉运动方式,同时有利于改善肌肉的神经控制。

6.进行肌肉锻炼应注意:①根据肌力练习的基本原则,掌握运动量及频度,每次练习后有适当间歇让肌肉充分复原,一般每日或隔日练习1次,每次练习以达到肌肉适度疲劳为原则。②肌力练习不应引起明显疼痛,若练习中出现疼痛、不适,心跳、呼吸加快等现象,应立即停止锻炼,并报告医生及时处理。③肌力锻炼前后应做准备及放松运动,以防肌肉损伤。④病人进行肌力练习时,切忌屏气练习,特别是有轻度高血压、冠心病或其他心血管病变时慎用肌力练习,有较严重心血管病变者忌做肌力练习。⑤要经常进行鼓励,及时显示练习效果以增强其信心。

7.健康教育:护理人员应向病人及家属介绍活动对疾病康复的重要性,详细讲解有关活动的知识,指导病人利用健侧肢体帮助患侧肢体活动,掌握合适的活动方法,鼓励病人在病情允许下积极、主动地运动。同时协助病人进行适当的室外活动,以帮助病人开阔心胸,改善不良情绪。此外,还可组织病人进行一些娱乐活动,如下象棋、打桥牌、唱歌、书画、打太极拳等活动,避免发生因住院和活动受限而导致的社交隔离甚至沟通障碍等问题,满足病人爱与归属的需要,从而促进病人的身心健康。

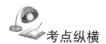

考点纵横

A1 型题

1.大量分泌生长激素,促进体力恢复,发生在睡眠的(　　)

A.入睡期

B.浅睡期

C.中度睡眠期

D.深度睡眠期

E.快波睡眠期

2.促进睡眠的护理措施不包括(　　)

A.睡眠环境舒适、安静

B.减轻心理压力

C.进食咖啡

D.听轻音乐

E.合理使用药物

3.肌肉等长收缩练习指肌肉收缩时(　　)

A.长度、张力均不变

B.长度不变,张力增加

C.长度改变,张力不变

D.长度、张力均改变

E.伴有关节活动长度改变

4.不属于机体长期不活动对心血管系统产生影响的是(　　)

A.眩晕

B.肺栓塞

C.高血压

D.深静脉血栓

E.直立性低血压

A2 型题

5.某病人的肢体能抬离床面但不能对抗阻力,则该病人的肌力为(　　)

A.1 级

B.2 级

C.3 级

D.4 级

E.5 级

参考答案:1~5.DCBCD

(高宁宁　卫晓娅)

第七章
医院感染的预防与控制

学习目标

1. 能正确阐述医院感染的概念、分类、形成原因及条件;医院常用消毒灭菌方法的种类及注意事项。
2. 能遵循无菌技术操作原则进行无菌技术操作。
3. 能正确陈述隔离原则、常见的隔离种类及相应的隔离措施;能正确完成隔离技术基本操作。
4. 能正确陈述护理职业防护的危险因素和防护措施。

医院是病人集中的场所,由于病原微生物种类多、耐药性强,易感者集中,免疫抑制剂和大量抗生素的广泛应用,各种新医疗技术的不断开展使得医院感染的发生逐渐增多。WHO 指出有效控制医院感染的关键措施是清洁、消毒、灭菌、无菌技术、隔离、合理使用抗生素、消毒与灭菌效果的监测。这些措施与临床护理工作密切相关,并贯穿于护理工作的始终。可见,护理工作在医院感染的预防与控制中起着十分重要的作用,护理人员必须掌握相关知识,严格遵守医院感染的管理规范和消毒技术规范,以此来预防和控制医院感染。

第一节 医院感染

医院感染又称医院获得性感染(hospital-acquired infections,HAI),是指任何人员在医院活动期间,包括住院病人、门急诊病人、陪护人员、探视人员及医院工作人员,遭受病原体侵袭而引起的任何诊断明确的感染或疾病,包括住院期间发生的感染和在医院获得而出院后发生的感染,不包括入院前已经开始或入院时已经处于潜伏期的感染。

在医疗机构或其科室的病人中,短时间内发生 3 例以上同种同源感染病例的现象称为医院感染暴发。

医院感染可按病原微生物的来源分为内源性感染和外源性感染两大类。①内源性感染:即自身感染,指在一定条件下,病人体内的正常菌群或条件致病菌引起的感染。通常情况下,正常菌群是不致病的,但当人的免疫功能下降、菌群移位或抗生素使用不合理等情况下可引起感染。②外源性感染:指来自于病人体外的病原体,通过直接或间接感染途径,传播给病人而引起的感染,又称为交叉感染。包括病人与病人,病人与医护人员之间的感染,也包括由医院内污染的空气、接触被污染的物品或制剂等获得的感染。

一、医院感染的形成

医院感染的形成必须具备三个基本条件:感染源、传播途径和易感宿主。若三者同时存在并相互联系即可构成感染链,从而引起感染。若将感染链切断,医院感染的传播即可停止。

(一)感染源

感染源即感染的来源,指病原微生物自然生存、繁殖及排出的场所或宿主(人或动物)。在医院感染中,常见的感染源有:

1.已感染的病人及病原携带者 已感染的病人是最主要的感染源,其体内病原体数量多、致病力强,常具有耐药性,因此容易在其他病人体内定植。病原携带者由于其症状、体征不明显,不易被发现和隔离,而病原微生物又不断在体内生长繁殖并排出体外,因此也是主要的传染源。

2.病人自身的正常菌群 病人的口腔黏膜、上呼吸道、胃肠道、皮肤及泌尿生殖道等部位寄居有人体的正常菌群或来自外环境并定植在这些部位的微生物,在人体免疫功能抑制或抵抗力低下时可引起自身感染。

3.动物感染源 各种动物均有可能感染病原微生物而成为动物感染源。在动物感染源中,鼠类最严重,它不仅是沙门菌的宿主,也是鼠疫、流行性出血热等传染病的感染源;此外,禽类也可使人感染高致病性禽流感。

4.医院环境 医院的环境、器械、设施、物品和垃圾等均可成为病原微生物存活并繁殖的场所,其中铜绿假单胞菌、沙门菌等兼有腐生特性的革兰氏阴性杆菌能在医院潮湿的环境或液体中存活达数月以上。

(二)传播途径

传播途径是指病原微生物从感染源传到易感宿主的途径和方式。在医院环境中,主要的传播途径有:

1.接触传播 是病原微生物通过感染源与易感宿主之间直接或间接接触的传播方式,也是外源性感染的主要传播途径之一。

(1)直接接触传播 指感染源将病原体直接传给易感宿主,不经任何媒介。如柯萨奇病毒、疱疹病毒、母婴间的沙眼衣原体等传播感染。

(2)间接接触传播 指病原体通过媒介传递给易感宿主。常见的传播媒介有医护人员的手、医疗器械和设备、病室内用具、水、食物、生物媒介等。

2.空气传播 又称微生物气溶胶传播,是病原微生物以空气为媒介,随气流流动而造成的感染传播。主要有以下3种形式:

(1)飞沫传播 是从感染源排出的病原微生物液滴,由于体积较大,在空气中悬浮时间不长,易感者约在30 cm内的近距离接触即可发生感染,其本质是一种特殊的接触传播。

（2）飞沫核传播 从感染源传出的飞沫,在降落前其表层水分蒸发,形成含有病原体的飞沫核,能够长时间浮游,可发生远距离传播。

（3）菌尘传播 物体表面上的传染性物质干燥后形成带菌的尘埃,可通过吸入或菌尘降落于伤口而引起直接感染;或菌尘降落于室内物品表面则可引起间接传播。易感者通常没有与病人的接触史,预防的关键措施是通风、除尘、过滤及空气隔离。

3.生物媒介传播 指昆虫或其他动物携带病原微生物作为人体之间传播的中间宿主。如蚊子传播乙型脑炎、疟疾等。

4.注射、输液、输血传播 通过污染的药液、血制品传播感染,如输液过程中出现的发热反应,输血引起的乙型肝炎、艾滋病的传播等。

5.饮水、饮食传播 食物中常带有各种条件致病菌,尤其是铜绿假单胞菌及大肠埃希菌,能在病人肠道内定植,增加自身感染的概率。病原微生物通过饮水、饮食传播可导致医院感染的爆发流行。

（三）易感宿主

易感宿主是对感染性疾病缺乏免疫力、易感染的人,包括:①新生儿、婴幼儿和老年人;②营养不良,特别是蛋白质、维生素 A、维生素 C 缺乏者;③糖尿病、肝病、肾病、结缔组织病、阻塞性支气管肺疾患、恶性肿瘤病人;④细胞或体液免疫缺陷病人;⑤长期使用抗生素者;⑥烧伤或创伤产生组织坏死者。

二、预防和控制医院感染

1.建立医院感染管理体系 为提高医疗质量、确保医疗安全,医院应建立独立完整的管理体系,设置医院管理委员会、医院感染管理科和各科室医院感染管理小组的三级管理组织。医院感染管理委员由医院感染管理部门、医务部门、护理部门、消毒供应室、手术室、临床科室、微生物检验部门、药事管理部门、设备管理部门、后勤管理部门及其他相关部门的主要负责人组成,在院长或业务副院长的指导下进行工作。

在医院感染管理委员会的领导下,建立由护士为主体的医院内层次分明的三级护理管理体系,负责医院感染管理,做到以预防为主,及时发现、及时处理。

2.完善各项规章制度 医院必须依照国家卫生行政部门的法律、法规制定并完善相关规章制度。健全清洁卫生制度、消毒隔离制度以及感染管理报告制度等。落实监测制度,如对灭菌效果、消毒剂使用效果、一次性医疗器械的监测,感染高发科室的消毒卫生标准的监测等。

3.落实医院感染管理措施 改善医院结构和布局,督促各级医务人员严格执行无菌技术和消毒隔离技术,并进行清洁、消毒、灭菌效果检测。切实做到控制感染源、切断传播途径、保护易感人群。

4.加强医院感染知识的教育 提高医院全体人员的理论水平,加强预防与控制医院感染的意识,督促各级人员自觉执行医院感染管理各项规章制度。

第二节 清洁、消毒、灭菌

1.清洁 指用物理方法清除物体表面的尘埃、污垢和有机物。其目的是去除和减少微生物,但不能杀灭微生物。适用于医院的墙壁、地面、医疗护理用品等物体表面的处理及物品消毒、灭菌之前的处理。

2.消毒 指用物理、化学或生物的方法清除或杀灭除芽孢以外的所有病原微生物,使其达到无害的程度。

3.灭菌 指用物理或化学方法清除或杀灭一切微生物,包括致病性和非致病性微生物,也包括细菌芽孢和真菌孢子。

一、物理消毒灭菌

1.热力消毒灭菌法 热力消毒灭菌法是一种既简单又可靠、使用最广泛的消毒方法。它是利用热力破坏微生物的蛋白质、核酸、细胞壁和细胞膜,从而杀灭微生物的一种消毒灭菌方法。可分干热法和湿热法两类,前者由空气导热,传热慢,如燃烧法、干烤法;后者由水蒸气和空气导热,穿透力较强,传热快,如煮沸法、压力蒸汽灭菌法等。

(1)燃烧法 是一种简单、迅速、彻底的灭菌法。常用于污染的废弃物及病人尸体等的处理。某些金属器械(锐利刀剪除外)和搪瓷类物品在急用时也可用燃烧灭菌法。

使用方法:①焚烧法,常用于无保留价值的污染物品和特殊感染敷料的处理。如破伤风、气性坏疽等感染病人的敷料,污染的病理标本、废弃物等。②火焰烧灼法,某些金属器械可在火焰上烧灼20 s。锐利刀剪及贵重器械禁用,以免刀刃变钝或器械被破坏。③乙醇燃烧法,搪瓷类物品可倒入少量95%乙醇溶液,转动容器,使乙醇分布均匀,点火燃烧直至熄灭。在燃烧过程中不得添加乙醇,以免引起火灾或烧伤。同时要远离氧气、乙醇、乙醚、汽油等易燃易爆物品。

(2)干烤法 是将物品放置在特制的烤箱中,热力通过空气对流和介质传导进行灭菌的方法,灭菌效果可靠。适用于在高温下不易变质、不易损坏或不易蒸发的物品,如油剂、粉剂、金属制品、搪瓷制品、玻璃制品等。但不适用于纤维织物和塑料制品的消毒灭菌。

使用方法:物品放入烤箱内,包裹不宜过大,一般不应超过10 cm×10 cm×20 cm,包裹之间应有足够的空隙,放物量不超过烤箱高度的2/3,以利于热的穿透,包裹勿与烤箱底部及四壁接触。若是油剂或粉剂,厚度不得超过1.3 cm。消毒条件为120 ~ 140 ℃,10 ~ 20 min;灭菌条件为160 ℃持续2 h,170 ℃持续1 h,或180 ℃持续30 min。灭菌后待烤箱温度降至40 ℃以下再打开,以防炸裂。

(3)煮沸消毒法 是应用最早和家庭常用的消毒方法之一。适用于耐高温、耐湿的物品,如搪瓷、玻璃、金属、橡胶类等,不适用于外科器械的灭菌。

使用方法:将物品洗净完全浸没在水中,自水沸开始计时,5 ~ 10 min可达到消毒效果,15 min可将多数细菌芽孢杀灭,热抗力极强的需更长时间(如破伤风杆菌芽孢需煮沸60 min才可杀灭)。煮沸过程中如加入其他物品,应从再次水沸后重新计时。若将碳酸氢钠加入水中配成1% ~2%的浓度,可将沸点提高至105 ℃,除增强杀菌作用外,还可去污防锈。

注意事项:①煮沸消毒前应将物品洗净,有轴节的器械将轴节打开,带盖的容器将盖打开,空腔导管应先在腔内灌水,大小及形状相同的容器不能重叠,水量应始终淹没所有物品;②放置的物品不宜过多,一般不超过消毒容器的3/4;③根据物品的性质决定放入水的时间:橡胶类物品用纱布包好,水沸后放入,消毒后立即取出,以防橡胶老

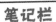

化,玻璃类物品用纱布包裹后,在冷水或温水中放入,以防突然遇热炸裂;④在海拔高的地区,气压低,沸点也低,应该延长消毒时间,海拔每增加300 m,需延长消毒时间2 min。

(4)压力蒸汽灭菌法 是临床上应用最广、效果最为可靠的首选灭菌方法,利用高压下的高温饱和蒸汽杀灭一切微生物及其芽孢的方法。适用于耐高压、耐高温、耐潮湿物品的灭菌,如各类器械、橡胶、搪瓷、敷料、溶液、玻璃制品、某些药品、细菌培养基等。

使用方法:常用的有下排气压力蒸汽灭菌器和预真空压力蒸汽灭菌器。①下排气压力蒸汽灭菌器,包括手提式压力蒸汽灭菌器和卧式压力蒸汽灭菌器。它是利用重力置换的原理,使热蒸汽在灭菌器中自上向下,将冷空气从下排气孔排出,并由饱和蒸汽取代排出的冷空气,从而使蒸汽释放的潜热对物品进行灭菌。灭菌的压力、温度和时间由物品性质、大小及有关情况决定。通常灭菌条件是:压力为103~137 kPa,温度为121~126 ℃,持续20~30 min。手提式压力蒸汽灭菌器适用于基层医疗单位,便于携带、使用方便、效果可靠。灭菌后切忌突然打开盖子,以防冷空气大量进入,使蒸汽凝结成水滴,导致物品受潮,玻璃类物品因骤然降温而发生爆裂。卧式压力蒸汽灭菌器空间较大,适用于一次灭菌大量物品。操作人员须经过专业培训,持证上岗。②预真空压力蒸汽灭菌器,利用抽气机将灭菌柜室内抽成真空,形成负压,以利蒸汽迅速穿透物品达到灭菌效果。其灭菌时间短、效果好,但是价格较昂贵。常用的灭菌压力为205.8 kPa,温度达132 ℃或以上,保持4~5 min。

注意事项:①物品在灭菌之前应彻底洗净、晾干。包装时不宜捆扎过紧,内放化学指示卡,外用化学指示带粘贴。②常用的包装材料有全棉布(至少2层)、一次性复合材料、一次性无纺布、金属容器或有孔玻璃等,有利于蒸汽流通。若是金属容器,灭菌前将盖子或通气孔打开,灭菌后立即关闭,以保持物品于无菌状态;若是盛装液体的密闭瓶,灭菌前将针头插入瓶塞,以防止压力过高,造成爆炸,灭菌后立即拔出针头,以保持液体无菌状态。③灭菌包不宜过大,下排气压力蒸汽灭菌器的灭菌包体积不得超过30 cm×30 cm×25 cm;预真空压力蒸汽灭菌器的灭菌包体积不得超过30 cm×30 cm×50 cm。灭菌器内物品总量不应超过灭菌器柜室容积的4/5。④灭菌物品应放置合理,灭菌包之间要有空隙,以利蒸汽流通与物品的干燥;布类物品应放在金属、搪瓷物品之上,以免蒸汽遇冷凝结成水而使布类潮湿,影响灭菌效果。⑤随时观察压力、温度情况,安全操作,灭菌物品干燥后方可取出备用。⑥每日检查一次灭菌设备,定期监测灭菌效果。

灭菌效果监测:①物理监测法,将温度计(150 ℃或200 ℃的留点温度计)甩至50 ℃以下,放入待灭菌的包裹内。灭菌后检查温度计读数是否达到灭菌温度。②化学监测法,目前使用最广泛的检测方法,使用简便。常用的有化学指示卡和化学指示胶带。化学指示卡见图7-1,将其放在灭菌包的中央部,经过121 ℃ 20 min或135 ℃ 4 min的灭菌后,根据指示卡颜色的改变与标准色比较来判断灭菌是否合格。化学指示胶带见图7-2,将其黏贴在所需灭菌物品的包装外。③生物监测法,是最可靠的监测法,是利用对热耐受力较强的非致病性嗜热脂肪杆菌芽孢作为检测菌株,制成菌纸片。在灭菌包的中央和四角分别放置10片菌纸片,灭菌后再取出放入培养基,在56 ℃温箱中培养2~7 d,观察培养基的颜色变化,若全部菌片色泽不变,则为无细菌生长,表示达到灭菌效果。

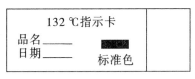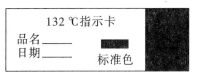

图7-1 化学指示卡

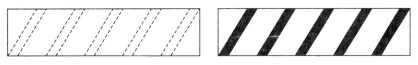

图7-2 化学指示胶带

2. 光照消毒法　光照消毒法又称为辐射消毒法,包括日光暴晒法、紫外线消毒法和臭氧灭菌灯消毒法。

(1)日光暴晒法　利用日光的热、干燥和紫外线的作用来发挥其杀菌功能。由于紫外线的穿透力差,消毒时应将物品置于阳光下直射,暴晒6 h,每2 h翻转1次,使各面接受阳光照射,以达到消毒效果。常用于毛毯、床垫、衣服、书籍等的消毒。

(2)紫外线消毒法　紫外线的波长范围为200~275 nm,其中250~270 nm是杀菌作用最强的波段。我国常用的是紫外线消毒灯管和紫外线消毒器。

作用原理:紫外线可降低菌体内氧化酶活性,破坏菌体的氨基酸,使菌体蛋白光解变性,从而使微生物的DNA失去转化能力而死亡。此外,紫外线可使空气中的氧电离产生具有极强杀菌作用的臭氧。

适用范围:凡是被污染的水、空气、纸张、织物和物体表面均可用紫外线消毒。

使用方法:紫外线的穿透力差,物品在消毒时必须使各个消毒部位充分暴露于紫外线下。紫外线消毒的适宜温度为20~40 ℃,相对湿度40%~60%,若达不到此条件则应延长照射时间。对物品表面进行消毒时,可将物品摊开或挂起,有效距离为25~60 cm,消毒时间为20~30 min;消毒纸张、织物等粗糙表面时,应使两面均受照射,并适当延长照射时间;小件物品可置于紫外线消毒箱内进行照射消毒。消毒室内空气时,每10 m²安装30W紫外线灯一支,若室内无人,应清扫尘埃,关闭门窗,照射有效距离为2 m以内,持续30~60 min;若室内有人,可选用高强度紫外线空气消毒器,开机消毒30 min达到消毒效果。

注意事项:①消毒时间从灯亮5~7 min后开始计时,照射后应开窗通风;②关灯后若需重新再开起,应间隔3~4 min;③紫外线对人的眼睛和皮肤有刺激作用,若直接照射超过30 s可引起眼炎和皮炎,故照射时人应戴防护镜、穿防护服,必要时离开房间;④紫外线灯管每两周用95%乙醇棉球擦拭1次,若发现灯管表面有灰尘、油污时,应随时擦拭,保持灯管表面清洁;⑤紫外线灯的辐射强度应定期监测,使用中的辐射强度应不低于70 μW/cm²,新灯的强度不得低于90 μW/cm²;凡是辐射强度低于70 μW/cm²,使用时间超过1 000 h的灯管应及时更换;⑥紫外线强度计应每年标定一次,并定期监测灭菌效果。

(3)臭氧灭菌灯消毒法　臭氧灭菌灯内装有臭氧发生管,在电场作用下,空气中的氧气被转换成高纯度的臭氧,臭氧利用其强大的氧化作用达到杀菌效果。主要用于空气、医院污水、诊疗用水、物品表面等的消毒。为确保臭氧灭菌灯的消毒效果,在使用时应先关闭门窗。采用 30 mg/m³ 浓度,持续 15 min 或采用 5 ~ 10 mg/m³ 浓度,持续 30 min。由于臭氧对人体有害,国家规定大气臭氧浓度不超过 0.2 mg/m³,在空气消毒时所有人员均应离开,消毒结束 30 min 后方可进入。

3. 微波消毒灭菌法　微波是一种可以杀灭细菌繁殖体、病毒、真菌和细菌芽孢等的电磁波。它的频率高(30 ~ 300 000 MHz),波长短(0.001 ~ 1 m)。

作用原理:物品在电磁波的高频交流电场作用下,其极性分子发生极化,进行高速运动,相互摩擦、碰撞,使温度迅速上升从而达到消毒灭菌的效果。

适用范围:食品及餐具、医疗药品、化验单据、票证、耐热非金属材料及器械的消毒灭菌。其优点是对消毒物品的内外同时进行加热,缩短了消毒时间。

注意事项:①微波不能穿透金属,故不能用于金属物品的消毒;②微波对人体有一定伤害,应避免长期照射;③消毒物品的体积不宜过大;④因水是微波的强吸收介质,可以在微波炉内放一杯水或用湿布包裹物品从而提高消毒效果。

4. 电离辐射灭菌法　电离辐射灭菌是一种利用放射性核素⁶⁰Co 发射的 γ 射线或电子加速器产生的高能电子束穿透物品进行的灭菌方法。因其在常温下灭菌,又称为"冷灭菌"。它能够干扰微生物 DNA 合成,破坏细胞膜,从而引起酶系统紊乱来达到杀灭微生物的效果。适用于不耐高热的物品灭菌,如金属、塑料、橡胶、高分子聚合物(如一次性注射器、输液输血器、聚乙烯心瓣膜、血液透析膜等)、精密医疗器械、生物制品及节育用具等。

5. 过滤除菌　过滤除菌是一种采用生物洁净技术,通过三级空气过滤器,采用合理的气流方式除去空气中 0.5 ~ 5 μm 的尘埃,以达到洁净空气的一种方法。适用于手术室、烧伤病房、器官移植病房等消毒。

二、化学消毒灭菌

化学消毒灭菌法是利用气体或液体的化学药物渗透到菌体内,使菌体蛋白变性、细菌酶丧失活性、抑制细菌的生长代谢,或破坏细菌细胞膜的结构,改变其通透性,使细胞膜破裂或溶解,从而达到消毒灭菌目的。凡不适用于热力消毒灭菌的物品均可采用此法,如病人的皮肤、黏膜、排泄物,以及周围环境、光学仪器、金属锐器等。

1. 化学消毒灭菌剂的使用原则

(1)根据不同的微生物或物品的特性,选择恰当的消毒剂。

(2)严格掌握消毒剂的有效浓度、使用方法和消毒时间。

(3)物品在浸泡消毒前应洗净擦干,完全浸没在消毒液面以下,器械的轴节需打开,管腔内应注满消毒液。

(4)消毒液中不宜放置棉花、纱布等,以免吸附消毒剂而降低消毒效力。

(5)易挥发的消毒剂要加盖密封,定期检测、调整浓度、定期更换。

(6)浸泡消毒后的无菌物品在使用前应先用无菌生理盐水冲洗干净,气体消毒后的无菌物品应待消毒气味散发后再使用,以避免残留的消毒剂刺激人体组织。

2. 化学消毒灭菌剂的分类　各种化学消毒剂按照其效力不同分为三类(表7-1)。

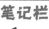

表 7-1　消毒剂的效力分级

效力水平	细菌			病毒		真菌
	结核杆菌	繁殖体	芽孢	亲水性	亲脂性	
高效	+	+	+	+	+	+
中效	+	+	−	+	+	+
低效	−	+	−	+	+	±

3. 化学消毒剂的使用方法

（1）浸泡法　是将被消毒的物品洗净擦干，完全浸没在一定浓度的消毒液内，在规定时间内达到消毒作用的方法。适用于耐湿、不耐热的物品，如精密器材、锐利器材等的消毒，是临床上最常用的化学消毒法。

（2）擦拭法　是将消毒剂溶于水中配成规定的浓度，擦拭被污染物品的表面或进行皮肤消毒的方法，且常用于桌椅、墙壁、地面等的消毒。

（3）喷雾法　是用喷雾器将一定浓度的化学消毒剂均匀地喷洒在空气或物体表面，在规定的时间内达到消毒效果的方法。常用于空气、墙壁、地面等消毒。

（4）熏蒸法　是将消毒剂加热或加入氧化剂，利用其产生的气体进行消毒的方法。常用于不耐湿、不耐高温的物品和室内空气的消毒。物品消毒：常用甲醛箱进行。空气消毒：①2% 过氧乙酸 8 mL/m³，熏蒸 30～120 min；②纯乳酸 0.12 mL/m³，加等量水，熏蒸 30～120 min；③食醋 5～10 mL/m³，加热水 1～2 倍，熏蒸 30～120 min。

4. 常用的化学消毒剂

（1）高效消毒剂　指能够杀灭一切微生物，包括细菌芽孢、真菌孢子，达到灭菌效果的化学制剂。如过氧乙酸、戊二醛、甲醛、环氧乙烷、部分含氯消毒剂等（表 7-2）。主要用于病毒、真菌、结核杆菌、细菌芽孢等各类微生物严重污染的物品的消毒，或接触、进入人体后对人体健康可能构成严重危害的物品的处理，如胃镜。

表 7-2　高效消毒剂

名称	作用机制	使用方法	注意事项
过氧乙酸	具有强氧化性，能将菌体蛋白质氧化从而导致微生物死亡	可采用浸泡法、擦拭法、喷洒法。0.2% 溶液可用于皮肤消毒；0.02% 溶液用于黏膜冲洗消毒；0.2%～1% 溶液适用于浸泡消毒，浸泡时间为 30～60 min；0.2%～0.4% 溶液可用于环境喷洒消毒	过氧乙酸性能不稳定，高温易爆炸，须加盖存放于通风阴凉处；溶液应用无菌蒸馏水配置，现用现配；溶液刺激性强，配制时需戴口罩、橡胶手套（一旦溅上，立即用清水冲洗干净），使用时谨防溅入眼中或皮肤、黏膜上；过氧乙酸对织物有漂白作用，对金属有腐蚀性，消毒后应及时冲洗干净；用来消毒被血液、脓液等污染的物品时，需适当延长消毒时间

续表 7-2

名称	作用机制	使用方法	注意事项
戊二醛	戊二醛上两个活泼的醛基能与菌体蛋白质上的氨基结合,形成无生物活性的物质,使之灭活,具有强大的杀菌作用	常用浸泡法,2%戊二醛可用于浸泡不耐热的医疗器械、精密仪器,如内镜等。消毒时间为20~45 min,灭菌时间为10 h	戊二醛容易氧化分解,应加盖存放于通风阴凉处,宜现用现配。在使用过程中加强浓度监测,每周需过滤一次,每2~3周更换一次消毒液;因戊二醛对皮肤黏膜有刺激性,接触时须戴手套,操作时防止溅入眼内或吸入体内,灭菌后的物品在使用前应用无菌蒸馏水冲洗;此外,戊二醛对手术刀片等碳钢制品有腐蚀性,使用前应加入0.5%的亚硝酸钠防锈
37%~40%甲醛(福尔马林)	能够使菌体蛋白变性,酶活性消失,从而导致细菌死亡	常用甲醛熏蒸法,用于物体表面、对湿热敏感、不耐高温和高压的医疗器械的消毒灭菌。将物品摊开或挂起,调节温度为52~56 ℃,相对湿度为70%~80%,将甲醛加热产生气体,密闭3 h以上。甲醛用量按消毒时100 g/L,灭菌时500 g/L计算	消毒时须严格控制环境的温度和湿度,以免影响消毒效果;因甲醛蒸汽穿透力较弱,被消毒物品应摊开或挂起,尽量暴露污染面,物品之间需留有空隙,以达到消毒目的;用甲醛箱消毒物品时,不宜用自然挥发法;甲醛有致癌作用,不宜用于空气消毒,消毒后可用抽气通风或氨水中和法去除残留的甲醛气体,用大量无菌盐水冲洗消毒后的物品
环氧乙烷	可与菌体蛋白质上的表面基团结合,发生非特异性烷基化反应,使酶代谢受阻而导致细菌死亡	环氧乙烷沸点为10 ℃,在常温下为无色气体,是一种气体消毒灭菌剂。适用于光学仪器、电子仪器、医疗器械、化纤织物、皮毛、棉、书籍、一次性诊疗用品等的消毒灭菌。少量物品可置于丁基橡胶袋中消毒,大量物品则使用环氧乙烷灭菌柜,时间6 h	环氧乙烷易燃易爆,沸点低,且对人体有害,应密封存放于低于40 ℃的阴凉通风、远离火源处,并定期检查是否漏气;消毒灭菌是必须密闭进行,工作人员需经专业培训后方可上岗;环氧乙烷遇水后会形成有毒的乙二醇,故不可用于食品的灭菌;灭菌后的物品应放入解析器内清除残留环氧乙烷
过氧化氢	通过强大的氧化作用达到杀灭微生物的效果	可采用浸泡法和擦拭法,用3%过氧化氢溶液消毒时间为30 min。常用于消毒丙烯酸树脂制成的外科埋置物、不耐热的塑料制品、餐具、服装、隐形眼镜、饮水等或用于漱口、外科冲洗伤口等	过氧化氢应存放于阴凉通风处,使用前需测定有效含量;其稀释液不稳定,应现用现配;过氧化氢对有色织物有漂白作用,对金属有腐蚀作用;消毒效果受有机物影响,若消毒物品被血液、脓液污染,则适当延长消毒时间;因溶液有刺激性,使用时防止溅入眼内或皮肤黏膜上(一旦溅入需及时用清水冲洗)

续表 7-2

名称	作用机制	使用方法	注意事项
含氯消毒剂：常用的有液氯、漂白粉、漂白粉精、次氯酸钠和 84 消毒液	在水溶液中能放出有效氯，破坏细菌酶的活性而致菌体死亡	可采用浸泡法、擦拭法、喷洒法，适用于餐具、水、环境及疫源地等消毒。被细菌繁殖体污染的物品，用含有效氯 0.02% 的消毒液进行浸泡消毒，加盖浸泡 10 min 以上，不能浸泡的可进行擦拭；被肝炎病毒、结核杆菌、细菌芽孢污染的物品，用含有效氯 0.2% 的消毒液浸泡消毒 30 min 以上。一般物品表面可用含有效氯 0.05% 的消毒液均匀喷洒 30 min 以上；用含有效氯 0.2% 的消毒液均匀喷洒被肝炎病毒、结核杆菌污染的物品表面，时间 60 min 以上。0.5% 漂白粉溶液、0.5%~1% 氯胺溶液用于餐具、便器等消毒，浸泡时间为 30 min；1%~3% 漂白粉溶液、0.5%~3% 氯胺溶液用于喷洒或擦拭地面、墙壁或物品表面；将排泄物 5 份加含氯消毒剂干粉 1 份加以搅拌，放置 2~6 h。若是尿液，每 100 mL 加漂白粉 1 g 放置 1 h	消毒液应置于阴凉、干燥、通风处密封保存，减少有效氯的丧失；因溶液不稳定，宜现配现用；对织物有漂白作用、对金属有腐蚀作用，不宜用于有色衣物、金属制品及油漆家具的消毒

（2）中效消毒剂　能杀灭除细菌芽孢以外的细菌繁殖体、真菌，大部分病毒及其他微生物的化学制剂。如碘类、乙醇、复方氯己定等（表 7-3）。常用于受到细菌、真菌、病毒等非细菌芽孢污染的各类物品的消毒，人体体表消毒以及接触人体后可能对人体健康构成危害的物品的消毒，如体温计的消毒。

表 7-3　中效消毒剂

名称	作用机制	使用方法	注意事项
碘酊	使菌体蛋白质氧化、变性,导致其死亡。能杀灭大部分细菌、真菌、芽孢和原虫	2% 碘酊用于注射部位、手术、创面周围等的皮肤消毒,作用 1 min 后用 70% 乙醇脱碘;2.5% 碘酊用于脐带断端消毒,作用 1 min 后用 70% 乙醇脱碘	应加盖密封保存;对碘过敏者禁用;因刺激性强,不可用于黏膜的消毒;不能与汞溴红同用,防止产生碘化汞腐蚀皮肤;对金属有腐蚀性,不适用于金属器械的消毒;存放于密封瓶中
乙醇	使菌体蛋白凝固变性从而使菌体死亡,但对肝炎病毒及芽孢无效	70% 的乙醇杀菌力最强,常用于皮肤、物品表面的擦拭消毒及医疗器械的浸泡消毒,时间是 5～10 min 以上	乙醇易燃、易挥发,应远离明火,加盖保存,定期测定有效浓度;有刺激性,不宜用于黏膜和创面消毒
碘伏	是碘与表面活性剂结合的不定型结合物,能破坏细菌胞膜的通透性屏障,使蛋白质漏出或与细菌酶蛋白发生碘化反应而使之失活	可采用浸泡法、擦拭法和冲洗法消毒皮肤和黏膜。0.05～0.1% 碘伏溶液浸泡消毒,时间 30 min;0.5～2% 碘伏溶液擦拭消毒,擦 2 遍,作用时间 2～3 min;0.05% 碘伏溶液冲洗伤口黏膜和阴道黏膜,时间 3～5 min	应置于阴凉处、防潮、密封保存;因碘伏稀释后稳定性较差,应现用现配;若待消毒物品上有大量有机物,应适当延长消毒时间或提高药物浓度;碘伏对二价金属制品有腐蚀性,不宜做相应金属物品的消毒

（3）低效消毒剂　只能杀灭细菌繁殖体(结核分枝杆菌除外)、亲脂病毒和某些真菌的化学制剂,如氯己定(洗必泰)、苯扎溴胺(新洁尔灭)等(表 7-4)。适用于受到细菌繁殖体、亲脂病毒污染的物品消毒或体表的清洁卫生处理。

表 7-4　低效消毒剂

名称	作用机制	使用方法	注意事项
氯己定(洗必泰)	通过破坏细胞膜、抑制酶活性,使细胞膜破裂。具有抑菌杀菌作用,能杀灭细菌繁殖体,但不能杀死芽孢、病毒和分枝杆菌	可采用冲洗法和擦拭法,常用于外科洗手消毒、手术部位的皮肤、黏膜消毒。0.05～0.1% 氯己定水溶液用于冲洗膀胱、阴道、伤口黏膜创面,预防和控制感染;4% 氯己定乙醇溶液用于擦拭手术和注射部位的皮肤,擦 2 遍,作用时间 2 min	氯己定易受有机物影响,使用前应先对消毒部位进行清洁;不可用于外科手术器械的消毒;对阴离子表面活性剂有拮抗作用,故不能与洗衣粉、肥皂等同用

续表7-4

名称	作用机制	使用方法	注意事项
苯扎溴铵（新洁尔灭）	能够破坏细胞膜使菌体自溶死亡	0.1%用于皮肤消毒，0.05%用于黏膜消毒	苯扎溴铵对铝制品有破坏作用,不能盛放于铝制容器内;因有吸附作用,不应在溶液内放置毛巾、纱布等;对阴离子表面活性剂有拮抗作用,故不能与洗衣粉、肥皂等同用

三、医院清洁、消毒、灭菌工作

（一）医用物品对人体的危险性分类

医用物品对人体的危险性是指物品被污染后对人体造成危害的程度。按其危害程度可分为3类:

1.高度危险性物品　高度危险性物品是指穿过皮肤或黏膜而进入无菌组织或器官内部的器材,或是与破损的皮肤、组织、黏膜密切接触的器材和用品。如穿刺针、输液器材、输血器材、注射用的液体和药物、血液和血液制品、手术器械和用品、导尿管、脏器移植物、活体组织检查钳、透析器、膀胱镜和腹腔镜等。

2.中度危险性物品　中度危险性物品是指仅和破损皮肤、黏膜接触,而不进入无菌组织内的物品。如压舌板、体温表、喉镜、气管镜、胃肠道内窥镜、呼吸机管道、麻醉机管道、避孕环和子宫帽等。

3.低度危险性物品　低度危险性物品虽有微生物污染,但在一般情况下对人体无害,只有当受到一定量的病原微生物污染才会造成危害。此类物品直接或间接与健康完整的皮肤接触,包括病人、医护人员、生活卫生用品及医院环境中的物品。如地面、墙壁、餐具、茶具、毛巾、面盆、桌面、床面、被褥、痰盂(杯)、便器及一般诊断用品(听诊器、听筒、血压计袖带等)。

（二）选择消毒灭菌方法的原则

1.应使用经卫生行政部门批准的消毒药品和器械,并严格按照批准使用的范围和方法使用。

2.根据污染物品的微生物的种类、数量和危害性选择恰当的消毒、灭菌方法。

3.根据物品的性质选择合适的消毒灭菌方法:①物品表面消毒应考虑物品表面的性质。若表面光滑,可选用紫外线消毒器近距离照射,或用液体消毒剂进行擦拭。②耐高温、耐湿的物品应首选压力蒸汽灭菌法;耐高温、不耐湿的粉剂、油剂、玻璃器材可用干热灭菌法。③不耐热、不耐湿和贵重物品,可采用环氧乙烷或低温蒸汽甲醛气体消毒、灭菌。④器械浸泡消毒时,应采用对金属无腐蚀性的消毒剂。

4.根据物品被污染后的危害程度选择适当的消毒或灭菌法:①高度危险性物品,必须进行灭菌处理;②中度危险性物品,常用中效或高效消毒法,但消毒要求并不相同。如体温计、内窥镜等必须进行高效消毒法消毒;③低度危险性物品,一般采用低效消毒法或只做一般清洁处理。

(三)消毒灭菌的基本程序

普通病人使用过的物品,应先清洗干净再消毒。若是被甲类传染病、结核、肝炎、艾滋病、炭疽病等病人的分泌物、排泄物、血液等污染的物品,应先消毒再清洗,并且在使用前根据物品危险性的种类,选择恰当的消毒灭菌法进行处理。

(四)医院日常的清洁、消毒、灭菌

1. 医院环境的清洁消毒　医院环境的清洁与消毒是控制医院感染的基础。病人、带菌者排出的病原微生物常可污染医院环境,从而使医院环境成为感染的媒介。因此为了保持医院环境的清洁,不仅要做好环境的清洁卫生,定时通风并用消毒液擦拭地面、门窗、家具,还要做好环境的空气消毒。

(1)Ⅰ类环境的空气消毒　Ⅰ类环境采用层流通风,要求空气中的细菌总数≤10 cfu/cm^3.应用于层流洁净病房和层流洁净手术室。

(2)Ⅱ类环境的空气消毒　Ⅱ类环境可采用静电吸附式空气消毒器消毒或循环风紫外线空气消毒器消毒,要求空气中的细菌总数≤200 cfu/cm^3.应用于供应室无菌区、普通手术室、产房、婴儿室、早产儿室、重症监护室、烧伤病房和普通保护性隔离室。

静电吸附式空气消毒器:采用静电吸附的原理,配加过滤系统,可过滤和吸附空气中的带菌尘埃以及微生物,能够在有人的房间进行空气消毒。循环风紫外线空气消毒器:采用低臭氧紫外线灯,能使消毒环境中的臭氧浓度低于0.2 mg/m^3,开机30 min后可达到消毒要求,并且对人体无害,可在有人的房间进行空气消毒。

(3)Ⅲ类环境的空气消毒　Ⅲ类环境要求空气中的细菌总数≤500 cfu/cm^3,除可采用静电吸附式空气消毒器消毒或循环风紫外线空气消毒器外,还可采用臭氧消毒、紫外线消毒、过氧乙酸、含氯消毒剂熏蒸或喷雾消毒。应用于注射室、换药室、治疗室、儿科病房、妇产科检查室、急诊室、供应室清洁区、化验室、各类普通病房和诊室。

2. 被服类消毒　针对不同的物品可采取不同的方法进行消毒。

(1)各科病人用过的被服可送到被服室经环氧乙烷灭菌后,再送至洗衣房清洗备用。其中,传染病病人或感染病人的被服应与普通病人的被服分开清洗和消毒。

(2)工作人员的工作服及值班室被服应与病人的被服分开清洗和消毒。

(3)棉胎、毯子、枕芯、床垫可用日光暴晒法或紫外线消毒。

(4)婴儿衣被须单独洗涤,不可与其他衣被混洗。

(5)棉织品如普通病人的床单、病人衣服经一般洗涤后应高温消毒。

3. 清洁用具的使用与消毒

(1)抹布　在办公室、换药室、治疗室等地方应使用不同的抹布,不可混用。使用后置于0.025%有效溴的二溴海因消毒液中浸泡消毒30 min,清洗干净,晾干备用。

(2)扫床巾　扫床时采用湿扫法,一床一巾。使用后放于0.025%有效溴的二溴海因消毒液中浸泡消毒30 min,清洗干净,晾干备用。

(3)拖把　病区内的拖把应有明显标志,并按治疗室、换药室、办公室、病室、走廊、卫生间等不同房间严格分区使用;一般在病室、换药室、治疗室、办公室和走廊使用过的拖把,用清水冲洗后悬挂晾干备用;若病室、换药室、治疗室等地面被血液、分泌

物、呕吐物或排泄物污染,可先将适量的 0.1% 有效氯或有效溴的消毒剂倒在污染地面上,作用 30 min,再用拖把拖干净,然后将拖把用 0.05% 有效氯或有效溴消毒液浸泡 30 min,清洗干净,晾干备用。

4. 物体表面的消毒

(1)病室各类用品表面的消毒　病室内用品包括病床、床头柜、椅子等。一般情况下,只需进行日常的清洁卫生工作,每日用清洁的抹布擦拭各类用品表面 2 次即可除去灰尘和大部分微生物。当用品表面有特殊污染时,必须采取严格的消毒处理措施。

(2)墙面消毒　一般墙面污染不严重时不用消毒。当受到病原体污染时,可采用化学消毒剂擦拭或喷雾消毒。

(3)地面消毒　医院的地面容易被病人的呕吐物、排泄物或分泌物污染,由于人流量大,若不及时处理,极易造成病原微生物的传播。当地面无明显污染时,可采用湿式清扫,每日用清水或清洁剂拖地 1～2 次,即可清除地面污物和部分病原微生物。当地面受到病原微生物污染时,可采用 0.5% 有效氯或有效溴的消毒液擦拭地面或喷洒。

5. 医疗废物的消毒处理　根据《医疗废弃物管理条例》规定:"医疗废弃物是指医疗卫生机构在医疗、预防、保健以及其他相关活动中产生的具有直接或间接感染性、毒性以及其他危害性的废物。"医疗废弃物均有可能携带病原微生物,并对公众健康造成危害。因此,在 2002 年卫生部颁布的《消毒技术规范》中对污物消毒的方法、要求以及污物的处理均进行了规范。

(1)医疗废物的分类　对医院废弃物进行分类是有效处理医院污物的前提。医疗废弃物分为以下 6 类。①生活垃圾:是病人在日常生活中产生的垃圾或医院在运营、建筑物的维修中产生的废物。②感染性废弃物:是含有病原体的具有引发感染性疾病传播危险的医用垃圾,包括使用过的一次性注射器、输液器、输血器等,传染病病房及传染病病人的废弃物(排泄物、手术或感染伤口的敷料)。③病理性废弃物:是在诊疗过程中产生的人体废物(器官、组织、死胎、血液和体液)以及用于医学实验的动物尸体。④锋利物(锐器):是能割伤或刺伤皮肤的物品,包括针头、手术刀片、手术锯、皮下注射针、输液器、钉子及碎玻璃等。⑤药物性废弃物:是因过期、被污染或淘汰等而被废弃的药品。⑥放射性废弃物:是被放射性核素污染了的气体、液体或固体,以及放置在放射性物容器内的诊断剂和残余物。

(2)医疗废物的收集处理　根据 2002 年卫生部《消毒技术规范》的要求,医院内应设置 3 种以上颜色的污物袋用于污物的分类收集和处理。①污物的分类收集:黄色袋用于装医用垃圾(感染性废弃物),黑色袋用于装生活垃圾,有特殊标记的污物袋用于装放射性废弃物。使用的污物袋应不漏水,坚韧耐用,可首选降解塑料制成的污物袋。②建立严格的污物分类收集制度:所有废弃物都应放入相应颜色的污物袋(桶)中,并有专人负责及时分类、收集、封袋和运送,做好无害化处理。③锐器不应与其他废弃物混放:锐器用后必须安全无误地放入锐器盒中。高危区的医院污物应使用双层污物袋,并及时密封。放射性废弃物须放在适当的容器中防止扩散。④分散的污物要定时收集:污物袋每日从科室或病房运往指定的收集地点,在运送过程中需防止污物袋(箱)的泄漏。

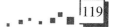

（3）一次性使用输液器、输血器、注射器等使用后的处理　①使用过的一次性输液器、输血器和注射器等物品必须及时消毒毁形，并由当地卫生部门指定的单位定点回收，集中处理。严禁随意丢弃或出售给其他非指定单位。②一次性输液器在使用后需先剪下针头部分，用0.1%的有效氯或有效溴的消毒液浸泡60 min以上，再放入专用的收集袋内。③采血后的一次性注射器、一次性输血器（袋）可放入专用收集袋直接焚烧。若不能采用焚烧法，须用含有效氯0.2%的消毒液浸泡60 min（针筒要打开）后再毁形处理。④使用后的一次性注射器最好使用毁形器进行毁形，然后用含0.1%有效氯的消毒液浸泡60 min以上再回收。没有接触人体的一次性注射器毁形后便可回收。⑤确定没有被污染的一次性医疗用品，如配置药物的针筒、输液袋（瓶）等，使用后不必浸泡消毒，只需毁形后即可。⑥医院必须建立定点回收制度，设专人负责回收工作。每个科室均应加强管理，严防人为流失。凡参与处理一次性医疗用品的人员必须经过培训合格并加强个人防护意识。

第三节　无菌技术

无菌技术是预防医院感染的一项重要而基础的技术，全体医护人员都必须严格遵守其操作原则和程序，以确保病人安全。是指在医疗和护理操作过程中，为防止一切微生物侵入人体或传播他人，保持无菌物品、无菌区域不被污染的一系列操作技术和管理方法。无菌物品是指经过物理的或化学的方法灭菌处理后，保持无菌状态的物品。无菌区是指经过灭菌处理后未被污染的区域。非无菌区是指未经灭菌处理或虽经灭菌处理但仍被污染的区域。

一、无菌技术操作原则

（一）操作前准备

1. 操作环境　应布局合理，宽敞、明亮、定期消毒；操作台要清洁、平坦、干燥，物品摆放有序；无菌操作前30 min停止清扫、更换床单等工作，减少人员走动，避免尘埃飞扬。

2. 医护人员　着装要符合无菌操作的要求，要修剪指甲并洗手，戴好口罩和帽子，必要时穿无菌衣、戴无菌手套。一般情况下口罩应4 h更换1次，潮湿的口罩易被污染故需及时更换。

（二）操作中准备

1. 进行无菌操作时要明确无菌区和非无菌区、无菌物品和非无菌物品。无菌物品一旦被污染或怀疑污染，必须立即更换或者重新进行灭菌。

2. 取用无菌物品时须用无菌持物钳或无菌镊子；取放无菌物品时，操作者应面向无菌区并与无菌区保持一定距离；操作者手臂应置于腰部或操作台面以上，不能接触无菌物品，亦不能跨越无菌区；任何人不得面向无菌区咳嗽、说笑或打喷嚏。

3. 为防止交叉感染，每一套无菌物品只能供一人使用。

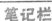

（三）无菌物品管理

1.无菌物品必须与非无菌物品分开摆放，并有明显标志。

2.无菌物品需存入于无菌包内或无菌容器内，切不可暴露于空气中。

3.无菌包或无菌容器应放置在清洁、干燥和固定的地方，其外须注明所放物品的名称、灭菌日期，并按失效日期的先后顺序摆放。

4.无菌包有效期为7 d,过期或受潮需重新灭菌；无菌物品一旦取出，即使未用也不能再放入无菌包或无菌容器中。

二、无菌技术基本操作

（一）无菌持物钳的使用

专门用于夹取或传递无菌物品的钳子(镊子)称为无菌持物钳(镊)。临床常用的可分为三叉钳、卵圆钳和长镊子、短镊子(图7-3)。

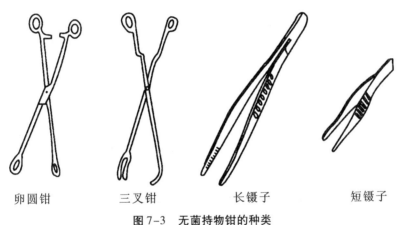

| 卵圆钳 | 三叉钳 | 长镊子 | 短镊子 |

图7-3 无菌持物钳的种类

【目的】

取放或传递无菌物品。

【评估】

1.操作区是否整洁、宽敞、安全；操作台是否清洁、干燥、平坦。

2.根据夹取物品的种类选择使用不同的持物质钳。

(1)卵圆钳用于夹取刀、剪、钳、镊及治疗碗、弯盘等,但不宜夹取较大物品。

(2)三叉钳用于夹取盆、盒、罐、瓶等较重物品。

(3)镊子用于夹取棉签、纱布、针头、缝针等物品。

3.无菌持物钳目前在临床主要采用干燥保存法，也可采用湿式保存法(图7-4)。

4.无菌物品及无菌持物钳放置是否合理。

【计划】

1.护士准备　着装整洁,剪指甲,洗手,戴口罩。

2.用物准备　需要夹取或传递的无菌物品；无菌持物钳及无菌存放容器。

3.环境准备　操作区整洁、宽敞、安全；操作台清洁、干燥、平坦。

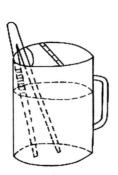

图7-4 无菌持物钳湿式保存法   图7-5 无菌持物钳的取放

【实施】

1. 操作流程 见表7-5。

表7-5 无菌持物钳使用

操作步骤	操作要点
1. 查看有效期	●检查名称、灭菌有效期、灭菌标识
2. 取钳	●打开盛放无菌持物钳的容器盖,操作者手固定在持物钳上1/3部,将其移至容器中央,闭合钳端,垂直取出(图7-5)。取用时,持物钳不可触及容器口边缘及液面以上的容器内壁,以防污染
3. 使用	●使用时始终保持钳端向下,在腰部以及视线范围内活动,不可倒转
4. 放钳	●使用后闭合钳端,垂直放入容器内
5. 注明时间	●注明打开日期、时间并签名,有效期4 h

2. 注意事项

（1）干燥保存法时,使用前开无菌包,每4 h更换1次。

（2）湿式保存法时,持物钳浸泡在内盛消毒液、底部垫纱布的有盖容器内,容器深度与钳的长度比例适合,消毒液应浸没无菌持物钳关节轴上2~3 cm(或镊子长度的1/2处),每个容器只能放置一把无菌持物钳。根据使用频率情况,每周清洁、消毒2次或每天更换消毒液。

（3）无菌持物钳只能夹取无菌物品,不可夹取非无菌物品、油纱布等;只能用于取放和传递无菌物品,不能用于换药或消毒皮肤,以免被污染。

（4）使用时不得在空气中暴露时间过长;如需远距离夹取物品需将持物钳放回容

器内一同移动,就近使用。

（5）一旦持物钳被污染或怀疑被污染,不得再使用或放回原处,需要重新灭菌。

【评价】

1. 操作者衣帽穿戴整齐,洗手,戴口罩。

2. 取放持物钳时钳端向下、垂直、闭合,用后及时放回容器,并打开轴节;使用时钳端保持向下,未触及非无菌区域。

（二）无菌容器的使用

无菌容器是指用于盛放无菌物品并保持其无菌状态的容器。包括有盖无菌容器和无盖无菌容器。

【目的】

盛放无菌物品并保持无菌状态。

【评估】

1. 操作区是否整洁、宽敞、安全;操作台是否清洁、干燥、平坦。

2. 根据所盛放物品的种类选择合适的无菌容器。常用的无菌容器有无菌盒、罐、盘、缸和储槽等。

3. 无菌物品摆放是否合理。

【计划】

1. 护士准备　着装整洁,剪指甲,洗手,戴口罩。

2. 用物准备　无菌持物钳、盛放无菌物品的容器。

3. 环境准备　操作区是否整洁、宽敞、安全;操作台清洁、干燥、平坦。

【实施】

1. 操作流程　见表7-6。

表7-6　无菌容器使用

操作步骤	操作要点
1. 查看有效期	●检查无菌物品名称、灭菌有效期、灭菌标识
2. 打开容器	●容器盖内面向上置于桌面上(图7-6)或拿在手中,注意盖子不得在容器上方直接翻转,手不可触及盖的内面,防止污染
3. 取出无菌物品	●用无菌持物钳从无菌容器内夹取无菌物品,注意不可触及容器的边缘及内面
4. 盖无菌容器	●取物后,立即将容器盖盖严,避免无菌物品在空气中暴露时间过久
5. 注明时间	●注明打开日期、时间并签名,有效期24 h

2. 注意事项

（1）移动无菌容器时,应托住容器底部(图7-7),手不可碰及无菌容器内边缘。

（2）无菌物品一经取出,无论是否使用均不得再放回无菌容器内。

（3）无菌容器应定期消毒灭菌,一经打开,使用时间不得超过24 h。

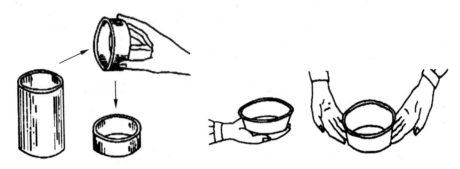

图7-6 打开无菌容器   图7-7 手持无菌容器

【评价】

1. 操作者衣帽穿戴整齐,洗手,戴口罩。

2. 无菌物品、无菌容器、无菌持物钳等无菌用具未被污染。

(三)无菌包的使用

无菌包是指用无菌包布包裹无菌物品,并使之保持无菌状态的包裹。无菌包的包布多使用致密、质厚、未脱脂的双层棉布制成。

【目的】

保持包内物品的无菌状态,供无菌操作时使用。

【评估】

1. 操作区是否整洁、宽敞、安全;操作台是否清洁、干燥、平坦。

2. 根据操作目的准备无菌包,灭菌后使用。

3. 无菌物品摆放是否合理。

【计划】

1. 护士准备　着装整洁,剪指甲,洗手,戴口罩。

2. 用物准备　无菌持物钳、无菌容器或无菌区域、无菌包(内放无菌治疗巾、敷料及器械等)、治疗盘、化学指示胶带、小纸条、签字笔。

3. 环境准备　操作区整洁、宽敞、安全;操作台清洁、干燥、平坦。

【实施】

1. 操作流程　见表7-7。

表7-7　无菌包使用

操作步骤	操作要点
▲无菌包包扎方法 (图7-8)	
（1）放入物品	●将待消毒物品放入包布中央。无菌包包布一般选用质厚、致密、未脱脂的双层棉布制成
（2）包扎	●将包布近侧一角向上完全盖住物品，再盖好左右两角，最后一角遮盖后贴好化学指示胶带
（3）贴上标签	●贴上注有物品名称、灭菌日期的标签，灭菌后备用
▲无菌包打开方法	
（1）查看有效期	●检查无菌包的名称、灭菌有效期、灭菌标识，无潮湿或破损
（2）打开无菌包	●将无菌包置于清洁、干燥处，揭开化学指示胶带。打开无菌包外角，再依次揭开左右两角，最后打开内角
（3）取无菌物品	●用无菌持物钳夹取所需的无菌物品，放在准备好的无菌区域内。若需一次取出包内所有用物，可将无菌包托在手上打开，另一手打开并抓住包布四角，稳妥地将包内物品放入无菌区域内（图7-9）
（4）无菌包回包	●当无菌包内的物品一次取用不完时，可按原折痕包好，注明开包日期、时间并签名，有效期24 h

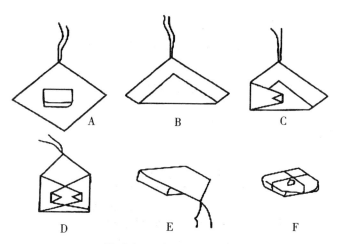

图7-8　无菌包包扎方法

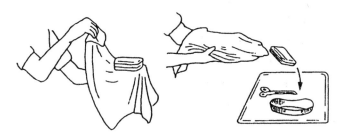

图7-9　一次性取出无菌包内物品

2.注意事项

(1)打开无菌包时,手不可触及包布的内面,手臂不能越过无菌区域。

(2)无菌物品一经取出,即便未被污染也不得再放入包中。

(3)无菌包打开后要尽快包好,以免暴露过久被污染,其内无菌物品有效时间为24 h。

(4)无菌包内灭菌物品有效期为7 d,如果包内物品超过有效期、被污染或包布受潮,需重新灭菌。

【评价】

1.操作者衣帽整齐,洗手,戴口罩。

2.打开、包扎无菌包时手未触及包布内面及包内物品;包扎无菌包方法正确,松紧适度。

3.开包日期和时间标注清晰、准确。

(四)无菌溶液的取用

【目的】

供无菌护理操作使用。

【评估】

1.操作环境是否整洁、宽敞。

2.根据操作要求准备无菌溶液。

【计划】

1.护士准备　着装整洁,剪指甲,洗手,戴口罩。

2.用物准备　无菌溶液、启瓶器、弯盘,盛放无菌溶液的容器,治疗盘内备消毒溶液、棉签、签字笔。

3.环境准备　操作区整洁、宽敞、安全;操作台清洁、干燥、平坦。

【实施】

1.操作流程　见表7-8。

表7-8　无菌溶液取用

操作步骤	操作要点
1.核对检查	●检查无菌溶液的药名、浓度、剂量及有效期,瓶盖有无松动,瓶身瓶底有无裂痕,溶液有无浑浊、沉淀、变色及絮状物
2.开启瓶塞	●用启瓶器除去外盖,消毒瓶塞,待干后打开瓶塞。手不可触及瓶口及瓶塞内面
3.倒取溶液	●手握瓶签侧,倒出少量溶液旋转冲洗瓶口,再由原处倒出溶液至无菌容器内(图7-10)
4.盖盖	●倒毕,塞进瓶塞,消毒瓶塞边缘后盖好。
5.注明日期	●注明开瓶日期、时间并签名,有效期24 h

2.注意事项

（1）不可将物品伸入无菌溶液瓶内蘸取溶液。

（2）倒无菌溶液时,瓶口不可触及无菌容器,不可使溶液溅出。

（3）已倒出的溶液,无论是否使用均不得再倒回瓶内。

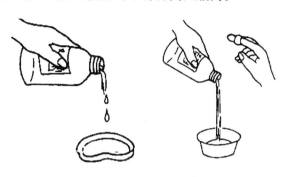

图 7-10　取用无菌溶液

【评价】

1.操作者衣帽整齐,洗手,戴口罩。

2.取出及剩余溶液均未被污染;瓶口未污染、瓶签未溅湿、液体无溅洒现象。

（五）铺无菌盘

通过铺无菌治疗巾,形成一无菌区域用于无菌操作。

【目的】

根据治疗需要放置无菌物品。

【评估】

1.操作区是否整洁、宽敞、安全;操作台是否清洁、干燥、平坦。

2.根据操作目的准备合适用品,检查无菌治疗巾是否在有效期内。

【计划】

1.护士准备　着装整洁,剪指甲,洗手,戴口罩。

2.用物准备　无菌持物钳、无菌包（内有无菌治疗巾）、无菌物品、治疗盘、标签、签字笔等。

3.环境准备　操作区整洁、宽敞、安全;操作台清洁、干燥、平坦。

【实施】

1.操作流程　见表7-9。

表 7-9　铺无菌盘

操作步骤	操作要点
1.核对检查	●检查无菌包的名称、灭菌有效期、灭菌标识,有无潮湿或破损
2.开包	●打开无菌包,用无菌持物钳夹取一块无菌治疗巾置于治疗盘中

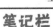

续表7-9

操作步骤	操作要点
3.铺盘	
▲单层底铺盘法	●双手捏住无菌治疗巾外层两角,轻轻抖开,双折铺于治疗盘上,再将上层扇形折叠于治疗盘上部,边缘朝外(图7-11)
▲双层底铺盘法	●双手捏住无菌治疗巾外层两角,轻轻抖开,从远到近三折成双层底,将上层扇形折叠于治疗盘上部,边缘朝外(图7-12)
4.放入无菌物品	●根据需要,将无菌物品置于无菌治疗巾内
5.合盘	●双手捏住反折治疗巾两角的外面,向下拉开将无菌物品覆盖,并对齐治疗巾边缘。单层底法的开口处向上折两次,两侧边缘向下折一次
6.注明日期	●取标签注明铺盘日期、时间并签名,有效期4 h

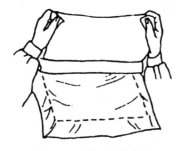

图7-11　单层底铺盘法

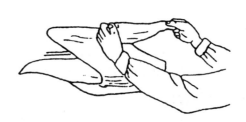

图7-12　双层底铺盘法

2.注意事项

(1)无菌盘应清洁干燥,避免潮湿污染无菌巾。

(2)手不可触及治疗巾的内面(无菌面)。

(3)操作时,操作者身体和非无菌物品应与无菌盘保持适当距离,不可跨越无菌区。

(4)备好的无菌盘应尽早使用,有效期4 h。

【评价】

1.操作者衣帽整齐,洗手,戴口罩。

2.无菌物品及无菌区未被污染;无菌巾内物品摆放有序,方便使用;铺盘时间记录及时、准确。

(六)无菌手套的使用

【目的】

在医疗护理操作中确保无菌条件。

【评估】

1.操作区是否整洁、宽敞、安全;操作台是否清洁、干燥、平坦。

2.根据需要选择合适型号手套,查看有效期。

【计划】

1.护士准备　着装整洁,剪指甲,洗手,戴口罩,取下手表。

2. 用物准备　无菌手套、弯盘。

3. 环境准备　操作区整洁、宽敞、安全;操作台清洁、干燥、平坦。

【实施】

1. 操作流程　见表 7-10。

表 7-10　无菌手套使用

操作步骤	操作要点
1. 核对检查	●检查无菌手套号码、灭菌有效期及包装是否完整、干燥
2. 打开手套包	●取出滑石粉涂擦双手,注意勿将滑石粉洒落在手套上或无菌区内
3. 戴手套	●防止手套外面(无菌面)触及任何非无菌物品
▲一次性提取法 （图 7-13）	●两手同时掀开手套袋开口处,分别捏住两只手套的反折部分(非无菌面),将手套一次取出。戴手套时先将两只手套五指对准,先戴一只手,再用戴好手套的手指插入另一只手套的反折内面(无菌面),同法戴好
▲分次提取法 （图 7-14）	●一手掀开手套袋开口处,另一手捏住一只手套的反折部分(非无菌面),取出手套并对准五指戴上;未戴手套的手掀起另一只袋口,再以戴好手套的手指插入另一只手套的反折内面(无菌面),取出手套,同法戴好
4. 调整手套	●将手套套在袖口外面,双手交叉使手指与手套贴合并检查是否漏气
5. 脱手套	●操作后一手捏住另一手套的腕部外面,将手套内面向外翻转脱下,避免强力拉扯;再以脱下手套的手插入另一手套内,将其翻转脱下,放入医用垃圾袋内

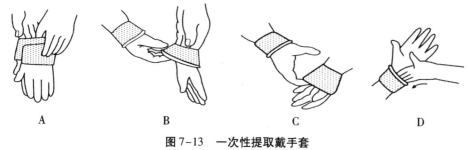

A　　　　　　B　　　　　　C　　　　　　D

图 7-13　一次性提取戴手套

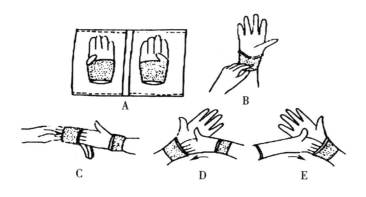

图 7-14　分次提取戴手套

2.注意事项

(1)修剪指甲以防刺破手套,同时选择适合手掌大小的手套尺码。

(2)已戴手套的手不可触及未戴手套的手及另一手套的内面(非无菌面)及未戴手套的手;未戴手套的手不可触及手套的外面。

(3)戴手套后双手应保持在腰或操作台面以上的视线范围内活动,若手套有破损或污染应立即更换。

(4)护理不同病人之间应更换手套;戴手套不能代替洗手,必要时需进行手消毒。

【评价】

1.操作者衣帽整齐,洗手,戴口罩。

2.操作始终保持在腰部以上、肩部以下区域和操作台面上进行。

3.戴、脱手套时无强行拉扯,手套未被污染。

4.滑石粉未洒落于手套上和无菌区域。

第四节　隔离技术

隔离技术是预防医院感染的一项重要措施,医护人员必须严格遵守隔离原则,规范执行隔离技术,并对病人及其家属进行宣传和教育,使其配合各种隔离措施,达到隔离目的。

一、隔离的概念与基本知识

1.隔离的概念　隔离是将传染病病人、高度易感人群安置在指定地点或特殊环境中,暂时避免周围人群与其接触。隔离技术是按照隔离原则和各种传染病的不同消毒要求制订的护理措施,其目的是控制传染源,切断传染途径,防止病原体向外传播,保护易感人群。对易感人群采取保护性的隔离措施,可以使其免受感染。

2.隔离的基本知识

(1)工作区域的划分　①清洁区:凡未和传染病病人直接接触,未被病人血液、体液和病原微生物等污染的区域为清洁区。如医务人员的更衣室、值班室、配餐室、卫生间等。②潜在污染区:凡有可能被传染病病人血液、体液和病原微生物污染的区域为半污染区,也称半污染区。位于清洁区与污染区之间,如医务人员的办公室、治疗室、护士站、医疗器械处置室、病区内的走廊等。③污染区:凡被传染病或疑似传染病病人直接接触,或被其血液、体液、分泌物、排泄物污染物品暂存和处理的区域均为污染区。如病房、污物间、处置室以及病人入院、出院处理室等。

(2)传染病区隔离单位的设置　传染病区应设在医院相对独立的区域,远离食堂、水源和其他公共场所。设单独出入口,分清洁区、潜在污染区、污染区,配置非手触式开关的流动水洗手池和消毒剂。对传染病病人按以下情况隔离:①同种感染性疾病、同种病原体感染病人可安置于一室,不同种类的传染病病人应分室安置;②烈性传染病、未被确诊、混合感染或危重病人要单独安置。

二、隔离的原则

1. 医院建筑布局合理，符合隔离环境要求　医院传染病区的设计和服务流程符合医院感染控制要求，区域划分明确，标识清楚，可有效防止病原微生物的扩散和污染。

2. 隔离标志明显，卫生设备完善　隔离病区标识清楚，设有工作人员和病人各自独立的出入口；隔离种类在病室或病床前悬挂提示卡，门处放消毒脚垫，设隔离衣悬挂架（柜或壁橱），备隔离衣、帽子、口罩、鞋套以及手消毒物品等。

3. 严格执行服务流程　保证洁、污分开，防止因人员流程、物品流程交叉而导致污染：①工作人员进入污染区时，应按规定戴帽子和口罩、穿隔离衣，必要时穿隔离鞋，备齐所需物品，有计划地集中执行各种护理操作；②污染区的物品未经消毒处理，不得带到他处；③病人及病人接触过的物品不得进入清洁区；④各类检验标本应放在指定的存放盘或存放架上；⑤病人或穿隔离衣的工作人员通过走廊时，不得接触墙壁、家具等；⑥严格执行探视制度，探视人员进出隔离区域应根据隔离种类采取相应的隔离措施；⑦离开隔离病区前脱隔离衣、鞋，并消毒双手，脱帽子、口罩。

4. 病室环境管理　①隔离病室每日进行空气和物品表面的消毒，根据隔离种类确定消毒的频率。②病人接触过或落地的物品均视为感染，需经消毒后方可他人使用；病人的衣物、钱币、信件等消毒后可交由家属带回。③病人的生活用品如脸盆、痰杯、餐具、便器个人专用，每周消毒；衣服、床单、被套等消毒后清洗；床垫、被褥等定期消毒；排泄物、分泌物、呕吐物须经消毒处理后方可排放。④送出病区处理的物品可分类置于黄色污物袋内并做明显标记。

5. 实施隔离教育　对医务工作者、病人、陪探人员定期开展隔离与防护知识的教育，并严格按要求执行；帮助病人减轻因隔离而产生的恐惧、孤独、自卑等心理，及时解决提出的具体问题。

6. 解除隔离的标准　病人已度过隔离期或传染性分泌物三次培养结果均为阴性，医生开出医嘱后可以解除隔离。

7. 终末消毒处理　对出院、转科或死亡病人及其用物、所住病室和医疗器械等进行的消毒处理。包括病人的终末处理、病室和物品的终末处理。

（1）病人的终末处理　病人出院或转科前应沐浴，换清洁衣服，个人用物经消毒后才可带出隔离区；若病人死亡，原则上衣物一律焚烧，尸体用中效以上消毒剂进行擦拭，并用浸透消毒液的无菌棉球填塞口、鼻、耳、阴道、肛门等孔道，一次性尸单包裹后放入有"传染"标记的尸袋内再送太平间。

（2）病室和物品的终末处理　关闭病室门窗、打开床旁桌和衣柜门、摊开棉被、竖起床垫和枕芯，用消毒液熏蒸、紫外线照射消毒；消毒后打开门窗，用消毒液擦拭家具、地面；被服类消毒处理后再清洗（表7-11）。

表 7-11　终末消毒处理

类别	物品	消毒方法
病室	空间、地面、墙壁及家具	消毒剂、喷雾、擦拭消毒
日常用品	餐具、茶具、药杯	消毒剂熏蒸、浸泡、煮沸消毒
	书报、信笺、票证、钱币	甲醛熏蒸、环氧乙烷气体消毒
被服类	布类、衣服	环氧乙烷消毒、熏蒸、日光暴晒
其他	枕芯、被褥、毛纺织品	漂白粉消毒,痰盛于纸盒内焚烧
	排泄物、分泌物、剩余食物	煮沸 30 min 后倒掉
医疗用品	医疗用金属、搪瓷、橡胶及玻璃制品	漂白粉消毒、过氧乙酸浸泡
	血压计、听诊器、手电筒	甲醛熏蒸、环氧乙烷气体消毒
	便盆、痰盂	消毒剂浸泡
	垃圾	集中处理焚烧

三、隔离的种类与措施

根据传染病不同的传播途径可以采取不同的措施进行隔离,并以切断传播途径为制订措施的依据。隔离方式可分为:

1. 严密隔离　严密隔离适用于经飞沫、分泌物、排泄物直接或间接传播的烈性传染病,如鼠疫、霍乱等。凡传染性强、死亡率高的传染病均采取严密隔离。严密隔离的措施包括:①病人住单人病室并挂明显标志,室内用具力求简单、耐消毒,通向走廊的门窗须关闭。禁止病人出病室,并禁止探视与陪护。②接触病人时,要戴口罩和帽子,穿隔离衣和隔离鞋,必要时戴手套。③病人的分泌物、呕吐物和排泄物,以及所用物品应严格消毒处理。污染敷料装入专用袋并标记,须集中焚烧。④室内空气及地面用消毒液喷洒或紫外线照射消毒,每天 1 次。

2. 呼吸道隔离　呼吸道隔离主要用于防止通过空气中的飞沫传播的传染病,如流行性感冒、肺结核、百日咳、流脑等。隔离措施包括:①同一病原菌感染者可同住一室,有条件时尽量使隔离病室远离其他病室,病室通向走廊的门窗要关闭;②进入病室需要佩戴干燥口罩,必要时穿隔离衣,病人离开病室也需要戴口罩,以防户外传播;③室内空气用紫外线照射或消毒液喷洒消毒,每天 1 次;④为病人准备专用痰杯,口鼻分泌物需经消毒处理后方可倾倒。

3. 肠道隔离　肠道隔离用于因病人的排泄物直接或间接污染了食物或水源而引起传播的疾病,如细菌性痢疾、伤寒、甲型肝炎等。隔离措施包括:①不同病种病人宜分室居住,如同居一室,须做好床边隔离并贴显著标志,病人之间不得互相交换物品;②病室应配备防昆虫物品,做到无蚊蝇、无鼠、无蟑螂;③接触不同病种病人时需分别穿隔离衣,接触污染物需戴手套;④病人的食具、便器各自专用,并要严格消毒,剩余的食物或排泄物经消毒处理后方能倾倒;⑤被粪便污染的物品要随时装袋,做好标记后集中进行消毒或焚烧。

4. 接触隔离　接触隔离用于经体表或伤口直接或间接接触而感染的疾病,如破伤风、气性坏疽等。隔离措施包括:①病人应住单人病室,不许接触其他人;②接触病人时需穿隔离衣,戴口罩、帽子、手套,手或皮肤有破损的工作人员应避免接触病人,必须接触时需戴手套防护;③凡病人接触过的一切物品,如被单、衣物、换药器械均要严格灭菌,然后再进行清洗、消毒或灭菌;④被病人污染的敷料应装袋标记后集中焚烧处理。

5.血液-体液隔离 血液-体液隔离用于预防由于直接或间接接触传染性血液或体液而传播的疾病,如艾滋病、乙型肝炎、梅毒等。隔离措施包括:①同种病原体感染者可同室隔离,必要时单人隔离;②接触病人血液或体液时应戴口罩、手套、护目镜,工作服有污染可能时需穿隔离衣;③要严防注射针头或利器刺破皮肤,若手被血液、体液污染或可能污染,应立即用消毒液洗手;④被血液或体液污染的物品,应装袋标记后集中消毒或焚烧,病人用过的针头应放入防水、防刺破并有标记的硬容器内焚烧处理;⑤被血液或体液污染的室内表面物品,立即用消毒液擦拭或喷洒。

6.昆虫隔离 昆虫隔离用于以昆虫为媒介而传播的疾病,如乙型脑炎、流行性出血热、疟疾、斑疹伤寒等。要根据传播疾病昆虫的类型来确定隔离措施,如防蚊蝇的纱门、纱窗、蚊帐、灭虱、灭鼠的药物和设备等。

7.保护性隔离 保护性隔离也称反向隔离,用于抵抗力低或极易感染的病人,如严重烧伤、早产儿、白血病、脏器移植及免疫缺陷等。隔离措施包括:①设专用隔离室,如无菌层流室或无菌舱,或者病人住单人病室;②病室内空气、地面、家具等均应严格消毒,保持通风换气;③工作人员每次进入病室,均应穿灭菌后的隔离衣及拖鞋,戴帽子、口罩及手套;④未经消毒处理的物品不得带入隔离区,接触病人前、后均应洗手;⑤探视者应采取相应的隔离措施,患呼吸道疾病者或咽部带菌者(包括工作人员)均应避免接触病人。

四、常用隔离技术

(一)帽子、口罩的使用

【目的】

保护医护人员和病人,避免飞沫污染无菌物品或清洁物品,防止医护人员的头屑飘落、头发散落,并防止病原微生物附着在头发上被污染。

【评估】

1.病人患病种类、手的污染程度。

2.病人及家属对隔离要求的理解程度。

【计划】

1.护士准备 着装整洁,洗手。

2.用物准备 口罩、帽子及污物袋。

3.环境准备 操作区域清洁、明亮、宽敞。

【实施】

1.操作流程 见表7-12。

表7-12　帽子、口罩使用

操作步骤	操作要点
1.戴帽子	●将全部头发塞入帽内(图7-15)
2.戴口罩	●口罩应盖住口鼻及下巴,避免用污染的手触摸口罩
3.脱口罩	●口罩取下后,将污染面向内折叠,放入口袋中或塑料袋内,不得挂于胸前

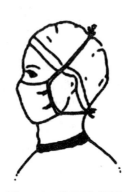

图7-15　戴口罩、帽子

2.注意事项

(1)帽子应大小合适,能够遮盖全部头发。

(2)纱布口罩应每天更换、消毒,一旦污染或潮湿应立即更换;一次性口罩使用时间不得超过4 h。

【评价】

1.戴、脱口罩和帽子的方法正确。

2.口罩不戴时未悬挂于胸前。

3.能够保持口罩和帽子的清洁、干燥,及时更换。

(二)洗手及手的消毒

【目的】

保护医护人员并防止感染和交叉感染的发生;防止无菌物品和清洁物品被污染。

【评估】

1.病人患病种类、手的污染程度和隔离种类。

2.病人及家属对隔离要求的理解程度。

【计划】

1.护士准备　着装整洁,取下手表,将衣袖卷至肘关节以上。

2.用物准备　洗手池设备、消毒液、清水、消毒刷、洗手液、毛巾或纸巾等。

3.环境准备　操作区域清洁、明亮、宽敞。

【实施】

1.操作流程　见表7-13。

表7-13　洗手及手的消毒

操作步骤	操作要点
▲"七步"洗手法	●适用于各种操作前后双手的清洁
（1）调节水流	●打开水龙头（最好是感应式或可用肘、脚、膝控制的），调节水流后湿润双手，关闭水龙头
（2）洗手	●取洗手液均匀涂抹掌心、手背和指缝，认真揉搓双手及腕上10 cm（图7-16），持续时间不少于15 s
（3）流水冲洗	●打开水龙头，用流水冲净双手
（4）擦手	●用擦手纸或毛巾擦干双手
▲刷手法	●适用于操作后手的消毒
（1）调节水流	●打开水龙头，调节水流后湿润双手，关闭水龙头
（2）刷洗	●用手刷蘸取洗手液或肥皂液，按前臂、腕部、手背、手掌、手指、指缝、指甲顺序刷洗30 s。用流水冲洗后，换刷同法刷洗另一只手。反复2次，共刷2 min
（3）擦手	●用流水冲净双手后，关闭水龙头，用干手器或消毒毛巾将手擦干
▲涂擦消毒法	
（1）消毒手	●取消毒液涂擦双手，以手掌对手掌、手背对手掌、指尖对手掌、两手指缝相互对搓的方法进行消毒，每一步骤来回3次，涂擦2 min
（2）待干	●双手自然晾干

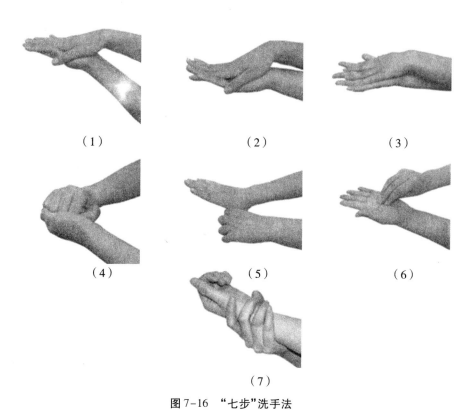

（1）　　　　　（2）　　　　　（3）

（4）　　　　　（5）　　　　　（6）

（7）

图7-16　"七步"洗手法

2. 注意事项

(1) 冲洗时应调节合适的水流,避免水流过大而污湿工作服。

(2) 洗手时注意将指尖、指缝、指关节、拇指等处清洗干净。

(3) 洗手时腕部应低于肘部,指尖向下,身体切勿触碰水池。

(4) 刷手时刷洗范围应超过被污染的范围;接触传染病病人及其分泌物、污染物或排泄物后要立即进行手消毒。

(5) 洗手液应定时更换,洗手刷应每日消毒。

【评价】

1. 洗手液消毒方法正确。

2. 洗手时水未污湿隔离衣,身体未触碰水池。

3. 洗手时间充足。

4. 洗手液定时更换,洗手剂每日消毒。

(三) 避污纸的使用

避污纸是在进行简单的隔离操作时,为了保持双手或物品不被污染,省略手的消毒程序而使用的清洁纸片。取避污纸的方法是从页面抓取(图 7-17),而不是掀开撕取,在保证该纸片一面为清洁面同时防止污染下面一张清洁纸。避污纸使用后要丢入污物桶,集中焚烧。

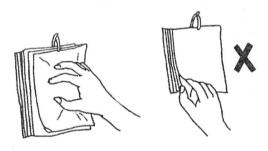

图 7-17 避污纸取用

(四) 穿、脱隔离衣

【目的】

保护医护人员和病人,避免交叉感染。

【评估】

1. 病人的病情、治疗和护理情况。

2. 已采取的隔离种类和隔离措施。

3. 病人及家属对罹患疾病的认识和消毒隔离知识的了解。

【计划】

1. 护士准备　着装整洁,戴口罩、帽子,取下手表、洗手,卷袖过肘。

2. 用物准备　隔离衣和挂衣架,洗手及消毒泡手设备,操作物品。

3. 环境准备　环境清洁、宽敞、明亮。

【实施】

1. 操作流程　见表7-14。

表7-14　穿、脱隔离衣

操作步骤	操作要点
▲穿隔离衣(图7-18)	
(1)手持衣领	●手持衣领取下隔离衣(图7-18A),将隔离衣的清洁面朝向自己,衣领两端向外折齐,露出肩袖内口(图7-18B)
(2)穿隔离衣	●右手持衣领,先将左手深入袖筒内。右手上拉衣领,使左手露出袖口(图7-18C)。再用左手持衣领,同法穿好右侧衣袖(图7-18D)
(3)扣领口	●两手露出袖口,从前向后整理领边,扣好领口(图7-18E)
(4)扣袖口	●扣好左右两侧袖口或系好袖带(图7-18F)
(5)折襟	●顺一侧腰带下移约5 cm处将隔离衣从身后向前拉,见到衣边后捏住边缘外侧(图7-18G),同法捏住另一边(图7-18H)
(6)系腰	●双手在身后将隔离衣两侧衣边对齐(图7-18I),向一侧折叠并压住折叠处(图7-18J)。再将腰带在背后交叉,在身前打一活结(图7-18K)
▲脱隔离衣(图7-19)	
(1)解腰带	●解开腰带并在身前打一活结(图7-19A)
(2)套塞衣袖	●解开袖口,将衣袖向上拉起,在肘部将其套塞进工作衣袖内(图7-19B)
(3)消毒双手	●注意避免沾湿隔离衣
(4)解领口	
(5)脱隔离衣	●右手伸入左侧袖口内,捏住袖口内面,将左侧衣袖拉下过手(图7-19C)。再用衣袖遮盖的左手捏住右侧衣袖外面,同法将衣袖拉下过手(图7-19D)。两手在袖内对其袖子,逐渐自袖管内退出(图7-19E)
(6)挂衣钩	●双手提起衣领,将隔离衣边缘对齐,挂在衣钩上(图7-19F)

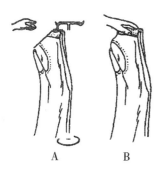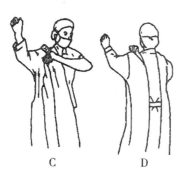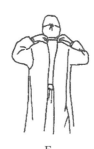

A　　　　B　　　　C　　　　D　　　　E

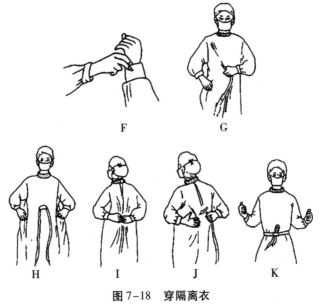

图 7-18　穿隔离衣

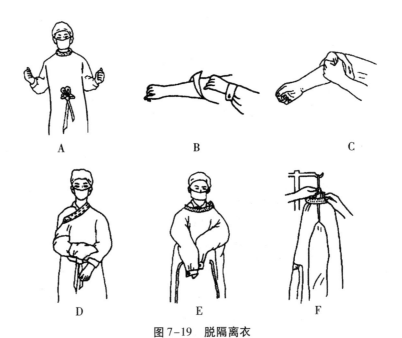

图 7-19　脱隔离衣

2.注意事项

（1）隔离衣应长短合适,能够全部遮盖工作服,如有破、损潮湿或污染要立即更换。

（2）隔离衣应每日更换,禁止挂在清洁区内,可挂在半污染区,清洁面朝外,或挂在污染区,污染面朝外。

（3）穿隔离衣前要准备好操作中使用的物品,避免反复穿脱隔离衣;穿脱隔离衣时应避免污染领口、面部及工作帽。穿隔离衣后，只能在规定区域内活动，不能进入清洁区。

（4）护理保护性隔离病人时，隔离衣的外面为清洁面；护理其他隔离病人时，隔离衣的内面和衣领为清洁面，其余部分为污染面。注意清洁的手不可触及污染面，污染的手不可触及清洁面。

（5）消毒双手时隔离衣不得污染洗手设备。

【评价】

1.隔离衣长短合适，穿、脱方法正确。

2.穿、脱隔离衣过程中，隔离衣清洁面和清洁物品未被污染。

3.隔离衣保持干燥、无破损。

第五节 护理安全与职业防护

一、护理安全

护理安全是指在实施护理的过程中，病人不发生法律法规允许范围以外的机体结构、生理功能或心理健康方面的损伤、障碍、缺陷或死亡。从广义的角度和现代护理的发展看，护理安全还应包括护士的职业安全，即护士在执业过程中避免受到不良因素的影响和损害。

（一）护理安全的重要性

1.护理安全能衡量医院护理管理水平 护理安全可以反映医院护理规章制度是否健全、护理技术措施落实是否到位、护理风险控制是否周密、护理安全措施是否保障等综合管理水平。

2.护理安全能展示护士的综合素质 护理安全能从护士的法律意识、防护意识、职业道德、工作态度、责任心、技术水平、沟通能力等方面体现出来。

3.护理安全直接关系到护理工作效率 护理工作中存在着很多不安全因素，一旦发生安全事故，将会增加病人痛苦，或给病人造成器官功能障碍、致残，甚至威胁病人生命，还可引发医疗纠纷使医院工作无法正常进行。

4.护理安全将直接影响到医院的经济效益 护理不安全因素引发的后果（护理差错或护理事故），不仅使医院的形象受到破坏，还会增加医疗费用的支出及物资消耗使医院成本上升。

（二）影响护理安全的因素

1.护理人员因素 护士自身业务素质差，工作责任心不强，违反各种技术操作规程和规章制度；法律意识淡薄，忽视病人的权益；与病人及家属的沟通不够，缺乏沟通技巧。

2.护理管理因素 各种护理规章制度不健全或缺乏有效的监督机制；不重视安全教育，缺少相关法律法规和业务技术的培训；护士人力资源配备不合理，护理工作责任界定模糊；护理专用设备、药品及危险品管理不当。

3.病人因素　因病人对疾病的认识、心理承受能力等使其产生消极情绪,从而导致对护理人员的依从性降低。

4.环境因素　医院环境中的病原微生物及昆虫等易造成院内感染;病室内外的设施、医疗设备的防护措施不到位;各种化学药物或危险物品使用不当;医院治安管理不完善。

(三)护理安全的防范

1.健全各项规章制度,建立有效的安全监控体系　完善、落实有关护理常规、操作规范等规章制度,规范各类操作行为,同时加强关键制度、重点科室和骨干人员的管理。成立安全监控小组,形成有效的护理安全监控网络。

2.加强安全教育与相关培训　广泛开展法律法规、职业道德、职业安全知识和业务技术培训,同时加强对各级护理人员理论知识和技术操作的考核。

3.合理配置人力资源　根据临床实际工作量的需求匹配护理人员数量,结合护理人员自身的业务能力合理构建护理梯队,保证护理安全。

4.增强人性化服务,注重护患沟通　提高护理人员的语言修养,加强人文关怀服务。提倡在护理工作中使用保护性语言,主动与病人及家属进行沟通,提高其依从性和安全感。

5.创造良好的院内环境,完善支持系统　加强医院环境的管理,减少或杜绝物理性、化学性和生物性的不安全因素。加强相关医技科室和后勤保障系统的监管,改进护理防护设备,保证临床护理工作能够安全进行。

二、护理职业防护

护理职业防护是指在护理活动中,针对可能造成机体损伤的各种职业有害因素,采取一切有效措施,以保护护士免受职业性有害因素的伤害,或将伤害降至最低程度。

(一)护理职业防护的意义

1.有效规避护理职业风险　护士通过职业防护知识的学习,能够提高职业防护的安全意识,自觉规范职业行为,遵守操作规程,有效控制职业性有害因素。

2.提高护士职业生命质量　有效的护理职业防护能够最大限度地保护护士免受职业危险因素的侵袭,维护护士的健康和安全,缓解心理压力,增强社会适应能力。

3.营造轻松和谐的工作氛围　良好安全的护理职业环境能增加护士的工作安全感、职业满意度和成就感。愉悦身心的同时营造出和谐的工作氛围,从而提高工作效率。

(二)护理职业防护的危险因素

1.生物因素　生物性职业危险因素是最常见的护理职业性有害因素。它指在护理工作中,护士意外沾染、吸入或食入的病原微生物或含有病原微生物的污染物,主要包括细菌和病毒。造成我国护士感染疾病的生物性职业危险因素中,最常见、最危险的是艾滋病病毒、乙肝病毒和丙肝病毒。

2.化学因素　化学性职业危险因素是指护士由于工作的需要,通过多种途径接触到的各种化学物质,包含清洁剂、消毒剂、化学药物、麻醉废气等。长期接触此类物质会导致护士的身体受到不同程度的损伤。

3. 物理因素 常见的物理性职业危险因素有锐器伤、负重伤、温度性损伤和放射性损伤等。

4. 心理社会因素 由于护士严重缺编，与病人数量相比明显不足，产生了供需失衡的现象，常引发病人及家属对护理工作的不满意、不理解，因此导致护患之间的矛盾激化，给护士带来极大的精神压力。此外，紧张的工作氛围，频繁的夜班，高风险的职业环境，得不到领导、病人、家人的理解和支持，都在一定程度上给护士造成很大的心理压力，长期的情绪压抑将引发一系列心理健康问题。

(三)护理职业损伤的防护

1. 生物性损伤的职业防护 在护理活动中，无论是护士还是病人的血液和深层体液，都应认为是具有潜在传染性的液体，并应有效防护，以防止感染血液传播性疾病。通过采取有效的防护措施，血液传播性疾病是可以预防的。

(1)防护措施 ①强化防范意识：将所有病人的血液、体液、排泄物均按传染病病人处理。②严格消毒隔离：病人用过的针头或利器直接放入耐刺容器(利器盒)内集中处理；一次性器械使用后，应先消毒再销毁，污染器械分类消毒后再清洗。③避免直接接触血液或体液：护士操作时衣帽整齐，戴口罩、手套，必要时戴双层手套、护目镜、穿隔离衣，防止皮肤、黏膜与病人的血液、体液接触。养成勤洗手和消毒手的习惯。④加强性的预防措施：可预防性的接种乙肝疫苗、乙肝免疫蛋白等；一旦皮肤被 HIV 污染针头刺伤或伤口接触血液后，应采取高效抗艾滋病病毒疗法。

(2)处理方法 职业暴露于 HIV、HBV(乙肝病毒)、HCV(丙肝病毒)中时，应立即寻求专业人士，尽早监测抗体，及时采取有效措施进行对抗处理：①HBV 暴露后应尽早监测抗体，并依据免疫状态及抗体水平采取相应的处理措施；②HCV 暴露后 3～4 周内进行抗体监测，6～9 月内复查以确定是否感染 HCV，如感染 HCV 要查肝功能，为尽早使用干扰素提供依据，早治疗减少慢性肝炎的发生；③HIV 感染后 2～3 周内为窗口期(艾滋病毒进入人体后，需要一定时间血液才能产生抗体，在此期抗体监测为阴性，这段时间即为窗口期)，因此在暴露后当时、暴露后到 6 个月进行连续监测，以确定是否受感染，并参照美国疾病预防与控制中心推出的时间，4 h 内使用高效抗艾滋病毒疗法、二联疗法，严重暴露用三联疗法。

2. 化学性损害的职业防护 护士频繁接触化学消毒剂或化疗药物，或操作过程中使用不规范，将会导致护士受到不同程度的损伤。

(1)化学消毒剂损伤的职业防护 ①严格遵守使用原则：熟练掌握常用化学消毒的性能、功效、操作规程，严格掌握消毒剂的使用浓度、剂量，使消毒剂在达到消毒目的同时，保证安全。②避免直接接触：在使用和配制化学消毒剂时，戴口罩、帽子和手套。化学消毒剂不慎溅到皮肤或眼睛时，应立即用清水反复冲洗，防止造成损伤。③防止环境污染：对易挥发的消毒剂，要阴凉通风，密封保存，防止挥发渗漏造成的环境污染。④注意细节：如消毒液浸泡的物品在使用前须用无菌生理盐水冲洗；环氧乙烷消毒的物品须待气体散尽后方能使用；采用甲醛熏蒸法进行空气消毒后，房间通风 2 h 后人员方可进入。

(2)化疗药物损伤的职业防护

1)设立化疗药物配药室：在条件允许的情况下，应设置专门的化疗药物配药中心，配有空气净化装置，在专用层流柜内进行配药。同时操作台面应覆以一次性防渗透性防护垫,以吸附飞溅的药液,减少药液污染台面和蒸发后造成的空气污染。

2)严格规范化疗药物的配制和给药过程:①配制化疗药物时穿长袖低渗透的隔离衣、戴帽子、口罩、护目镜、聚氯乙烯手套并外套衣服乳胶手套。所抽药液以不超过注射器容量3/4为宜。抽取药液后,不可将药物排于空气中,应在药瓶内进行排气和排液后再拔针。配制完成后脱去手套,彻底冲洗双手。②静脉给药时应戴手套,输液管先用配制化疗药物相同的溶剂预冲,以降低药液外溢的危险。从莫菲滴管加药时,先用无菌棉球围在滴管开口处再加药,且速度不宜过快,防止药物从管口溢出。

3)加强化疗护士的健康管理:对执行化疗的护士进行相应的防护知识和技能的培训,增强职业危害的防治意识。对化疗护士定期体检,每隔6个月检查血常规、肝肾功能和免疫功能。处于妊娠期及哺乳期的护士避免直接接触化疗药物。

4)化疗废弃物和污染物的处理:接触过化疗药物的所有用品使用后必须放置在防刺破、无渗漏的专用容器中封闭处理;所有的污物必须经过焚烧处理,非一次性物品应与其他物品分开放置,进行高温处理。

5)化疗药物污染的处理:若化疗药物外溅,应立即标明污染范围,避免其他人接触。若药液溢到桌面或地上,应立即用纱布或吸水毛巾吸附,若是粉剂则用湿纱布擦去,并用肥皂水擦洗污染表面,最后用75%乙醇擦拭。

6)化疗药物暴露后的处理:若不慎将化疗药物污染防护用品,或皮肤、眼睛直接接触到化疗药物时,应迅速脱去被污染的防护用品,污染部位的皮肤立即用肥皂和清水清洗,眼睛则用清水或等渗洁眼液冲洗眼睛。同时须记录接触情况,必要时就医治疗。

3.锐器损伤的防护 锐器损伤是一种由医疗利器,如注射针头、缝合针、各种穿刺针、手术刀、剪刀、碎玻璃、安瓿等造成的足以使受伤者皮肤深部损伤的意外伤害。污染锐器的损伤是导致护士发生血源性传播疾病最主要的职业性损伤因素。

(1)防护措施 ①提高自我防范意识,建立锐器伤防护制度:严格执行普及性防护措施,遵守护理操作常规和消毒隔离制度,培养护士良好的职业防护意识;②规范锐器使用时的操作程序和防护措施:在进行侵入性护理操作过程中,规范操作,禁止易引起锐器伤的危险行为;③严格管理医疗废物:严格执行医疗废物分类标准,建立医疗锐器处理流程;④加强护士的健康管理:定期为护士接种相应的疫苗,建立健康档案,建立损伤后登记上报制度和受伤护士的监控体系。

(2)紧急处理流程 ①保持镇静,戴手套者按规范立即脱下手套;②处理伤口,立即从伤口的近心端向远心端不断挤出血液,禁止在伤口局部挤压或按压,用肥皂水清洗伤口,在流动水下反复冲洗,用75%或0.5%碘伏消毒伤口并包扎;③及时填写锐器伤登记表,报告部门负责人、预防保健科及医院感染管理科;④评估锐器伤并做血清学检测。

4.负重伤的防护 负重损伤是指由于工作需要,护士经常搬抬重物,当身体负重过度或用力不当时,造成肌肉、骨骼或关节的损伤。

(1)运用人体力学原理,保持正确的工作姿势 在护理工作中,保持正确的身体姿势,可预防职业性腰背痛的发生。尤其是在搬抬重物时,正确运用人体力学原理不仅节时省力,还能减轻腰部负荷,防止损伤椎间盘。

(2)避免长时间保持一种姿势 护士在工作中应有意识地变换姿态和体位,定时缓解肌肉、关节、骨骼疲劳,减轻脊柱负荷;促进下肢血液回流,预防下肢静脉曲张的发生。

(3)科学使用保护用具　推广使用能够减轻护理工作强度的辅助设备,从而减少护士腰背、关节及骨骼肌肉损伤的风险。例如,当护士感觉腰部不适时,应适当休息,同时佩戴腰围等保护具对腰部加以保护,防止腰肌和椎间盘损伤。

(4)加强体育锻炼　通过体育锻炼,不仅能够增加骨关节活动度,肌肉的柔韧性,有效预防负重伤,还能提高机体免疫力,使全身各脏器系统功能增强。尤其加强腰部的锻炼,是预防负重伤的重要措施。

(5)合理膳食　多食用富含钙、铁、锌、B族维生素和维生素 E 的食物,同时增加优质蛋白质的摄入量。

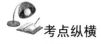
考点纵横

A1 型题

1. 医院科室内出现医院感染,应首先( )

A. 积极进行相关检查,引发感染的诊断明确后及时报告

B. 报告科室主任和医院感染管理部门

C. 密切观察爆发病例是否继续增加

D. 报告卫生行政部门

E. 报告院长

2. 在做纤维胃镜消毒时,常选择的化学消毒方法是( )

A.75% 乙醇擦拭　　　　　　　　B.2% 的戊二醛溶液

C.3% 过氧化氢浸泡　　　　　　　D.0.2% 过氧乙酸熏蒸

E.含有效氧 0.2% 的消毒液浸泡

3. 无菌盘在未污染的情况下可使用( )

A.1 h　　　　　　　　　　　　B.4 h

C.8 h　　　　　　　　　　　　D.12 h

E.24 h

4. 护士在工作中患血源性传染病的最常见的原因是( )

A. 针刺伤　　　　　　　　　　　B. 侵袭性操作

C. 接触被污染体液　　　　　　　D. 为污染伤口换药

E. 接触被污染的衣物

A2 型题

5. 某护士在抽吸药液的过程中,不慎被掰开的安瓿划伤了手指,不妥的处理方法是( )

A. 用 0.5% 碘伏消毒伤口,并包扎　　B. 用 75% 乙醇消毒伤口,并包扎

C. 从伤口的远心端向近心端挤压　　D. 及时填写锐器伤登记表

E. 用肥皂水彻底清洗伤口

6. 病人,男,51 岁。以霍乱收治入院,护士在向病人及家属做入院宣教时,错误的内容是( )

A. 病人不能走出病室　　　　　　B. 双休日家属可探视

C. 剩饭需煮沸后倾倒　　　　　　D. 排泄物需严格消毒

E. 通向走廊的门窗需关闭

A3 型题(7~10 题共用题干)

病人,女,35 岁。主诉因"近日高热、咳嗽伴有全身酸痛、乏力等"就诊,经检查确诊为非典型肺炎并收住院治疗。

7. 应将病人安置于(　　)

A. 隔离病房　　　　　　　　　　B. 手术室

C. 普通病房　　　　　　　　　　D. ICU 病房

E. 抢救室

8. 应对病人采取(　　)

A. 接触隔离　　　　　　　　　　B. 保护性隔离

C. 消化道隔离　　　　　　　　　D. 严密隔离

E. 呼吸道隔离

9. 在隔离过程中,错误的是(　　)

A. 护士进入病房穿隔离衣　　　　B. 排泄物要严格消毒处理

C. 可住双人间　　　　　　　　　D. 拒绝家属探视

E. 病室消毒每天一次

10. 病人病情进一步加重,对其行气管切开术,污染敷料应(　　)

A. 紫外线照射　　　　　　　　　B. 高压蒸汽灭菌

C. 焚烧　　　　　　　　　　　　D. 煮沸

E. 消毒液浸泡

参考答案:1~5. BBBAC　6~10. BADCC

（柳　璐）

第八章

生命体征的评估与护理

生命体征包括体温、脉搏、呼吸和血压。生命体征是维持机体正常活动的支柱，受大脑皮质控制，是评价机体身心状况的可靠指标。正常人的生命体征在一定范围内相对稳定且相互之间有一定的联系；但在病理情况下，其变化极其敏感。护理人员通过观察病人生命体征的变化可以了解疾病的发生、发展与转归，为预防、诊断、治疗、护理提供依据。因此，掌握生命体征的评估与护理是护士在临床护理工作中极为重要的内容之一。

第一节　体温的评估与护理

体温根据生理功能上所做的体温分布区域分为体核温度和体表温度。体核温度是指身体内部胸腔、腹腔、中枢神经的温度，其特点是较皮肤温度高且相对稳定。体表温度是指人体皮肤的温度，其特点是低于体核温度，通常不太稳定且易受环境温度和衣着情况的影响。

一、正常体温

（一）体温的产生与生理调节

1. 体温的产生　体温是由三大营养物质糖类、脂肪、蛋白质在体内氧化时释放能量，其中总能量的 50% 以上迅速转化为热能，以维持体温，并不断地散发到体外；其余不足 50% 的能量储存于三磷酸腺苷内，供机体利用，最终转化为热能散发到体外。

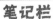

2. 产热和散热

(1)产热过程 人体以生物化学方式产热。安静状态下,内脏(肝脏)是主要的产热器官;活动状态下,骨骼肌是主要的产热器官。产生热量的主要方式包括寒战性产热和非寒战性产热(也称为代谢产热)。寒战性产热是指当机体突然暴露于寒冷环境中,一方面肾上腺素和甲状腺素释放增加,提高全身细胞的代谢率,产热增加,另一方面局部或全身骨骼肌发生不随意的、节律性的收缩,即寒战,这是机体遇冷时一种不自觉的反射性产热,是维持体温恒定的调节型活动。成年人以战栗产热为主。非寒战性产热是指维持生命各种活动如心跳、呼吸,维持肌肉张力及细胞代谢等,时刻都在产热,对新生儿尤为重要。另外体液因素和神经因素参与体温调节过程。

(2)散热过程 人体以物理方式进行散热。皮肤是主要的散热器官,呼吸和排泄也散发部分热量。机体散热的方式有辐射、传导、对流、蒸发。

辐射是机体将皮肤表面热量通过电磁波传到外界温度较低的物体表面的散热方式。它是人体在安静状态下处于低温环境中的主要散热方式。辐射散热量同皮肤与外界环境温差和机体辐射面积有关。

传导是机体的热量直接传给接触的较冷物体的一种散热方式。传导散热量取决于所接触物体的导热性能,物体的导热率越高,散热量越大。临床上采用冰袋、冰帽为高热病人降温,就是利用传导散热的原理。

对流是指通过气体或液体的流动来交换热量,是传导散热的一种特殊形式,气体或液体的流动速度越大,散热量越多。

蒸发是指水分由液态变为气态,同时带走大量热量的一种散热方式。当环境温度等于或高于人体皮肤温度时,蒸发是主要的散热方式。人体蒸发有不感蒸发和发汗两种形式。临床上对高热病人采用乙醇擦浴的方法就是通过乙醇蒸发起到降温效果。

3. 体温的调节 机体的体温调节方式包括自主性体温调节和行为性体温调节两种方式。自主性体温调节是指机体受内外环境温度刺激后,在下丘脑体温调节中枢控制下,通过一系列生理反应,调节机体的产热和散热,使体温保持相对恒定的体温调节方式。行为性体温调节是指人类有意识的行为活动,人体根据环境温度及个人对冷热的不同感觉来调整行为,如增减衣服等。因此行为性体温调节是以自主性体温调节为基础,是对自主性体温调节的补充。自主性体温调节的方式包括:

(1)温度感受器 包括外周温度感受器和中枢温度感受器。外周温度感受器为游离的神经末梢,分布于皮肤、黏膜和腹腔内脏中,包括温觉感受器和冷觉感受器,它们分别将热或冷的信息传向中枢。中枢温度感受器分布于下丘脑、脑干网状结构、脊髓等部位对温度变化敏感的神经元内,包括热敏神经元和冷敏神经元,可将热和冷的刺激传入中枢。

(2)体温调节中枢 体温调节中枢位于下丘脑。视前丘-下丘脑前部是体温调节中枢整合的关键部位。来自各方面的温度变化信息在下丘脑得到整合后,分别通过交感神经系统控制皮肤血管舒缩反应或汗腺的分泌,影响散热过程;通过躯体运动神经改变骨骼肌的活动(如寒战)及通过甲状腺和肾上腺髓质分泌活动的改变影响产热过程,从而维持体温的相对恒定。

下丘脑前部为散热中枢。当体温过高时,散热中枢兴奋,加速体热的散失。其生理作用有:①促进血管扩张,增加皮肤表面的血流量,使热量以辐射方式散失;②增加出汗和加速呼吸频率,通过水分蒸发达到散热目的;③降低细胞代谢活动,减少产热;④减少肌肉活动,防止产热过多。

下丘脑后部为产热中枢。当体温过低时,产热中枢兴奋,加速机体产热。其生理作用有:①促使血管收缩,减少辐射散热;②通过交感神经抑制机体汗腺活动,减少出汗;③通过交感神经系统刺激肾上腺髓质,使肾上腺素分泌增加,提高组织代谢率;④寒战,增加产热。

(二)正常体温及生理变化

1.正常体温　由于体核温度不宜测试,临床上通常以测量口腔、腋下和直肠温度为标准,其中较为常用、方便的是测量口腔、腋下温度,但直肠温度最接近人体内部温度。通常所说的正常体温并不是某一具体的数值,而是指一定的温度范围。成人正常体温的平均值及范围见表8-1。

表8-1　成人正常体温范围及平均值

部位	平均值	正常范围
口温	37.0 ℃(98.6 ℉)	36.3~37.2 ℃(97.3~99.0 ℉)
腋温	36.5 ℃(97.7 ℉)	36.0~37.0 ℃(97.7~99.9 ℉)
肛温	37.5 ℃(99.5 ℉)	36.5~37.7 ℃(96.8~98.6 ℉)

温度可以用摄氏温度(℃)和华氏温度(℉)来表示,它们之间的换算公式为:

$$℃ = (℉ - 32) \times 5/9 \qquad ℉ = ℃ \times 9/5 + 32$$

2.生理性变化　体温可随昼夜、年龄、性别、情绪、活动、药物等出现生理性变化,但其变化范围很小,一般不超过0.5~1.0 ℃。

(1)昼夜差异　正常人体温在24 h内呈周期性变化,清晨2~6时活动量少,体温最低,下午2~8时活动量大,体温最高,波动的幅值一般不超过1 ℃。

(2)年龄差异　不同年龄由于基础代谢水平不同,体温也不同。婴幼儿代谢率高,体温略高于成年人,老年人基础代谢率较低,血液循环缓慢,活动量减少,因此体温略低于成年人。新生儿尤其是早产儿,由于体温调节中枢尚未发育完全,体温调节能力差,易受环境温度影响而随之波动。

(3)性别差异　女性体温会略高于同年龄、体型差不多的男性,约高0.3 ℃。女性的基础体温随月经周期出现规律性的变化,即排卵后体温上升,这与体内孕激素水平周期性变化有关,孕激素具有升高体温的作用。

(4)肌肉活动　剧烈的肌肉活动(劳动或运动)可使骨骼肌紧张并强烈收缩,产热增加,体温升高。临床上通常在病人安静状态下测量体温,小儿测温时应防止哭闹。

(5)进食影响　饥饿、禁食时,体温会下降;进食后由于食物的特殊动力作用,体温可升高0.3 ℃,进食冷热食物可以暂时性地影响口腔温度。

(6)药物影响　麻醉药物可抑制体温调节中枢或影响传入路径的活动并能使血管扩张,增加散热,降低机体对寒冷环境的适应能力。因此,对手术病人术中、术后应注意保暖。

(7)其他　如环境、情绪等都会影响体温的变化,因此在测量体温时应加以考虑。

二、异常体温

(一)体温过高

体温过高又称发热,是指由于致热原作用于体温调节中枢或体温调节中枢功能障碍等原因,使产热增加,散热减少,体温升高超过正常范围。一般而言,当腋下温度超过 37 ℃或口腔温度超过 37.5 ℃,一昼夜体温波动在 1 ℃以上可称为发热。

根据致热原的性质和来源不同,发热可分为感染性发热和非感染性发热。感染性发热比较常见,主要由各种病原体感染引起;非感染性发热由病原体以外的各种物质引起吸收热、变态反应性发热、中枢性发热等。

1. 发热程度的判断 以口腔温度为例,发热可分为:低热,37.3~38.0 ℃;中等热,38.1~39.0 ℃;高热,39.1~41.0 ℃;超高热,41.0 ℃以上。

机体最高的耐受体温为 40.6~41.4 ℃,体温达到 43 ℃时很少能存活。直肠温度持续升高超过 41 ℃时,可引起永久性脑损伤;高热 42 ℃以上持续 2~4 h 可导致休克及其他严重并发症。

2. 发热的临床过程及症状

(1)体温上升期 此期特点是产热大于散热。病人主要表现为皮肤苍白、干燥无汗、畏寒,有时伴有寒战、疲乏无力、肌肉酸痛等。体温上升可有骤升和渐升两种。骤升是体温突然升高,在数小时内升至高峰,见于肺炎球菌肺炎、疟疾等;渐升是指体温逐渐升高,数日内逐至高峰,见于伤寒等。

(2)高热持续期 此期的特点是产热和散热在较高水平上趋于平衡。病人主要表现为皮肤潮红、灼热;口唇、皮肤干燥;呼吸加深加快;心率加快(体温每升高 1 ℃,心率可增加 10~15 次/min);心率加快、头痛、头晕、食欲缺乏、全身不适、软弱无力、尿少等;严重时可出现谵妄、昏迷。高热期持续时间的长短可因病因不同而有差异,如疟疾可持续数小时,大叶性肺炎、流行性感冒可持续数天,伤寒则可持续数周。

(3)退热期 此期的特点是散热大于产热,体温恢复至正常水平。病人主要表现为大量出汗、皮肤潮湿。退热有骤退和渐退两种方式。骤退是指体温在数小时内降至正常,如大叶性肺炎、疟疾等,此时病人由于大量出汗,体液大量丧失,易出现血压下降、脉搏细速、四肢厥冷等虚脱或休克现象;渐退是指体温在数天内降至正常,如伤寒、风湿热等。

3. 热型 将不同时间测得的体温绘制在体温单上,相互连接,就构成了体温曲线,各种体温曲线的形态称为热型。某些发热性疾病具有独特的热型,加强观察有助于对疾病的诊断。临床常见的热型见图 8-1。

(1)稽留热 指体温持续在 39~40 ℃左右,数天或数月,24 h 波动范围不超过 1 ℃。多见于肺炎球菌性肺炎、伤寒等。

(2)弛张热 指体温在 39 ℃以上,24 h 内温差达 2 ℃以上,体温最低时仍高于正常水平。多见于败血症、风湿热、化脓性疾病等。

(3)间歇热 指体温骤然升高至 39 ℃以上,持续数小时或更长,然后下降至正常或正常以下,经过一个间歇,又反复发作,即高热期和无热期交替出现。多见于疟疾等。

（4）不规则热　指发热无一定规律,体温在 24 h 内变化不规则,且持续时间不定。见于流行性感冒、癌性发热等。

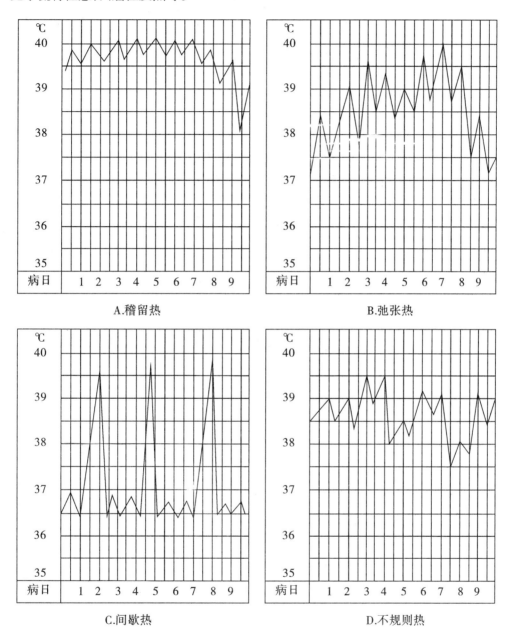

A.稽留热　　　　　　　　　　　B.弛张热

C.间歇热　　　　　　　　　　　D.不规则热

图 8-1　常见热型

4.体温过高病人的护理措施

（1）加强观察病情的变化　定时测量体温,一般每日测量 4 次,高热时应每 4 h 测量 1 次,待体温恢复正常 3 d 后,改为每日 1~2 次。同时要观察病人的面色、脉搏、呼吸、血压、热型及一些伴随症状和治疗效果等,如有异常,应立即与医生联系。

（2）降低体温　可选用物理降温或药物降温方法。体温低于 39 ℃ 的发热通常可通过调节环境温度、调整盖被、通风及限制病人活动促进病人舒适;物理降温有局部冷疗和全身冷疗两种。体温超过 39 ℃,可选用局部冷疗,可采用冰袋、冷毛巾、化学冰袋等通过传导方式散热;体温超过 39.5 ℃,可选用温水拭浴、乙醇拭浴全身用冷的方法降温,具体要求见第十章"冷、热疗法"。使用药物降温时应注意药物的剂量,尤其对年老体弱及心血管疾病者应防止出现虚脱或休克现象。采取降温措施 30 min 后应重新测量体温并记录及交班。

(3)补充营养和水分 鼓励病人进食高热量、高蛋白、高维生素、低脂易消化的流质或半流质食物,少量多餐。鼓励病人多饮水,以每日 2 500～3 000 mL 为宜,以促进毒素和代谢产物的排除,必要时遵医嘱进行静脉补液。

(4)保持清洁和舒适 ①口腔护理:由于发热时唾液分泌减少,口腔黏膜干燥,且抵抗力下降,易引起口腔炎和黏膜溃疡。因此应在晨起、餐后、睡前协助病人漱口,加强口腔护理,观察舌苔、舌质,以保持口腔的清洁,预防口腔感染。②皮肤护理:高热病人在退热期往往会大量出汗,应及时擦干汗液,更换衣服和床单,保持皮肤清洁干燥。对长期持续高热者,应协助改变体位,防止压疮、肺炎等并发症的出现。

(5)安全护理 高热病人有时会出现躁动不安、谵妄,应防止坠床、舌咬伤,必要时加床档、约束带固定病人。

(6)加强心理护理 观察了解发热各期病人的心理反应,对体温的变化及伴随的症状予以合理的解释,经常关心体贴病人,满足病人的需要,以缓解其焦虑、紧张的情绪,消除躯体不适。

(7)健康教育 教会病人及家属正确测量体温的方法、简易的物理降温方法,并告知病人及家属休息、营养、饮水、清洁的重要性。

(二)体温过低

体温过低是指各种原因引起的产热减少或散热增加导致体温低于正常的范围。当体温低于 35 ℃时称为体温不升。

1.原因

(1)产热减少 严重营养不良、极度衰竭,使机体产热减少。

(2)散热过多 长时期暴露在低温环境中,使机体散热过多、过快;在寒冷环境中大量饮酒,使血管过度扩张,导致热量散失。

(3)体温调节中枢受损 常见于中枢神经系统功能不良,如颅脑外伤、脊髓受损;药物中毒,如麻醉剂、镇静剂等;重症疾病,如败血症、大出血等。

2.体温过低程度的判断 一般体温过低可分为以下几种程度:轻度,32.1～35 ℃;中度,30～32 ℃;重度,<30 ℃,瞳孔散大,对光反射消失;致死温度,23～25 ℃。

3.临床表现 皮肤苍白,口唇耳垂呈紫色、发抖,血压降低,心跳呼吸减慢,尿量减少,意识障碍甚至昏迷。

4.体温过低病人的护理

(1)给予保暖 提供合适的环境温度,维持室温在 24～26 ℃;给予毛毯、棉被、电热毯、热水袋,添加衣服,防止体热散失;给予热饮,提高机体温度;新生儿则置于保温箱中。

(2)加强病情观察 持续监测体温的变化,至少每小时测量一次,直至体温恢复至正常且稳定,并注意呼吸、脉搏、血压的变化。

(3)加强营养 使产热增加。

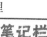

（4）病因护理　去除引起体温过低的因素,使体温恢复正常。

（5）健康教育　向病人讲解导致体温过低的相关因素及护理措施。

三、体温的测量

（一）体温计的种类

1.水银体温计　又称玻璃体温计。根据体温计所测量的部位不同,可将其分为口表、腋表、肛表三种(图8-2)。它是由装有水银的真空毛细玻璃管制成,玻璃管壁上有刻度,利用水银遇热膨胀的原理在刻度上反映体温的高低。体温表的毛细管下端和水银端之间有一狭窄部,使水银遇热膨胀后不能自动回缩,从而保证其正确性。口表和腋表的球部较细长,有助于测温时扩大接触面;肛表的球部较短粗,可防止插入肛门时折断或损伤黏膜。

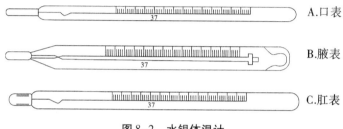

图8-2　水银体温计

2.电子体温计　采用电子感温探头来测量体温,测得的温度直接由数字显示,直观读数,测温准确,且安全迅速(约需30 s)。有医院用电子体温计和个人用电子体温计(图8-3)两种。医院用电子体温计测温时先开启电源键,显示屏上出现"L℃",然后将探头插入一次性塑料护套中置于测量部位,大约30 s,听到电子蜂鸣音后,再持续3 s,即可读数。个人用电子体温计形状如钢笔,携带方便,操作简单。

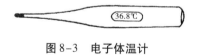

图8-3　电子体温计

3.可弃式体温计　其构造为特制的纸板条,含有对热敏感的化学指示点薄片,测温时点状薄片即随机体的温度而变色,当颜色点从白色变成蓝色,最后的蓝点位置即为所测温度(图8-4)。这种体温计适用于测量口腔温度,放在口内测量1 min,即可测得体温,因为是一次性使用,可预防交叉感染,但成本较高。

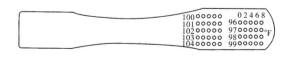

图8-4　可弃式体温计

4.感温胶片 为对温度敏感的胶片,可贴在前额或腹部,根据胶片颜色改变而了解体温的变化,不能显示具体的温度数值,只能用于判断体温是否在正常范围内,适用于新生儿及婴幼儿的测温。

5.红外体温监测仪 由于具有非接触性、快速性(一般不超过1 s)和高精确性测量人体体温的优势,特别是由于其能够避免外界环境气温影响,因此适合应用于各种环境下的人体体温监测(图8-5)。红外体温监测仪轻便易携带,缩短了测量时间,使整个测量过程更卫生、更安全。

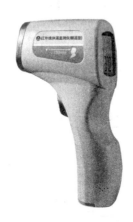

图8-5 红外线测温仪

(二)体温的测量方法

【目的】

1.判断体温有无异常。

2.动态监测体温的变化,分析热型及其伴随症状。

3.为疾病的预防、治疗、护理提供依据。

【评估】

1.病人的年龄、性别、病情、意识状态及治疗情况等。

2.影响体温测量的因素。

3.病人的心理状态及合作能力。

【计划】

1.护士准备 衣帽整齐,洗手,向病人解释测量体温的目的及注意事项。

2.用物准备 治疗盘内放置已消毒的体温计(根据要测量体温的病人数准备,并检查是否完好,水银柱是否35 ℃以下)、消毒液纱布、弯盘(内垫纱布)、记录本、笔、秒表(若用电子体温计测量仅用电子体温计及一次性护套即可)。若测肛温,另备润滑剂(凡士林或石蜡油)。

3.病人准备 体位舒适,情绪稳定。若测温前有运动、进食、进冷热饮、冷热敷、洗澡、坐浴、灌肠等活动应休息30 min后再测量。润滑油、棉签、卫生纸。

4.环境准备 整洁、安全、安静。

【实施】

1.操作流程 见表8-2。

表8-2　体温的测量

操作步骤	操作要点
1. 核对解释	●备齐用物携至床前,确认病人,取得病人合作
2. 选择测量体温的方法	
▲测量口温	●最方便但易引起交叉感染
（1）放入口表	●将口表水银端斜放于舌下热窝处,舌下热窝靠近舌动脉(图8-6),是口腔中温度最高的部位
（2）闭口呼吸	●嘱病人用鼻呼吸,勿咬体温计
（3）测量3 min	●掌握测量时间,以获得正确的测量结果。可利用此时间测脉搏、呼吸
▲测量肛温	
（1）暴露肛门	●取侧卧、俯卧、屈膝仰卧位,便于测量
（2）插入肛表	●润滑肛表水银端,便于插入并避免擦伤或损伤肛门及直肠黏膜,插入肛门3~4 cm;婴幼儿测量时,应用手固定肛表,以防滑落或插入过深
（3）测量3 min	●掌握测量时间,以获得正确的测量结果。可利用此时间测脉搏、呼吸
▲测量腋温	
（1）部位准备	●若病人腋下有汗,应及时擦干,避免影响所测温度的准确性
（2）放入腋表	●将体温计水银端放在腋窝处,紧贴皮肤,屈臂过胸夹紧,形成人工体腔
（3）测量10 min	●掌握测量时间,以获得正确的测量结果。可利用此时间测脉搏、呼吸
3. 测量完毕	●取出体温计,消毒液纱布擦净,取出肛表后,用卫生纸擦净肛门
4. 读数	●评估体温测量是否准确,若与病情不符,应重新测量,必要时做口温或肛温对照
5. 记录绘制	●先记录在体温记录本上,再绘制在体温单上
6. 安置病人	●协助病人穿上衣裤,取舒适的体位
7. 消毒体温计	●防止交叉感染

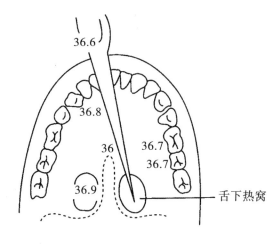

图8-6　测口温法

2.注意事项

（1）根据病情选择合适的测量方法：①精神异常、昏迷、婴幼儿、口鼻腔手术或呼吸困难及不能合作者，均禁忌测量口温；②腋下有创伤、手术、炎症，腋下出汗较多者，肩关节受伤或消瘦夹不紧体温计者均禁忌测量腋温；③腹泻、直肠或肛门手术、心肌梗死病人禁忌测量肛温。

（2）测量体温前 30 min，禁止进食、饮水、面颊部冷热敷、抽烟、喝热饮料或汤、洗澡、坐浴、灌肠、剧烈运动等。

（3）如病人不慎咬碎体温计，应立即清除玻璃碎屑以免损伤唇、舌、口腔、食管和胃肠道的黏膜，再口服蛋清液或牛奶以延缓汞的吸收。病情允许者还可服用粗纤维食物以加速汞的排泄。

（4）为婴幼儿、危重、昏迷病人以及躁动不安者测量体温时应有护士守护，防止意外发生。

（5）甩表时要用腕部的力量，不可触及其他物品，以防撞碎；切忌将体温计放入热水中清洗或沸水中煮，且消毒液的温度要在 40 ℃以下，以免引起爆裂。

【评价】

1.病人理解体温测量的目的并愿意配合。

2.测量结果准确。

3.病人了解相关测量体温的知识。

（三）水银体温计的消毒与检查方法

1.水银体温计的消毒　为了防止测量体温时引起交叉感染，保证体温计清洁，用过的体温计应进行消毒处理。传染病人应设专用体温计，并单独进行清洁消毒。常用消毒液有 1%过氧乙酸、70%乙醇或 0.5%的碘伏溶液等。

将使用过的体温计全部浸泡于盛有消毒液的容器中，5 min 后取出用清水冲净，用离心机甩至 35 ℃以下，然后放入另一消毒液容器中浸泡 30 min。最后从消毒液中取出，用冷开水冲净、擦干，放入清洁容器内备用。注意口表、腋表、肛表应分别清洗、消毒、存放。

盛消毒液的容器和盛清洁体温计的容器应每周高压蒸汽灭菌消毒 1 次，消毒液每日更换 1 次，门急诊用量大的除每天更换消毒液外，容器、离心机等每周至少消毒 2 次。

2.水银体温计的检查　在使用新的体温计前，或定期消毒体温计后，应对体温计进行校对，以检查其准确性。其方法是：将全部体温计的水银柱甩至 35 ℃以下；于同一时间放入已测好的 40 ℃以下（36～40 ℃）的水中，3 min 后取出检视；若体温计之间相差 0.2 ℃以上者、水银柱自动下降以及玻璃管有裂痕者则不合格，不能再使用；将合格的体温计用纱布擦干，逐一放入清洁容器中备用。

第二节　脉搏的评估与护理

脉搏在每个心动周期中，动脉内的压力随着心脏的收缩和舒张而发生周期性的波

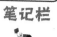

动,这种周期性的压力变化可引起动脉管壁发生有规律的搏动,称为动脉脉搏,这种搏动在身体浅表的某些部位可触摸到,临床简称为脉搏。

一、正常脉搏

(一)脉搏的产生

心脏窦房结的自律细胞发出兴奋冲动,传至心脏各部,可引起心脏收缩。当心脏收缩时,左心室将血液射入主动脉,由于主动脉的弹性作用和外周阻力,使血液暂时存留而引起动脉内压力升高,动脉管壁随之扩张;当心脏舒张时,无血液射入主动脉,动脉内压力下降,动脉管壁弹性回缩。这样,在一个心动周期中,动脉管壁随着心脏的舒缩而出现周期性的起伏波动,即形成了动脉搏动。

(二)正常脉搏及生理变化

1. 脉率 脉率是每分钟脉搏搏动的次数。正常情况下,脉率和心率是一致的。当脉率微弱难以测定时,应测心率。正常成人在安静状态下,脉率为 60~100 次/min。脉率受许多生理因素的影响而发生一定范围的波动。

(1)年龄 一般新生儿、幼儿的脉率较成人快,成年人逐渐减慢,老年人稍加快(表8-3)。

表8-3 各年龄组的平均脉率

年龄组	平均脉率(次/min)	年龄组	平均脉率(次/min)
1~11 个月	120	14 岁	80
1~2 岁	116	20~40 岁	70
4~6 岁	100	40~80 岁	75
8~10 岁	90		

(2)性别 同龄女性比男性平均快 7~8 次/min。

(3)情绪 兴奋,恐惧,发怒、焦虑时脉率增快;忧郁、镇静时则使脉率减慢。

(4)活动 运动则加快,休息则减慢。

(5)药物 兴奋剂、浓茶或咖啡可使脉搏增快;镇静剂、洋地黄类药物则使脉搏减慢。

2. 脉律 脉律是指脉搏的节律性。正常脉律是搏动均匀、规则,间隔时间相等。

3. 脉搏的强度 正常情况下每搏强弱相同。它取决于心搏出量、脉压、外周阻力和动脉壁的弹性。

4. 动脉壁的情况 正常动脉壁光滑、柔软、具有弹性。

二、异常脉搏

(一)异常脉搏的观察

1. 脉率异常

(1)速脉 成人脉率在安静状态下大于 100 次/min。见于高热、甲状腺功能亢进

（由于代谢率增加而使脉率增快）、贫血或失血等病人，一般体温每升高 1 ℃，成人脉率约增加 10 次/min，儿童则约增加 15 次/min。

（2）缓脉　成人脉率在安静状态下低于 60 次/min。见于房室传导阻滞、甲状腺功能减退等病人。

2.节律异常　脉搏的搏动不规则，间隔时间时长时短。

（1）间歇脉　在一系列正常规则的脉搏中，出现一次提前而较弱的脉搏，其后有一较正常延长的间歇（即代偿性间歇），亦称过早波动或期前收缩。间歇脉常见于各种心脏病或洋地黄中毒的病人，少数健康人在过度劳累、情绪激动、体位改变时也可出现，发生机制是由于窦房结以外的异位起搏点过早地发出充电，使心脏搏动提早出现。若每隔一个或两个正常搏动后出现一次期前收缩，则前者称二联律，后者称三联律。

（2）脉搏短绌　也称细脉，指单位时间内脉率少于心率。特点：脉律完全不规则、心率快慢不一、心音强弱不等。主要是由于心肌收缩力强弱不等，有些心输出量少的搏动可产生心音，但不能引起周围血管的搏动，故每分钟的脉搏次数少于心搏的次数。最常见于心房纤颤的病人。

3.强弱异常

（1）洪脉　当心输出量增加，血管充盈好和脉压大时，脉搏强大、易触诊，称洪脉。见于甲状腺功能亢进、高热、主动脉瓣关闭不全等病人；运动后，情绪激动也常触到洪脉。

（2）细脉　当心肌收缩力弱、心输出量少、动脉充盈度降低和脉压小时，脉搏细弱无力，触之如细丝、难触诊，称为细脉或丝脉。多见于心功能不全、大出血、休克、主动脉瓣狭窄等病人。

（3）水冲脉　脉搏骤起骤落，有如洪水冲涌，故名水冲脉。主要见于主动脉瓣关闭不全、动脉导管未闭、甲状腺功能亢进、严重贫血的病人。

（4）交替脉　交替脉指节律正常而强弱交替出现的脉搏。交替脉是左心室衰竭的重要体征。常见于高血压性心脏病、急性心肌梗死、主动脉瓣关闭不全等病人。

（5）奇脉　当平静吸气时，脉搏明显减弱甚至消失的现象称奇脉。可见于心包积液、缩窄性心包炎、心包填塞的病人。

4.动脉壁异常　在正常情况下，用手压迫动脉，其远端动脉管不能触到，如仍能触到者，提示有动脉硬化。主要与动脉壁的弹力纤维减少、胶原纤维增多有关。动脉硬化程度不同，动脉壁的改变也不同。早期动脉硬化表现为动脉壁变硬，失去弹性，有条索感，如按在琴弦上，多见于动脉硬化的病人。

（二）异常脉搏的护理

1.休息　根据病情指导病人适量活动，必要时卧床休息，减少心肌耗氧量。

2.密切观察病情　遵医嘱治疗，观察药物疗效及不良反应。

3.心理护理　稳定情绪，缓解病人的紧张、恐惧心理。

4.自护指导　指导病人戒烟戒酒，饮食宜清淡、易消化，勿用力排便，自我观察药物的不良反应。

三、脉搏的测量

（一）脉搏测量的部位

临床上常在浅表且靠近骨骼的动脉测量脉搏，最常用的部位是桡动脉，其次是颞动脉、颈动脉、肱动脉、腘动脉、足背动脉、胫骨后动脉和股动脉(图8-7)。

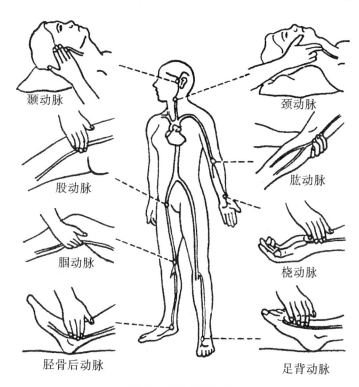

图8-7　常用诊脉部位

（二）脉搏测量的方法

【目的】

通过测量脉搏，了解心脏的情况，观察疾病发生、发展规律，为诊断、治疗、护理提供依据。

【评估】

1.有无影响脉搏生理因素的存在。

2.病人的病情同，如有无高热、甲状腺功能亢进、心肺疾患、肢体偏瘫等。

【计划】

1.护士准备　衣帽整洁，修剪指甲，洗手。

2.用物准备　治疗盘内备带秒针的表、笔、记录本(必要时备听诊器)。

3.环境准备　病室安静整洁，光线明亮，病人有安全感。

4.病人准备

(1)了解测量脉搏的目的、方法、注意事项及配合要点。

（2）体位舒适,测量前 30 min 内无剧烈运动、情绪激动等影响脉搏的因素。

【实施】

1.操作流程 见表 8-4。

表 8-4 脉搏的测量

操作步骤	操作要点
1.核对解释	●核对病人床号、姓名,解释操作目的、配合方法及注意事项,取得病人合作
2.选择部位	●卧位或坐位,手腕伸展,手臂放于舒适位置,便于护士测量
3.测量方法	●护士以示指、中指、无名指的指端按压在桡动脉处(图 8-8),按压力量以能清楚测得脉搏动为宜,注意脉律、强弱、动脉壁的弹性
4.测量时间	●正常脉搏测 30 s,乘以 2 ●异常脉搏、重病病人应测 1 min;脉搏细弱难以触诊时可用听诊器测心率 1 min
5.记录	●方式:次/min;脉搏短绌者记为:心率/脉率/min
6.安置病人	●协助病人取舒适的体位

2.注意事项

（1）诊脉前病人应保持安静,如剧烈运动后应休息 20～30 min 后再测。

（2）偏瘫病人应选择健侧肢体。

（3）脉搏细、弱难以测量时,用听诊器测心率。

（4）不可用拇指诊脉,因拇指小动脉搏动较强,易与病人的脉搏相混淆。

（5）脉搏短绌的病人,应由 2 名护士同时测量,一人听心率,另一个测脉率,一人发出“开始”“停止”的口令,记数 1 min。以分数式记录:心率/脉率。若心率 120 次,脉率 90 次,则对应写成 120/90 次/min(图 8-9)。

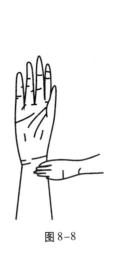

图 8-8

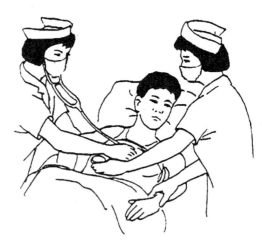

图 8-9 脉搏短绌的测量

【评价】

1. 护士操作方法正确,测量结果准确。

2. 病人能理解测量目的,积极配合。

3. 病人有安全和舒适感。

第三节　呼吸的评估与护理

呼吸机体从外界环境摄取氧气,并把自身产生的二氧化碳排出体外,这种机体与环境之间进行气体交换的过程,称为呼吸。呼吸是维持机体新陈代谢和生命活动所必需的基本生理过程之一,一旦呼吸停止,生命也将终结。

一、正常呼吸

(一)呼吸过程

呼吸系统是由呼吸道(鼻腔、咽、喉、气管、支气管)和肺两部分组成。呼吸的全过程由三个相互关联的环节组成。

1. 外呼吸　也称肺呼吸,指外环境与血液之间在肺部进行的气体交换,包括肺通气和肺换气。

2. 气体运输　通过血液循环将氧由肺运送到组织细胞,同时将二氧化碳由组织细胞运送到肺的过程。

3. 内呼吸　也称组织呼吸,指血液与组织细胞之间的气体交换过程。

(二)呼吸运动的调节

1. 呼吸中枢　是指中枢神经系统内与呼吸运动产生与调节有关的神经细胞群。他们分布于大脑皮层、间脑、脑桥、延髓和脊髓等部位。正常呼吸有赖于各级中枢的相互制约和协调,延髓和脑桥是产生基本正常呼吸节律性的部位,大脑皮层可随意控制呼吸运动。

2. 呼吸的反射性调节

(1)肺牵张反射　由肺的扩张和缩小所引起的呼吸变化,称肺牵张反射,又称黑-伯二氏反射(Hering-Breuer's reflex)。其生理意义是阻止吸气过深过长,促进吸气转化为呼气。

(2)呼吸肌本体感受性反射　指呼吸肌本体感受器传入冲动所引起的反射性呼吸变化,称呼吸肌本体感受性反射。其生理意义是随着呼吸肌负荷的增加,呼吸运动也相应地增强,这在克服气道阻力上有重要作用。

(3)防御性呼吸反射　是呼吸道黏膜受刺激时,引起的一些对人体有保护作用的呼吸反射,成为防御性呼吸反射,包括咳嗽反射和喷嚏反射。正常的咳嗽反射对呼吸道有清洁作用,喷嚏反射可以清除鼻腔中的异物,是对机体有保护作用的反射。

3. 化学性调节　动脉血氧分压(PaO_2)、二氧化碳分压($PaCO_2$)和氢离子浓度 H^+ 的改变对呼吸运动的影响,称为化学性调节。当血液中 $PaCO_2$ 升高、H^+ 升高、PaO_2 降低时,都有兴奋呼吸的作用,尤其以 $PaCO_2$ 兴奋作用显著。

(三)正常呼吸及生理性变化

1. **正常呼吸**　正常成人安静状态下呼吸频率为 16～20 次/min,节律规则,呼吸运动均匀无声且不费力。呼吸与脉搏的比例为 1:4,男性及儿童以腹式呼吸为主,女性以胸式呼吸为主。

2. **生理性变化**　呼吸受许多因素的影响而在一定范围内波动。

(1)年龄　年龄愈小,呼吸频率愈快,新生儿可达 40 次/min 左右。

(2)性别　女性稍高于男性。

(3)体温　发热时,呼吸频率加快;退热时,呼吸变深变慢。

(4)疾病　甲状腺功能亢进、胸腔积液、出血、急性感染等可使呼吸频率加快;颅内压增高可使呼吸减慢;尿毒症和糖尿病酮症酸中毒时,呼吸可变得深大。

(5)其他　情绪激动、运动、疼痛、环境温度升高等因素也可使呼吸增快。

二、异常呼吸

(一)异常呼吸的观察

1. **频率异常**

(1)呼吸增快　指呼吸频率超过 24 次/min,但仍规则。多见于高热、疼痛、甲状腺功能亢进的病人。

(2)呼吸减慢　呼吸频率少于 10 次/min,但仍规则。多见于麻醉药或镇静剂过量、颅脑疾病等呼吸中枢受抑制者。

2. **节律异常**

(1)潮式呼吸　又称陈-施呼吸,其表现为呼吸由浅慢到深快,达高潮后又逐渐变浅变慢,经过 5～30 s 的暂停,又出现上述状态的呼吸,呈潮水般涨落。发生机制:由于呼吸中枢兴奋性减弱,血中正常浓度的二氧化碳不能引起呼吸中枢兴奋,只有当缺氧严重、$PaCO_2$ 增高到一定程度,才刺激呼吸中枢,使呼吸加强,当积聚的二氧化碳呼出后,呼吸中枢失去有效兴奋,呼吸暂时减弱甚至停止。多见于脑炎、尿毒症等病人,常表现呼吸衰竭。一些老年人在深睡时也可出现潮式呼吸,是脑动脉硬化的表现。

(2)间停呼吸　又称比奥呼吸,表现为呼吸与呼吸暂停现象交替出现。有规律地呼吸几次后,突然停止呼吸,间隔一个短时期后又开始呼吸,如此反复交替。其产生机制与潮式呼吸一样,但更严重,常在呼吸停止前发生。

3. **深浅度异常**

(1)深度呼吸　又称库斯莫尔呼吸,是一种深长而规则的呼吸。常见于尿毒症、糖尿病等引起的代谢性酸中毒病人。

(2)浅快呼吸　是一种浅表而不规则的呼吸,有时呈叹息样。多见于呼吸肌麻痹、某些肺与胸膜疾病(如肺炎、胸膜炎、肋骨骨折等)病人,也可见于濒死的病人。

4. **声音异常**

(1)鼾声呼吸　由于气管或大支气管内有分泌物积聚,呼吸深大带鼾声。多见于昏迷或一些神经系统疾病病人。

(2)蝉鸣样呼吸　由于细支气管、小支气管堵塞,吸气时出现高调的哮鸣音。多见于喉头水肿、痉挛、支气管哮喘等病人。

5.呼吸困难 是指呼吸频率、节律和深浅度的异常。主要由于气体交换不足,机体缺氧所致。病人自感空气不足、胸闷、呼吸费力,表现为焦虑、鼻翼扇动、口唇青紫,严重者不能平卧。临床上可分为:

(1)吸气性呼吸困难 其特点是吸气显著困难、吸气时间延长,出现三凹征(吸气时胸骨上窝、锁骨上窝、肋间隙或腹上角出现凹陷)。由于上呼吸道部分梗阻,气流不能顺利进入肺,吸气时呼吸肌收缩,肺内负压极度增高所致。常见于气管阻塞、气管异物、喉头水肿的病人。

(2)呼气性呼吸困难 其特点是呼气费力,呼气时间延长。由于下呼吸道部分梗阻、气流呼出不畅所致。常见于支气管哮喘、阻塞性肺气肿的病人。

(3)混合性呼吸困难 其特点是吸气和呼气均感费力,呼吸浅而快。由于广泛性肺部病变使呼吸面积减少,影响换气功能所致。常见于肺部感染、大量胸腔积液和气胸的病人。

正常呼吸与异常呼吸类型的特点比较见表8-5。

表8-5 正常和呼吸与异常呼吸类型的特点比较

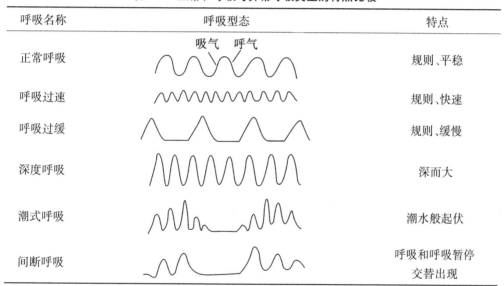

呼吸名称	呼吸型态	特点
正常呼吸	吸气 呼气	规则、平稳
呼吸过速		规则、快速
呼吸过缓		规则、缓慢
深度呼吸		深而大
潮式呼吸		潮水般起伏
间断呼吸		呼吸和呼吸暂停交替出现

(二)异常呼吸的护理

1.做好心理护理,以配合治疗护理。

2.取合适的体位,卧床休息,以减少耗氧量。

3.注意环境安静、空气清新,调节好室内的温度、湿度。

4.根据病情给予氧气吸入或人工呼吸机,以改善呼吸困难。

5.必要时进行吸痰,保持呼吸道通畅。

6.指导病人戒烟限酒,养成规律的生活习惯。

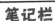

三、呼吸的测量

【目的】

通过测量呼吸,观察、评估病人的呼吸状况。

【评估】

1.病人有无影响呼吸生理性因素的存在。

2.病人的病情、意识状态。

【计划】

1.护士准备　衣帽整洁,修剪指甲,洗手。

2.用物准备　治疗盘内备秒表、笔、记录本、棉签(必要时)。

3.环境准备　病室安静整洁,光线明亮,病人有安全感。

4.病人准备　体位舒适,测量前 30 min 内无剧烈运动、情绪激动等影响呼吸的因素。

【实施】

1.操作流程　见表8-6。

表 8-6　呼吸的测量

操作步骤	操作要点
1.核对解释	●核对病人床号、姓名,解释操作目的、配合方法及注意事项,取得病人合作
2.选择体位	●协助病人取舒适体位,精神放松,便于护士测量
3.测量方法	●护士保持诊脉手势,观察病人胸部或腹部的起伏(一起一伏为一次呼吸),同时观察病人的胸、腹起伏情况及呼吸的节律、性质、声音、形式、深浅、有无特殊气味、呼吸运动是否对称等
4.测量时间	●正常呼吸测 30 s,乘以 2;异常呼吸或婴儿应测 1 min ●异常呼吸或婴儿应测 1 min;呼吸微弱或危重病人可用少许棉花置于鼻孔前,观察棉花被吹动的次数
5.记录数值	●方式:次/min,如 16 次/min,再绘制在体温单上
6.安置病人	●协助病人取舒适的体位

2.注意事项

(1)测呼吸前病人如有剧烈运动、情绪激动等,应休息 30 min 后再测量。

(2)由于呼吸受意识控制,所以,测呼吸时应转移病人的注意力,使其处于自然呼吸状态,以确保测量的准确性。

(3)幼儿应先测量呼吸后再测量体温,继续测其他生命体征,避免因测量体温幼儿易哭闹不配合而影响呼吸测量。

【评价】

1.操作方法正确,测量结果准确。

2.病人能主动配合。

四、维持呼吸功能的护理

1.有效咳嗽　有效咳嗽是清除呼吸道内的异物及过多的分泌物,以保持呼吸道通畅的有效方法。促进有效咳嗽的措施:病人取坐位或半卧位,屈膝,上身前倾,双手抱膝或在胸部和膝盖上置一枕头用两肋夹紧,深吸气后屏气3 s(有伤口者,应将双手压在切口的两侧),然后嘱病人腹肌用力,两手抓紧支持物(脚和枕),用力做爆破性咳嗽,将痰咳出。

2.叩击　叩击指用手叩打胸背部,借助振动,使分泌物松脱而排出体外的方法。叩击的手法为:病人取坐位或侧卧位,操作者将手固定成背隆掌空状态,即手背隆起,手掌中空,手指弯曲,拇指紧靠示指,有节奏地自下而上,由背外侧向脊柱侧轻轻叩打,以病人不感到疼痛为限,通常每次叩打的时间以15～30 min为宜。边叩边鼓励病人咳嗽。注意不可在裸露的皮肤、肋骨上下、脊柱、乳房等部位叩打。震颤指将手平放于病人的胸壁,操作者的肩膀和前臂做均匀的收缩和放松的动作。

3.体位引流　体位引流指将病人放于特殊体位,借助重力作用使肺与支气管所积存的分泌物流入较大的气管并咳出体外的方法。主要适用于支气管扩张、肺脓肿等有大量脓痰者,可起到重要的治疗作用。对高血压、心力衰竭、高龄、极度衰弱等病人应禁忌。其实施要点:

(1)体位:使病人患侧肺处于高位,其引流的支气管开口向下,便于分泌物顺体位引流而咳出。临床上应根据病变部位不同采取相应的体位进行引流。

(2)嘱病人间歇深呼吸并尽力咳痰,护理人员轻叩相应部位,以提高引流效果。

(3)痰液黏稠不易引流时,可给予蒸汽吸入、超声雾化吸入、祛痰药,有利排出痰液。

(4)时间与次数:每日2～4次,宜选择在空腹时进行,每次15～30 min。

(5)注意点:①病人的反应,如出现头晕、面色苍白、出冷汗、血压下降等,应停止引流;②引流液的色、质、量,并记录,如引流液大量涌出,应注意防止窒息,如引流液每日小于30 mL,可停止引流。

4.吸痰法　见第十五章第二节相关内容。

5.吸氧法　见第十五章第二节相关内容。

第四节　血压的评估与护理

血压是血液在血管内流动时,作用于血管壁的压力,一般指动脉血压。它是推动血液在血管内流动的动力。当心室收缩,血液从心室流入动脉,此时血液对动脉的压力最高,称为收缩压。心室舒张,动脉血管弹性回缩,血液仍慢慢继续向前流动,但血压下降,此时的压力称为舒张压。收缩压与舒张压之差称为脉压。

一、正常血压

(一)血压的形成

心血管系统是一个封闭的管道系统,血压的形成,首要的前提条件是心血管系统内有足够的血液充盈;而心脏收缩和外周阻力是形成动脉血压的两个重要条件。外周阻力是指小动脉和微动脉对血流的阻力。如果没有外周阻力,那么心室射出的血液将全部流向外周,不会形成对血管壁的侧压力。此外,大动脉的弹性对血压的形成也有重要作用。

以左心室为例,心室每收缩一次有 60～80 mL 血液射入动脉内,由于外周阻力和大动脉管壁的弹性扩张,导致每次射出的血液只有 1/3 流向外周,其余 2/3 暂时储存于主动脉和大动脉内,形成较高的收缩压。心室舒张,主动脉和大动脉管壁弹性回缩。将储存的势能转化为动能,推动血液继续流动,以维持一定的舒张压。大动脉的弹性对动脉血压的变化有缓冲作用。

(二)影响血压形成的因素

1.心输出量　心输出量等于每搏输出量乘以心率。在心率和外周阻力不变时,如果每搏输出量增大,心缩期射入主动脉的血量增多,血液对血管壁侧压力增加,收缩压明显升高。由于动脉血压升高,使血压加快流向外周,至心舒期末,动脉内存留的血液量与前相比,增加并不多,舒张压升高较少,脉压增大。因此,收缩压的高低主要反映每搏输出量(心室肌收缩力)的多少。

在每搏输出量和外周阻力不变时,心率增快,心舒期明显缩短,心舒期内流至外周的血液减少,心舒期末主动脉内存留的血量增多,舒张压明显升高,脉压减少。因此,心率主要影响舒张压。

2.外周阻力　在心输出量不变而外周阻力增大时,血液向外周流动的速度减慢,心舒期末存留在主动脉内的血量增多,因而舒张压明显升高。在心缩期内由于动脉压升高使血流速度加快,动脉内增多的血流相对较少,收缩压的升高不如舒张压明显,因此,舒张压的高低主要反映外周阻力的大小。

此外,外周阻力大小受阻力血管(小动脉和微动脉)口径血液黏稠度的影响,阻力血管口径变小,血液黏稠度增高,外周阻力增大。

3.主动脉和大动脉管壁的弹性　大动脉管壁弹性对血压起缓冲作用,使收缩压不致过高,舒张压不致过低。动脉管壁硬化时,大动脉管壁弹性降低,使收缩压明显升高,舒张压降低,脉压增大。

4.循环血量与血管容积　正常情况下,循环血量和血管容积保持适当的对应关系,才能保持一定水平的体循环平均充盈压。如果循环血量减少或血管容量增大均可导致动脉血压降低。

动脉血压保持相对稳定才能保证全身各器官有足够的血液供应,各器官的代谢和功能活动才能正常进行。若动脉血压过低,则不能满足机体组织代谢需要,导致组织缺血、缺氧,造成严重后果;若动脉血压过高,则心室射血所遇阻力过大,心肌后负荷加重,长期持续的高血压可导致组织器官一系列的病理生理改变,是脑卒中、冠心病的主要危险因素之一,所以动脉血压保持相对稳定具有重要的生理意义。

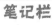

(三)正常血压及生理性变化

1.正常血压　临床上通常以肱动脉血压为标准。即在安静状态下,正常成人的血压范围为:收缩压为 90～140 mmHg,舒张压为 60～90 mmHg,脉压为 30～40 mmHg;理想血压:低于 120/80 mmHg;正常血压:低于 130/85 mmHg;正常增高值:130～139/85～89 mmHg。

2.生理性变化　在各种生理情况下,动脉血压可发生各种变化,影响血压的生理因素有:

(1)年龄　随着年龄的增长血压逐渐增高,以收缩压增高较显著(表8-7)。儿童血压的计算公式为:

$$收缩压=80+年龄×2$$
$$舒张压=收缩压×2/3$$

表 8-7　各年龄组的血压平均值

年龄组	平均血压(mmHg)	年龄组	平均血压(mmHg)
1 个月	84/54	14～17 岁	120/70
1 岁	95/65	成年人	120/80
6 岁	105/65	老年人	140～160/80～90
10～13 岁	10/65		

(2)性别　中年以前女性血压略低于男性,中年以后差别较小。

(3)昼夜和睡眠　血压在清晨最低,白天逐渐升高,到午后或傍晚最高。睡眠欠佳时,血压稍增高。

(4)环境　寒冷时血管收缩,血压升高,气温高时血管扩张,血压下降。

(5)部位　一般右上肢血压常高于左上肢,下肢血压高于上肢。

(6)情绪　紧张、恐惧、兴奋及疼痛均可引起血压增高。

(7)体重　正常血压的人发生高血压的危险性与体重增加呈正比。

(8)其他　吸烟、劳累、饮酒、药物等都对血压有一定的影响。

二、异常血压

(一)异常血压的观察

1.高血压　目前基本采用 1999 年 WHO 和国际抗高血压联盟制定了高血压标准(表8-8)。高血压是指在未服抗高血压药物情况下,成人收缩压≥140 mmHg 和(或)舒张压≥90 mmHg 者。

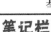

笔记栏

表8-8　高血压的分级

分级	收缩压（mmHg）	舒张压（mmHg）
理想血压	<120	<80
正常血压	<130	<85
正常高值	130～139	85～89
1级高血压（轻度）	140～159	90～99
亚组:临界高血压	140～149	90～94
2级高血压（中度）	160～179	100～109
3级高血压（重度）	≧180	≧110
单纯收缩期高血压	>140	<90
亚组:临界收缩期高血压	140～149	<90

2.低血压　一般认为血压低于正常范围且有明显的血容量不足表现如脉搏细速、心悸、头晕等,即可诊断为低血压。常见于休克、大出血、急性心力衰竭等。

3.脉压异常　脉压增大多见于主动脉瓣关闭不全、主动脉硬化、甲状腺功能亢进等;脉压减小,多见于主动脉瓣狭窄、心包积液、缩窄性心包炎等。

（二）异常血压的护理

1.测得血压异常时,护士应保持神态镇静,将测得的病人血压值与其基础血压值对照后,给予病人合理的解释和安慰,及时与医生联系并协助处理。

2.如病人血压较高,应让其卧床休息,遵医嘱给降压药并定时监测血压变化,观察用药后的反应。

3.如病人血压过低,应迅速安置仰卧位,针对病因给予应急处理,直至血压恢复正常。

4.根据病人血压的高低进行健康教育,教会病人测量和判断异常血压的方法,并嘱病人合理膳食,适量运动,戒烟限酒,保持心情舒畅。

三、血压的测量

血压测量可分为直接测量血压和间接测量血压两种方法,血压测量的工具是血压计。

1.水银血压计　分立式和台式两种（图8-10A）。主要由输气球、调节空气的阀门、袖带、能充水银的玻璃管、汞槽组成。袖带的长度和宽度应符合标准:宽度比被测肢体的直径宽20%,长度应能包绕整个肢体。充水银的玻璃管上标有刻度:0～300 mmHg,每小格相当于2 mmHg;玻璃管上端和大气相通,下端和水银槽相通。当输气球送入空气后,水银由玻璃管底部上升,水银顶端的中央凸起可指出压力的刻度。水银血压计测得的数值准确,但它体积较大,玻璃管易破裂。

2.弹簧表式血压计　又称无液血压计、压力表式血压计（图8-10B）。由一袖带与有刻度（200～300 mmHg）的圆盘表相连而成,表上的指针指示压力。此种血压计携带方便,但欠准确。

3.电子血压计　袖带内有一换能器,可将信号经数字处理,在显示屏上直接显示收缩压、舒张压、脉搏的数值(图8-10C)。此种血压计操作方便,清晰直观,不需听诊器,使用方便、简单,适合家庭使用,但欠准确。

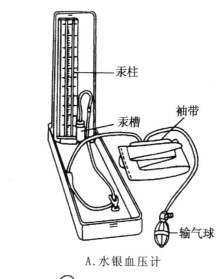

A.水银血压计

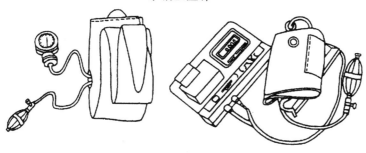

B.无液血压计　　　　　C.电子血压计

图8-10　血压计的种类

【目的】

通过测量血压,了解循环系统的功能状况,为诊断、治疗、护理提供依据。

【评估】

1.病人有无影响血压的生理性因素存在。如30 min内有无吸烟、活动、紧张、兴奋等情绪反应。

2.对测血压及血压异常的认识,自理合作程度。

3.目前的病情、意识状态及治疗情况。

4.病人有无偏瘫、外伤、手术等肢体功能障碍。

【计划】

1.护士准备　衣帽整洁,修剪指甲,洗手。

2.用物准备　治疗盘内备血压计、听诊器、记录本、笔。

3.环境准备　病室安静整洁,光线明亮,病人有安全感。

4.病人准备

(1)了解测量血压的目的、方法、注意事项及配合要点。

(2)体位舒适,测量前30 min内无剧烈运动、吸烟、情绪变化等影响血压的因素。

【实施】

1.操作流程　见表8-9(以测肱动脉血压为例)。

表8-9　血压的测量

操作步骤	操作要点
1.核对解释	●核对病人床号、姓名,解释操作目的、配合方法及注意事项,取得病人合作
2.选择体位	●病人取坐位或仰卧,被测肢体的肘臂伸直、掌心向上,肱动脉与心脏在同一水平,坐位时,肱动脉平第4肋软骨;卧位时,肱动脉平腋中线
3.选择部位	●放平血压计于上臂旁,打开汞槽开关,将袖带平整地缠于上臂中部,带的松紧以能放入一指为宜,袖带下缘距肘窝2~3 cm(图8-11) ●如测下肢血压,袖带下缘距腘窝3~5 cm。将听诊器胸件置于腘动脉搏动处(图8-12),记录时注明下肢血压
4.正确测量	●戴上听诊器,关闭输气球气门,触及肱动脉搏动,将听诊器胸件放在肱动脉搏动最明显的地方,胸件勿塞入袖带内,以一手稍加固定 ●打气至肱动脉搏动音消失,再升高20~30 mmHg,以每秒4 mmHg左右的速度缓慢放气听肱动脉搏动,视线平视汞柱所指刻度 ●听诊器中听到的第一声搏动,汞柱所指刻度即为收缩压;当搏动音突然变弱或消失时,汞柱所指的刻度即为舒张压,当变音与消失音这之间有差异时,或危重者应记录两个读数
5.整理归位	●测量后,驱尽袖带内的空气,解开袖带 ●关闭气门,右倾45°关闭水银槽开关,卷袖带平放入血压计盒内,输气球放在固定的位置,以免压碎玻璃管,关闭血压计盒盖
6.记录数值	●用分数式即收缩压/舒张压 mmHg 表示,如120/80 mmHg
7.安置病人	●协助病人取舒适的体位

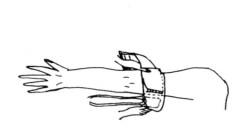
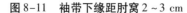
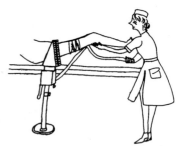

图8-11　袖带下缘距肘窝2~3 cm　　　图8-12　下肢血压测量法

2.注意事项

(1)血压计要定期检查和校正,以保证其准确性,切勿倒置或震动。

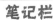

（2）打气不可过猛、过高,如水银柱里出现气泡,应调节或检修,不可带着气泡测量。

（3）对偏瘫、一侧肢体外伤或手术后病人,应在健侧手臂上测量。

（4）需长期观察血压的病人应做到"四定":定时间、定体位、定部位、定血压计。

（5）如所测血压异常或血压搏动音听不清时,需重复测量。先将袖带内气体排尽,使汞柱降至"0",稍等片刻再进行 2～3 次测量,取其低值。

（6）排除影响血压值的外界因素:①袖带过宽使大段血管受压,致搏动音在到达袖带下缘之前已消失,故测得血压偏低;袖带过窄测得的血压值偏高。②袖带过紧使血管在未充气前已受压,测得血压偏低;袖带过松使橡胶带呈球状,以致有效面积变窄,导致测得血压值偏高。③肱动脉高于心脏水平,测得血压偏低,肱动脉低于心脏水平,测得血压偏高。④视线低于汞柱,使血压读数偏高;视线高于汞柱,使血压读数偏低。

【评价】

1.操作方法正确,测量结果准确。

2.护患之间能有效沟通,病人积极配合。

3.病人有安全感、舒适感。

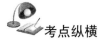 **考点纵横**

A1 型题

1.高热持续期病人通常表现为(　　)

A.血压下降　　　　　　　　　　B.四肢湿冷

C.大量出汗　　　　　　　　　　D.颜面潮红

E.尿量增加

2.脉搏短绌可见于(　　)

A.甲亢病人　　　　　　　　　　B.高热病人

C.心房纤颤病人　　　　　　　　D.洋地黄中毒病人

E.房室传导阻滞病人

3.测量血压做法错误的是(　　)

A.测成人上肢血压,袖带宽 12 cm　　B.袖带缠在上臂中部

C.坐位时肱动脉平第五肋软骨　　　　D.缠袖带松紧以能放入一指为宜

E.袖带下缘距肘窝 2～3 cm

4.病人不慎咬碎体温计时护士应立即采取的措施是(　　)

A.催吐　　　　　　　　　　　　B.洗胃

C.服缓泻剂　　　　　　　　　　D.口服蛋清液

E.清除口腔玻璃碎屑

A2 型题

5.病人,男性,41 岁。近 1 个月来,头痛、恶心,有时呕吐,无发热,血压 150/94 mmHg,脉搏 46 次/min,此时病人的脉搏为(　　)

A.绌脉　　　　　　　　　　　　B.洪脉

C.丝脉　　　　　　　　　　　　D.缓脉

E.间歇脉

6.病人,女性,78岁。上午10点开始呼吸呈周期性变化,其规律是:呼吸由浅慢逐渐加快加深,达高潮后又逐渐变慢变浅,然后暂停数秒钟后又出现上述过程,周而复始,这种呼吸称为( )

A. 间歇呼吸 B. 浮浅性呼吸

C. 深度呼吸 D. 潮式呼吸

E. 蝉鸣样呼吸

7.病人,男性,27岁。骤然发热,已持续4 d,最高达40.2 ℃,最低39.4 ℃,此种热型称( )

A. 不规则热 B. 稽留热

C. 间歇热 D. 弛张热

E. 波浪热

8.陈某,男,40岁。主诉头晕。测收缩压158 mmHg,舒张压90 mmHg,应考虑为( )

A. 高血压 B. 低血压

C. 正常血压 D. 收缩压偏低

E. 舒张压偏低

A3型题(9~10题共用题干)

病人,男性,34岁,下肢蜂窝织炎,近几天来,觉全身无力,头痛,一日中体温忽高忽低,波动在37.8~40 ℃。

9.该病人的热型为( )

A. 稽留热 B. 弛张热

C. 间歇热 D. 波浪热

E. 不规则热

10.为该病人测量体温、脉搏、呼吸的频率是( )

A. 2 次/d B. 4 次/d

C. 1 次/4 g D. 1 次/6 h

E. 1 次/6 h

参考答案: 1~5. DCCED 6~10. DBABD

（王继红）

第九章

饮食与营养护理

学习目标

1. 解释基本饮食、治疗饮食、试验饮食、鼻饲法、要素饮食的定义。
2. 阐述基本饮食、治疗饮食、试验饮食的适用范围、饮食原则和用法。
3. 能够陈述一般饮食的护理措施。
4. 掌握鼻饲法的操作方法和注意事项。
5. 叙述要素饮食和肠外营养的适应证、方法和注意事项。

饮食与人的健康密切相关。合理的饮食与营养可以保证机体的正常生长发育,维持机体的各种生理功能,提高免疫力,促进组织修复。不良的饮食和营养能导致机体各种营养物质失衡,甚至各种疾病的产生。而患病后,适当充足的营养、均衡的饮食也是促进健康恢复的有效途径。因此,护理人员应掌握饮食与营养的相关知识,正确评估病人的营养需求、饮食习惯,为病人制订科学的饮食计划和正确的饮食途径。

第一节 饮食与营养的评估

一、人体营养的需要

(一)热能

热能是生物维持生命和生长发育,从事各种活动所需要消耗的能量。人体对热能的需要受年龄、性别、劳动强度、环境等因素影响。根据中国营养学会的推荐标准,我国成年男子每日热能供给量为 10.0 ~ 17.5 MJ/d,成年女子为 9.2 ~ 14.2 MJ/d。人体主要的热能来源有三种:糖类、蛋白质、脂肪,它们又称为"产热营养素"。一般蛋白质所供应的热能占总热能的 10% ~ 14%,每日供给量成人男性为 90 g/d、女性为 80 g/d;脂肪供应的热能占总热能的 20% ~ 30%,每日供给量为 50 g/d 左右;糖类所供应的热能占总热能的 60% ~ 70%。

（二）营养素

营养素是能被机体利用，具有供给能量、构成机体及调节和维持生理功能的物质。营养素是维持机体正常的生理功能及生长发育、促进组织修复、提高机体免疫力等生命活动的物质基础。人体需要的营养素有七大类：蛋白质、糖类、脂肪、维生素、无机盐、水和膳食纤维。

1. 蛋白质　蛋白质是一切生命的重要物质基础，正常人体内蛋白质占 16% ~ 19%，其主要生理功能是构成和修复人体组织，构成各种酶、激素、抗体等物质，调节生理功能，维持胶体渗透压，供应热能。饮食中蛋白质的主要来源有肉类、乳类、蛋类、豆类等。

2. 糖类　糖类是人体热能的主要来源，主要功能为供给热能，维持心脏和神经系统的正常活动，护肝，解毒。其需求量取决于饮食习惯、生活水平和劳动强度。糖类主要来源于谷类和根茎类中食品，少量来自于食糖。

3. 脂肪　脂肪是产热最高的营养素，主要生理功能为提供热能、参与构成组织细胞、供给必需脂肪酸、促进脂溶性维生素的吸收和利用，维持人体体温，保护肝脏。根据化学结构不同，脂肪中的脂肪酸可分为饱和脂肪酸和不饱和脂肪酸。不饱和脂肪酸一般在体内不能合成，必须通过食物供给。脂肪主要来源于食用油、肉类、蛋黄、鱼肝油、芝麻、花生、豆类等。

4. 维生素　维生素是维护人体健康，促进生长发育和调节生理功能必需的有机化合物。维生素不参与组织构成也不产生热量，但是缺乏却影响机体代谢甚至导致维生素缺乏性疾病的发生。大多数维生素在体内不能合成或合成量较少，必须通过食物获取。根据维生素的溶解性，可分为两大类：脂溶性维生素，如维生素 A、维生素 D、维生素 E、维生素 K；水溶性维生素，如维生素 C、B 族维生素、叶酸。

5. 无机盐　其主要生理功能是构成机体组织的重要材料，是细胞内、外液的重要成分。人体含量较多的有钙、镁、钾、钠、氯、磷、硫 7 种元素，其他含量甚微，如铁、铜、锌、锰、镍、钴、硅等，称为微量元素。广泛存在于食物中，大多能满足机体需要。但是一些特殊人群，如儿童、青少年、老年人、孕妇和哺乳期妇女可能会缺乏钙和铁，应酌情补充。

6. 水　水是人体构成的重要成分，是维持生命必需的物质，其主要生理功能是构成人体组织，参与体内新陈代谢，维持体温，维持消化吸收功能，占体重的 60% ~ 70%。成年人每日需水量约为 2 500 mL，主要来源于饮用水和食物中水，可因季节、气候、劳动强度和饮食习惯而异。

7. 膳食纤维　膳食纤维是食物中所含的一些不能被人体消化酶所分解的物质。它们虽不能被机体吸收，但却是维持身体健康所必需的，其作用有防癌、控制肥胖、促进肠蠕动、预防便秘等功效。膳食纤维广泛存在于粗粮、豆类、蔬菜、水果、海藻、食用菌等天然植物体内。

任何一种营养素的缺乏，都会影响机体的健康。中国居民的"平衡膳食宝塔"（图9-1）正是根据我国居民膳食的特点提出的，以帮助人们平衡膳食、合理摄取营养素来预防营养相关的疾病。

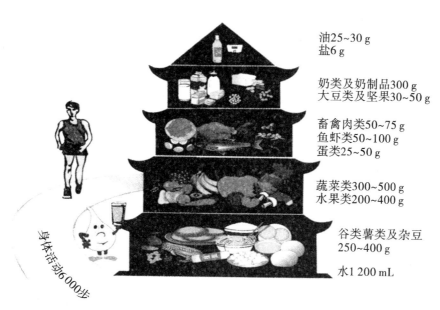

油25~30 g
盐6 g

奶类及奶制品300 g
大豆类及坚果30~50 g

畜禽肉类50~75 g
鱼虾类50~100 g
蛋类25~50 g

蔬菜类300~500 g
水果类200~400 g

谷类薯类及杂豆
250~400 g

水1 200 mL

身体活动6000步

图9-1 中国居民平衡膳食宝塔

二、营养的评估

营养评估是健康评估的重要部分。护士及时正确地评估病人的营养状况、膳食组成、现存的和潜在的营养问题,这对选择合适的饮食治疗和护理方案、改善病人营养状况、促进健康恢复具有重要的指导意义。

(一)影响饮食与营养的因素

1.生理因素

(1)年龄 不同生长发育阶段的人每日对食物量和营养素的需求不同,对食物种类的喜好也不同。如婴幼儿至青春期阶段生长发育快,对营养素的需要量增加,需摄入足够的蛋白质、各种维生素和微量元素;老年人新陈代谢减慢,对营养素的需要量逐渐减少,但对钙的需求却增加。婴幼儿消化功能尚未发育完善,老年人消化功能减退,应供给柔软易于消化的食物。

(2)活动 活动是能量代谢的主要因素。活动量的不同,对营养的需求也不同,活动量大的个体所需营养素和热量一般高于活动量小的个体。

(3)特殊生理状况 妊娠期和哺乳期的女性对营养素的需求显著增加,并有饮食习惯的改变。妊娠期女性摄入营养素的比例应均衡,同时需要增加蛋白质、维生素、钙、铁、碘、叶酸的摄入。

2.心理因素 焦虑、恐惧、忧郁、痛苦、悲哀等不良情绪会抑制胃肠道蠕动和消化液的分泌,使人的食欲减退,甚至厌食,轻松、愉悦的心理状态则会促进食欲。食物感官性状如食物的形状、软硬度、新鲜度、温度、色、香、味等,均可影响机体对食物的兴趣。

3.病理因素

(1)疾病的影响 疾病可引起机体对食物和营养素需要量及吸收、代谢的改变。

高代谢性疾病如发热、甲状腺功能亢进或慢性消耗性疾病者,对热量需求增加。感染或伤口愈合期机体对蛋白质需求较大。疾病带来的不良情绪或嗅觉、味觉异常也会影响病人的食欲。

(2)药物的使用　有的药物可增进食欲,如胰岛素、盐酸赛庚啶等;有的药物可降低食欲,如非肠溶性红霉素,可刺激胃黏膜而致胃发生炎性反应;有的药物可影响营养素的吸收,如苯妥英钠可影响叶酸和维生素 D 的代谢;利尿药和抗酸药则会造成无机盐缺乏。

(3)食物过敏或不耐受　有的人食用虾、蟹等海产品,可引起腹泻、哮喘、荨麻疹等过敏反应,影响营养素的摄入和吸收。人们对食物的不耐受性与遗传或个人对特定食物的习惯性厌恶有关,如乳糖酶缺乏,会引起机体对乳制品的不耐受,一旦食用可导致腹泻等。

4.环境因素

(1)自然环境　不同地域和气候环境会影响人们对食物的选择,并形成特定的饮食文化。如我国南方潮湿地区,人们喜食辣椒,北方饮食偏咸等。

(2)社会环境　现代社会快节奏的生活方式导致食用快餐人群增多;社会通过媒体宣传能引导人们形成健康的饮食方式。聚餐的人们可以相互交流情感,表达愉悦的心情并享受饮食的乐趣;经常单独用餐的人则会出现食欲不佳而影响进食。

(3)进餐环境　环境的整洁、空气新鲜、无不良刺激、餐具洁净等均可促进食欲。

5.社会文化因素

(1)饮食习惯　饮食习惯受许多因素的影响,如营养知识的了解、家庭饮食习惯、生活区域等因素,一般在幼年时期即已养成。如偏食、吃零食等会造成营养素摄入不足或过剩;长期大量饮酒可致食欲减退,并造成全身各个系统和器官的危害,甚至危及生命,如酒精性肝病、胰腺炎、心肌病等。

(2)经济状况　影响人们对食物的购买力和选择性。经济状况好,能满足人们对食物的需求,但可能出现营养过剩。经济状况差,会影响饮食及营养的质量,严重者会发生营养不良。

(3)宗教信仰　不同民族、宗教信仰的人对食物的种类、制作,进食的时间、方式等常有特殊的要求。

(二)饮食形态的评估

1.用餐时间　用餐时间过短,会使食物不能充分咀嚼,影响营养素的消化与吸收。

2.饮食种类　不同食物的营养素含量不同,要评估病人摄入饮食的种类、数量及比例是否合理,是否易被人体消化吸收。

3.其他　评估病人的饮食规律,食物过敏史,是否用药或补品及其种类、剂量、服用时间、副作用等。

(三)营养状况的评估

营养状况评估的目的是确认病人在营养方面存在的问题。一般从病人的身高、体重、体格检查、皮脂厚度测量等方面判定病人的营养状况。

1.身高、体重　身高和体重是综合反映生长发育及营养状况的最重要指标。根据病人当前体重和标准体重的比值,评价病人的营养状况。

标准体重计算公式:

$$男性:标准体重(kg) = 身高(cm) - 105$$
$$女性:标准体重(kg) = 身高(cm) - 105 - 2.5$$

实测体重占标准体重的百分数计算公式:

$$\frac{实测体重 - 标准体重}{标准体重} \times 100\%$$

根据百分比值评价:标准体重±10%。增加10%~20%为超重,超过20%为肥胖,减少10%~20%为消瘦,低于20%为明显消瘦。

还可采用体重和身高的比例来衡量体重是否正常,即体重(kg)/[身高(m)]²,该比值称为体重指数(BMI)。按照WHO的标准,BMI≥25为超重,≥30为肥胖,<18.5为消瘦;亚洲标准,BMI≥23为超重,≥25为肥胖;中国标准,BMI≥24为超重,≥28为肥胖。

2. **体格检查** 通过对个体毛发、皮肤、指甲、骨骼肌肉等方面的评估,来了解病人的基本营养状况(表9-1)。

表9-1 不同营养状况的身体征象

评价项目	营养良好	营养不良
毛发	浓密、有光泽、坚固、不易脱落	缺乏自然光泽、干燥、稀疏、容易脱落
牙齿	光亮、无蛀牙、无疼痛	灰色、棕色或黑色斑点,蛀牙,牙齿不正,常脱落
皮肤	皮肤有光泽、湿润、弹性好	无光泽,干燥、粗糙、弹性差,颜色苍白或色素沉着
指甲	粉色、坚实	粗糙,无光泽,易断裂,中间线状隆起
肌肉和骨骼	肌肉结实,皮下脂肪丰满而有弹性,骨骼无畸形	肌肉松弛无力,皮下脂肪菲薄,肋间隙及锁骨上窝凹陷,肩胛骨和髂骨嶙峋突出

3. **皮脂厚度测量** 即皮下脂肪厚度,可反映体内脂肪存积的情况,测量的部位有肱三头肌部、肩胛下部、腹部等处。最常测量的部位为肱三头肌部,测量3次取平均值,其标准为:男性为12.5 mm,女性为16.5 mm。测得数据与同年龄正常值相比较,较正常值少35%~40%为重度消耗,25%~34%为中度消耗,24%以下为轻度消耗。

4. **实验室检查** 通过实验室检查,测定被检者体液或排泄物中的营养素、营养素代谢产物或与之有关的化学成分,以判断个体的营养水平。该法是评价人体营养状况最客观的指标,对及早发现营养缺乏的类型和程度有重要意义。

第二节 医院饮食

为适应不同病情的需要,医院饮食可分为三大类:基本饮食、治疗饮食、试验饮食。

一、基本饮食

基本饮食包括普通饮食、软质饮食、半流质饮食和流质饮食四种(表9-2)。

表9-2 基本饮食

饮食种类	适用范围	饮食原则	用 法
普通饮食	消化功能正常;无饮食限制者;病情较轻或处于疾病恢复期者	易消化、无刺激性食物,能量充足、营养素齐全、比例适当、美观可口	每日 3 餐,总热量 9.20~10.88 MJ/d,蛋白质70~90 g/d
软质饮食	消化吸收功能差、咀嚼困难者,如老人及幼儿;手术和肠道疾病恢复期的病人	营养丰富,以软、烂、无刺激、易消化的食物为主,如软饭、面条、馒头、菜、肉应切碎、煮烂	每日 3~4 餐,总热量 9.20~10.04 MJ/d,蛋白质60~80 g/d
半流质饮食	发热;吞咽与咀嚼困难者;口腔和胃肠道疾患及术后病人	少食多餐,无刺激、易咀嚼及吞咽,膳食纤维含量少,食物呈半流体状,如粥、面条、泥状或羹类食物	每日 5~6 餐,总热量 6.28~8.37 MJ/d,蛋白质50~70 g/d
流质饮食	高热、口腔疾患、急性消化道疾患、大手术后、病情危重、全身衰竭病人	食物呈流体状,易吞咽、消化、无刺激性,如牛奶、豆浆、米汤、菜汁、果汁。因所含热量和营养素不足,只能短期使用	每日 6~7 餐,每餐液体量为 200~300 mL,总热量 3.5~5.0 MJ/d,蛋白质40~50 g/d

二、治疗饮食

治疗饮食(therapeutic diet)是指在基本饮食的基础上,根据病情的需要,适当调整总热量和某些营养素,以达到治疗或辅助治疗目的的饮食(表9-3)。

表9-3　治疗饮食

饮食种类	适用范围	饮食原则和用法
高热量饮食	热量消耗较高者,如结核、大面积烧伤、甲状腺功能亢进、肝炎患者以及体重不足者及产妇等	在基本饮食的基础上加餐2次,如牛奶、豆浆、鸡蛋、水果、蛋糕、巧克力及甜食等。总热能约为12.55 MJ/d
高蛋白饮食	高代谢性疾病者,如结核、恶性肿瘤、营养不良、贫血、大面积烧伤、甲状腺功能亢进、低蛋白血症者,以及孕妇、哺乳期女性等	在基本饮食的基础上增加富含蛋白质的食物,如肉类、鱼类、蛋类、乳类、豆类等。蛋白质供给量为1.5~2.0 g/(kg·d),总量不超过120 g/d,总热量为10.46~12.55 MJ/d
低蛋白饮食	限制蛋白质摄入,如急性肾炎、尿毒症、肝性昏迷等病人	成人饮食中蛋白质的摄入量<40 g/d,视病情可减少至20~30 g/d;肾功能不全的病人应多摄入动物性蛋白,忌用豆制品;而肝性昏迷的病人应以植物蛋白为主
低脂肪饮食	肝、胆、胰疾病者,高脂血症、动脉硬化、冠心病、肥胖症及腹泻等病人	食物宜清淡、少油,限制动物脂肪的摄入,禁用肥肉、蛋黄、奶油、动物脑等。高脂血症、动脉硬化者不必限制植物油(椰子油除外)。成人脂肪摄入<50 g/d,肝胆胰疾病者<40 g/d,尤其限制动物脂肪的摄入
低胆固醇饮食	高胆固醇血症、高脂血症、动脉硬化、冠心病、高血压等病人	限制高胆固醇食物,如动物内脏、脑、鱼子、蛋黄、肥肉和动物油等。胆固醇摄入量<300 mg/d
低盐饮食	心脏病、急慢性肾炎、肝硬化腹水、高血压者,各种原因所致水、钠潴留的病人	成人食盐摄入量<2 g/d,但不包括食物内自然存在的氯化钠。禁食腌制食品,如咸菜、皮蛋、火腿、香肠、咸肉、虾米等
无盐低钠饮食	同低盐饮食,但一般用于水肿较重者	无盐饮食,除食物内自然含钠量外,烹调时不放食盐,饮食中钠含量不超过0.7 g/d;低钠饮食,除无盐外,还需控制摄入食物中自然存在的含钠量,一般不超过0.5 g/d。二者均禁用腌制食物,同时禁用含钠多的食物和药物,如含碱食品(油条、挂面、汽水等)和碳酸氢钠等药物
高纤维素饮食	便秘、肥胖、高脂血症、糖尿病等病人	选择含纤维素多的食物,如韭菜、芹菜、粗粮、豆类、竹笋、香蕉、菠菜等,成人摄入食物纤维素量>30 g/d
少渣饮食	伤寒、痢疾、腹泻、肠炎、食管胃底静脉曲张、咽喉部及消化道手术等病人	少食纤维素多的食物,如韭菜、芹菜、粗粮、豆类等,不食用坚硬或带碎骨的食物

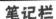

三、试验饮食

试验饮食亦称诊断饮食,指在特定时间内,通过对调整饮食内容,以协助诊断疾病和提高检查结果正确性的一种饮食(表9-4)。

表9-4 试验饮食

饮食种类	适用范围	饮食原则
隐血试验饮食	用于大便隐血试验的准备,以协助诊断有无消化道出血的病人	试验期3 d,试验期间禁止食用易造成隐血试验假阳性的食物如肉类、动物血、绿色蔬菜、含铁药物。可进食牛奶、豆制品、土豆、白菜、花菜、米饭、面条、馒头等
胆囊造影饮食	用于行胆囊造影检查的病人	造影前1 d:中餐进高脂肪食物,以刺激胆囊收缩排空,利于造影剂进入;晚餐进无脂肪、低蛋白、高糖类饮食;晚餐后禁食、禁水,并服造影剂。造影当日:晨起禁食;第一次X射线摄片,胆囊显影后,进高脂肪餐(2个油煎荷包蛋或巧克力,脂肪含量25～50 g),30 min后第二次X射线摄片,观察胆囊收缩情况
肌酐试验饮食	用于协助检查、测定肾小球的滤过功能的病人	素食3 d,禁食肉类、蛋类、豆类等,限制蛋白质摄入量<40 g/d,全天主食不超过300 g,以排除外源性肌酐的影响。可多进食蔬菜、水果
忌碘饮食	甲状腺[131]I 测定,用于协助诊断甲状腺功能的病人	试验期2周,试验期间禁用含碘食物如海带、海蜇、紫菜、海鱼、虾、加碘食盐等。禁用碘酊做局部消毒
尿浓缩功能试验	用于检查肾小管的浓缩功能的病人	试验期1 d,控制全天饮食中的水分总量在500～600 mL,禁饮水及含水量高的食物,避免食用过甜、过咸的食物,蛋白质供应量为1 g/(kg·d)体重

第三节 病人饮食的护理

结合疾病特点和病人营养状况的评估结果,护士可为病人制订有针对性的饮食方案,并根据方案对病人实施饮食护理,帮助病人摄入充足、合理的营养素。

一、病区饮食的管理

病人入院后,由病区负责医生根据病情开出饮食医嘱,确定病人所需饮食的种类。护士填写入院饮食通知单,送交营养室,并填写在病区的饮食单上,同时在病人的床尾或床头卡注明标记,作为分发食物的依据。

因病情需要更改饮食时,如流质饮食改为半流质饮食,手术前需要禁食或出院需要停止饮食等,由医生开出医嘱,护士按医嘱填写饮食更改通知单或饮食停止通知单,送交营养室,由营养室做出相应的处理。

二、一般饮食的护理

(一)病人进食前护理

1.**饮食指导** 护士根据医嘱结合病人的病情对其解释和指导,说明意义,明确饮食种类和进餐要求,取得病人的配合。在制订饮食计划时,尽量符合病人的饮食习惯和爱好。在准备食物时考虑其色、香、味、形和多样化,通过视觉、嗅觉、味觉的刺激,引起病人的食欲,利于食物的消化。

2.**提供舒适的进食环境** 舒适的环境可使病人心情愉快,增进食欲。因此病人进食的环境应清洁、整齐,空气清新、气氛轻松愉快。

(1)去除一切不良气味及不良视觉影响。如整理床单位,饭前半小时开窗通风,移去便器。

(2)进食前停止非紧急、令人感到不愉快或不舒适的工作。

(3)同病室有危重病人应以屏风遮挡。

(4)病情允许者,鼓励其在餐厅或同病室人共同进餐,以增进轻松、愉快的气氛。

3.**病人准备**

(1)督促并协助病人洗手、漱口或做口腔护理,按需要给予便盆,用后撤去。

(2)协助病人取舒适的体位,若病情允许可下床进餐。不能下床者,可采取坐位或半坐卧位,并安放跨床小桌。不能取坐位者,取侧卧位或仰卧位头偏向一侧,并将头部稍垫高。

(3)征得同意后,将治疗巾或餐巾围于病人胸前,以保持衣服和被单的清洁,并做好进食准备。

(二)病人进食时护理

1.**分发食物** 护士洗净双手,衣帽整洁。根据饮食单上的饮食要求,协助配餐员及时将饭菜准确无误地分发给每位病人。禁食或限量饮食者,告知原因,取得病人的合作。

2.**协助进食**

(1)鼓励病人自行进食,并协助将餐具、食物放在易取处。

(2)不能自行进食者应耐心给予喂食,喂食的量、速度适中,温度适宜,饭和菜、固体和液体食物应轮流喂食。进流质饮食者,可用吸管进食。

(3)双目失明或双眼遮盖者,喂食时应告之食物名称以增加进食的兴趣。如病人要求自己进食,可按时钟平面图放置食物,并告知食物名称及方位,利于病人取用,如6点处放主食,12点处放汤,3点处和9点处放菜等(图9-2)。

3.**巡视观察** 巡视病房,观察病人的进食情况。检查并督促治疗饮食和试验饮食的落实,评估病人饮食营养需要是否得到满足,教育、纠正不良饮食习惯及违反医疗原则的饮食行为,征求病人对饮食烹饪的意见。

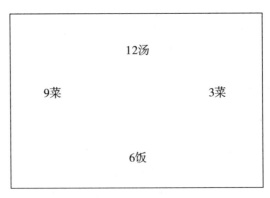

图9-2　食物放置平面示意

(三)进食后护理

1.撤去餐具,清理食物残渣,督促病人洗手、漱口或做口腔护理,整理床单位。

2.做好记录,如进食种类、量,病人进食时和进食后的反应等,以了解病人的饮食和营养需要是否得到满足。

3.对暂禁食或延迟进食的病人做好交接班。

第四节　特殊饮食的护理

一、管饲饮食

经胃肠道插入导管,给病人提供必需的食物、营养液、水及药物的方法称为管饲饮食,是临床中提供或补充营养的重要方法之一。根据导管插入的途径,可分为以下几种:①口胃管,导管由口腔插入胃内;②鼻胃管,导管经鼻腔插入胃内;③胃肠管,导管由鼻腔插入小肠;④胃造瘘管,导管经胃造瘘口插入胃内;⑤空肠造瘘管,导管经空肠造瘘口插至空肠内。本章节以鼻胃管为例,介绍鼻饲法的操作方法。

鼻饲法是将胃管经鼻腔插入胃内,从管内灌注流质食物、药物和水分的方法。

【目的】

供给食物和药物,满足病人营养和治疗的需要。适用于:①不能经口进食者,如昏迷、口腔疾患或口腔手术后的病人;②不能张口(牙关紧闭者),如破伤风病人;③拒绝进食者,如精神病病人;④早产儿,虚弱、病情危重者。

【评估】

1.病人的病情、意识状况、鼻腔情况(有无鼻中隔偏曲、鼻腔黏膜肿胀、炎症、息肉、阻塞等)。

2.病人对插管的心理反应及合作程度。

【计划】

1.护士准备　衣帽整齐,修剪指甲,洗手,向病人解释操作的目的及注意事项。

2.用物准备

(1)无菌治疗巾内放置治疗碗、胃管、压舌板、镊子或止血钳、50 mL注射器、纱布。

(2)无菌治疗巾外放置治疗巾、弯盘、液体石蜡、听诊器、手电筒、棉签、胶布、别针、夹子或橡胶圈、流质饮食(200 mL,38~40 ℃)、温开水适量。

(3)拔管时另备纱布、弯盘、松节油、棉签等。

3.病人准备

(1)了解鼻饲的目的、操作过程及配合方法,愿意配合。

(2)如有眼镜或义齿者应取下,妥善放置。

【实施】

1.操作流程　见表9-5。

表9-5　鼻饲法

操作步骤	操作要点
▲插管	
(1)核对解释	●备齐用物携至床前,确认病人,再次解释目的、需配合事项,取得病人合作
(2)安置体位	●根据病情协助病人取坐位、半坐卧位或仰卧位;昏迷病人取去枕仰卧位,头向后仰
(3)铺巾置盘	●铺治疗巾铺于病人颌下,弯盘置于方便取用处
(4)鼻腔准备	●观察鼻腔,选择通畅一侧,用湿棉签清洁。准备胶布
(5)标记胃管	●打开无菌盘,用纱布或镊子夹取出胃管,注入少量空气,检查是否通畅 ●测量插管长度:鼻尖至耳垂再到剑突,或前额发际至剑突距离,成人45~55 cm;贴胶布标记,小儿插胃管长度一般为14~18 cm
(6)润滑胃管	●倒适量液体石蜡润滑胃管前端
(7)插入胃管	●一手持纱布托住胃管,一手持镊子夹住胃管前端沿选定鼻腔缓缓插入,至咽喉部时(14~16 cm),嘱病人做吞咽动作,迅速将胃管插入至标记长度 ●为昏迷病人插管:操作时应去枕仰卧,头向后仰,当胃管插入15 cm(会厌部)时,托起病人头部,使下颌靠近胸骨柄,以增大咽喉部通道的弧度,便于胃管通过会厌部,缓缓插入至所需长度(图9-3)
(8)确认入胃	●确定胃管在胃内的方法:①胃管末端接注射器,能抽出胃液;②将听诊器放于胃部,用注射器向胃内快速注入10 mL空气,同时能听到气过水声;③胃管末端放入水中,无气体逸出
(9)固定胃管	●确定胃管在胃内后,用胶布固定胃管于鼻翼及面颊部
(10)灌注食物	●注射器连接胃管末端,回抽见有胃液,再注入少量温开水 ●缓慢灌注流质饮食或药液 ●鼻饲完毕后,再次注入少量温开水冲洗胃管,避免鼻饲液积存在管腔中变质,造成胃肠炎或堵塞管腔

续表9-5

操作步骤	操作要点
(11)末端处理	●将胃管末端反折,用纱布包好,再用橡皮圈或用夹子夹紧,用别针固定于枕旁或病人衣领处
(12)整理用物	●协助病人取舒适卧位,最好维持原体位20~30 min,整理床单位,清理用物,将注射器洗净,放入治疗盘内,盖上纱布备用
(13)洗手记录	●洗手,记录插管时间,鼻饲液的种类、量及病人的反应
▲拔管	
(1)核对解释	●携用物至床旁,核对病人,说明拔管的原因,取得合作
(2)拔管前准备	●置弯盘于病人颌下,夹紧胃管末端放于弯盘内,揭去胶布
(3)拔出胃管	●用纱布包裹鼻孔处胃管,嘱病人做深呼吸,在病人呼气时拔管,边拔边用纱布擦拭胃管,至咽喉处快速拔出,以免液体滴入气管内
(4)整理用物	●将胃管盘曲置于弯盘中,清洁病人口鼻及面部,擦去胶布痕迹,协助病人漱口,取舒适卧位,整理床单位
(5)洗手记录	●洗手,记录拔管时间和病人反应

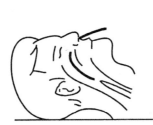
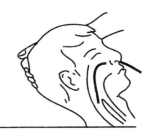
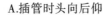

A.插管时头向后仰　　　　B.托起头部,下颌紧贴胸骨柄,
　　　　　　　　　　　　　增大咽喉部通道的弧度

图9-3　为昏迷病人插胃管示意

2.注意事项

(1)鼻饲前应进行有效的沟通,向病人解释鼻饲目的及配合方法,减轻病人的心理压力。

(2)操作时动作轻柔,以防损伤鼻腔及食管黏膜。

(3)插管过程中应观察病人反应,如出现恶心症状,可暂停片刻,嘱病人深呼吸,缓解后再插入;出现呛咳、呼吸困难、发绀等情况,表明胃管误入气管,应立即拔出,休息片刻后重新插入;插入不畅时应检查胃管是否盘曲在口腔中,可将胃管拔出少许,再缓慢插入。

(4)每次灌食前确定胃管是否在胃内。每次鼻饲量不超过200 mL,间隔时间不少于2 h,温度38~40 ℃。喂药应将药片研碎溶解后灌入。鼻饲液应现配现用,以防变质。

(5)食管曲张、胃底静脉曲张、食道癌和食道梗阻的病人禁忌鼻饲。

（6）长期鼻饲者应每天进行口腔护理,普通胃管每周更换一次,硅胶管胃管每月更换一次。更换胃管应于当晚最后一次喂食后拔出,次晨再从另一侧鼻孔插入。

【评价】

1. 操作方法正确,轻柔,无黏膜损伤及其他并发症。

2. 护患沟通有效,病人理解插管意义并主动配合。

3. 病人能够获得基本的营养、药物及水分。

二、要素饮食

要素饮食是一种化学精制食物,含有人体所必需、易于吸收的营养成分,包括游离氨基酸、单糖、脂肪酸、维生素、无机盐和微量元素。它的主要特点是无须经过消化即可直接被肠道吸收。适用于严重肠道感染、严重烧伤、严重感染、手术前后需营养支持、肿瘤、消化吸收不良、营养不良等病人。

1. 目的　用于临床治疗,可保证危重病人的能量及氨基酸等营养素的摄入,促进伤口愈合,改善病人营养状况,达到治疗或辅助治疗目的。

2. 应用方法　根据病人的病情需要,配制成适宜浓度和剂量的要素饮食供给病人,可经口服、鼻饲、经胃或空肠造瘘口滴入的方式摄入,一般有三种供应方式:

（1）分次注入　将配制好的要素饮食或现成制品用注射器通过鼻胃管注入胃内,每日4~6次,每次250~400 mL。主要用于非危重病人,经鼻胃管或造瘘管行胃内喂养的病人。优点是操作方便,价格低廉;缺点是易引起恶心、呕吐、腹胀、腹泻等胃肠症状。

（2）间歇滴注　将配制好的要素饮食或现成制品放入有盖吊瓶内,经输注管缓慢滴入,每日4~6次,每次400~500 mL,每次输注持续时间30~60 min,多数病人可耐受。

（3）连续滴注　装置与间歇滴注相同,在12~24 h内持续滴入,或用输液泵保持恒定滴速,多用于经空肠喂养的危重病人。

3. 注意事项

（1）要素饮食的配置,应遵守无菌操作的原则,所有配制用具均需消毒灭菌后使用。

（2）已配制好的溶液应放在4 ℃以下冰箱保存,防止被细菌污染;配制好的溶液应于24 h内用完,防止放置时间过长而变质。

（3）要素饮食不可高温蒸煮,可适当加温,口服温度为37 ℃左右,鼻饲及经造瘘口注入时的温度宜为41~42 ℃。

（4）每一种要素饮食的具体营养成分、用量、浓度、滴入速度,应根据病人的具体病情,由临床医师、责任护士和营养师共同商议决定。

（5）一般原则由少量、慢速开始,逐步增加,待病人耐受后,再稳定配餐标准、用量和速度。

（6）要素饮食滴注前后都应用温开水或生理盐水冲净管腔,以防食物积滞而腐败变质。

（7）滴注过程中应经常巡视病人,若出现恶心、呕吐、腹胀、腹泻等症状,应及时查明原因,调整速度、温度;反应严重者可暂停滴入。

(8)要素饮食应用期间需定期检查血糖、尿糖、血尿素氮、电解质、肝功能等各项指标,观察尿量、大便次数及性状,并监测体重,做好营养评估。

(9)停用要素饮食时需逐渐减量,骤停易引起低血糖反应。

(10)要素饮食不能用于婴幼儿和消化道出血病人,糖尿病和胰腺疾病病人慎用。

三、胃肠外营养

胃肠外营养是按照病人的需要,通过周围静脉或中心静脉输入病人所需的全部能量及营养素,包括氨基酸、脂肪、各种维生素、电解质和微量元素的一种营养支持方法。

1.目的 用于各种原因引起的不能从胃肠道摄入营养、胃肠道需要充分休息、消化吸收障碍以及存在超高代谢等的病人,保证热量及营养素的摄入,从而维持机体新陈代谢,促进病人康复。

2.分类 根据补充营养的量,胃肠外营养可分为部分胃肠外营养和全胃肠外营养两种。根据应用途径不同,胃肠外营养可分为周围静脉营养及中心静脉营养。短期、部分营养支持或中心静脉置管困难时,可采用周围静脉营养;长期、全量补充营养时宜采取中心静脉营养。

3.用法 胃肠外营养输注方法主要有全营养混合液输注和单瓶输注两种。

(1)全营养混合液输注 即将每天所需的营养物质在无菌条件下按次序混合输入由聚合材料制成的输液袋或玻璃容器后再输注的方法。这种方法热氮比例平衡、多种营养素同时进入体内而增加节氮效果,同时简化输液过程、节省护理时间,还可减少污染并降低代谢性并发症的发生。

(2)单瓶输注 在无条件进行全营养混合液输注时,可单瓶输注。此方法由于各营养素非同步进入机体而造成营养素的浪费,同时易发生代谢性并发症。

4.禁忌证

(1)胃肠道功能正常,能获得足量营养者。

(2)估计应用时间不超过 5 d。

(3)病人伴有严重水、电解质紊乱,酸碱失衡,出凝血功能紊乱或休克时应暂缓使用,待内环境稳定后再考虑胃肠外营养。

(4)已进入临终期、不可逆昏迷等病人不宜应用胃肠外营养。

5.并发症 在病人应用胃肠外营养的过程中,可能发生的并发症有:

(1)机械性并发症 在中心静脉置管时,可因病人体位不当、穿刺方向不正确等引起气胸、皮下气肿、血肿甚至神经损伤。若穿破静脉及胸膜,可发生血胸或液胸。输注过程中,若大量空气进入输注管道可发生空气栓塞,甚至死亡。

(2)感染性并发症 若置管时无菌操作不严格、营养液污染以及导管长期留置可引起穿刺部位感染,导管性脓毒症等感染性并发症。长期肠外营养也可发生肠源性感染。

(3)代谢性并发症 营养液输注速度、浓度不当或突然停用可引起糖代谢紊乱、肝功能损害。长期肠外营养也可引起肠黏膜萎缩、胆汁淤积等并发症。

6.注意事项

(1)严格执行配制营养液及静脉穿刺过程中的无菌操作。

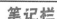

（2）配制好的营养液储存于4 ℃冰箱内备用,若存放超过24 h,则不宜使用。

（3）输液导管及输液袋每12~24 h更换1次;导管进入静脉处的敷料每24 h应更换1次。更换时严格无菌操作,注意观察局部皮肤有无异常征象。

（4）输液过程中加强巡视,注意输液是否通畅,开始时缓慢,逐渐增加滴速,保持输液速度均匀。一般成人首日输液速度60 mL/h,次日80 mL/h,第3日100 mL/h,输液浓度也应由较低浓度开始,逐渐增加。输液速度及浓度可根据病人年龄及耐受情况加以调节。

（5）输液过程中应防止液体中断或导管脱出,防止发生空气栓塞。

（6）静脉营养导管严禁输入其他液体、药物及血液,也不可在此处采集血标本或监测中心静脉压。

（7）使用前及使用过程中要对病人进行严密的实验室监测,每日记录出入液量,观察血常规、电解质、血糖、氧分压、血浆蛋白、尿糖、酮体及尿生化等情况,根据病人体内代谢的动态变化及时调整营养液配方。

（8）密切观察病人的临床表现,注意有无并发症的发生。若发现异常情况应及时与医师联系,配合处理。

（9）停用胃肠外营养时应提前在2~3 d内逐渐减量。

考点纵横

A1 型题

1. 一般不选用低盐饮食的疾病是（　　　）

A. 心力衰竭 　　　　　　　　　　B. 贫血

C. 高血压 　　　　　　　　　　　D. 急性肾炎

E. 肝硬化腹水

2. 下列病人中,不需要用管喂饮食的是（　　　）

A. 手术后不能张口者 　　　　　　B. 拒绝进食者

C. 昏迷病人 　　　　　　　　　　D. 婴幼儿病情危重时

E. 高热病人需补充高热量流质时

A2 型题

3. 病人,男性,25 岁。患肺结核半年,入院后为配合治疗,应给予（　　　）

A. 高蛋白、高热量饮食 　　　　　B. 高脂肪、高热量饮食

C. 高热量、低脂肪饮食 　　　　　D. 低盐、高蛋白饮食

E. 高热量、低蛋白饮食

4. 病人,男性,因胃溃疡住院治疗,病情好转即将出院,护士为其做的健康指导错误的是（　　　）

A. 少食多餐 　　　　　　　　　　B. 定时定量

C. 饮咖啡、浓茶 　　　　　　　　D. 宜吃易消化食物

E. 避免辛辣类食物

5. 病人,男性,50 岁。肝硬化腹水,适宜进食（　　　）

A. 低蛋白饮食 　　　　　　　　　B. 高脂肪饮食

C. 低脂肪饮食 　　　　　　　　　D. 低盐饮食

E. 低糖饮食

A3 型题(6~8 题共用题干)

病人,女性,45 岁,因蛛网膜下腔出血,昏迷 3 d,经抢救后病情渐稳定。现持续输液,鼻饲供给营养。

6.护士进行鼻饲操作,当胃管插至 15 cm 时,应该(　　)

A.使病人的头后仰

B.嘱病人做吞咽动作

C.将病人头部托起,使下颌靠近胸骨柄

D.置病人平卧位,头侧向护士一边

E.加快插管动作,使管顺利插入

7.上述做法的目的是(　　)

A.使鼻道通畅　　　　　　　　　　　　B.避免咽后壁刺激

C.加大咽喉部通道的弧度　　　　　　　D.使食管第一狭窄消失

E.使喉肌放松便于胃管通过

8.鼻饲管留置期间的护理错误的是(　　)

A.每日做口腔护理　　　　　　　　　　B.每次喂食间隔时间不少于 2 h

C.灌流质前后注入少量温开水　　　　　D.每日晚上拔出胃管,次晨换管插入

E.鼻饲用物每日消毒 1 次

参考答案:1~5.BEACD　6~8.CCD

(方明月)

第十章

冷、热疗法

冷、热疗法是临床常用的物理治疗方法,通过冷或热作用于人体的局部或全身,达到止血、止痛、消炎、退热、保暖和促进舒适的目的。护理人员应了解冷、热疗法的相关理论知识,正确应用冷、热疗法并观察病人的反应,确保病人安全,达到治疗的目的,满足病人的需要。

第一节 冷、热疗法的应用

冷、热疗法是利用低于或高于人体温度的物质作用于人体表面,通过神经传导引起皮肤和内脏器官的血管收缩和扩张,从而改变机体各系统的体液循环和新陈代谢,达到治疗目的的方法。

一、冷、热疗法的效应

(一)生理效应

冷、热疗法的生理效应是相反的,见表10-1。

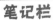

表 10-1　冷、热疗法的生理效应

生理效应	用热	用冷	生理效应	用热	用冷
细胞代谢	增加	减少	血液流动	增快	减慢
需氧量	增加	减少	淋巴流动	增快	减慢
血管	扩张	收缩	结缔组织伸展性	增强	减弱
毛细血管通透性	增高	降低	神经传导速度	增快	减慢
血液黏稠度	降低	增加	体温	上升	下降

(二)继发效应

持续用热 1 h 后,可引起小动脉收缩 10～15 min;同样,持续用冷 1 h 后,局部可发生小动脉扩张。这种用冷或用热超过一定时间,产生与生理效应相反的作用称为继发效应。继发效应是机体避免长时间用冷或用热对组织损伤而产生的防御反应。因此,护理人员应准确掌握冷、热疗法的时间,避免发生继发效应。

二、冷、热疗法的目的

(一)冷疗法

1.控制炎症扩散　冷刺激局部,使血流减少,血管收缩,降低细菌的活力及细胞的新陈代谢,控制炎症的扩散。常用于炎症早期。

2.减轻组织的疼痛和肿胀　冷可抑制组织细胞的活力,减慢神经传导速度,降低神经末梢的敏感性,从而减轻疼痛;同时,冷可使血管收缩,局部渗出减少,可减轻由于组织肿胀压迫神经末梢引起的疼痛。常用于牙痛、烫伤及急性损伤初期。

3.减轻局部出血　冷可降低毛细血管通透性,使局部血管收缩,血流减慢,血液的黏稠度增加而利于凝血。常用于软组织损伤的初期、扁桃体摘除手术后、鼻出血等。

4.降低体温　冷直接与皮肤接触,通过蒸发与传导散热,以降低体温。常用于高热、中暑等。

5.保护脑细胞　头部用冷,可提高脑组织对缺氧的耐受性,降低脑细胞的代谢,减少脑细胞损害。常用于颅脑损伤术后,预防脑水肿、脑缺氧。

(二)热疗法

1.促进炎症消散和局限　热刺激局部,使血管扩张,加速血液循环,增强新陈代谢及白细胞的吞噬功能。所以,炎症早期用热,可促进炎性渗出物的吸收和消散;炎症后期用热,可使白细胞释放蛋白溶解酶,溶解坏死组织,可促进炎症局限。

2.减轻疼痛　热疗使痛觉神经的兴奋性降低,以提高疼痛阈值;热疗加快血液循环,促进组胺等致痛物质和炎性渗出物的吸收,减轻对局部神经末梢的刺激和压迫,减轻疼痛;同时,热疗可增强结缔组织的伸展性,使肌肉松弛,增加关节的活动范围,减少肌肉痉挛、僵硬和关节强直所致的疼痛。

3.减轻深部组织充血　热疗可使皮肤血管扩张,平时呈闭合状态的动静脉吻合支开放,全身循环血液重新分布,使皮肤血流量增加,深部组织血流量减少,从而减轻深部组织充血。

4.保暖与舒适　热疗使局部血管扩张,促进血液循环,使体温升高,病人感到温暖舒适。适用于早产儿、年老体弱者、末梢循环不良者和危重病人。

三、影响冷、热疗法效果的因素

1.方式　冷、热疗法均有湿法和干法两类。一般来说,湿热法的效果优于干热法,因为水的传导能力比空气强。在临床应用中应根据病变部位和治疗要求进行选择。

2.面积　冷、热疗法的效果与冷热疗面积大小有关。应用面积大,则产生的生理效应就较强,反之,则较弱。但是面积过大,容易引起全身反应,护士应注意观察。

3.时间　冷、热应用有一定的时间要求,在一定时间内其效应是随着时间的增加而增强,以达到最大的治疗效果。但如果时间过长,则会产生继发效应而抵消治疗效应,甚至还可引起不良反应,如疼痛、皮肤苍白、冻伤、烫伤等。

4.温度　冷、热疗法的温度与体表的温度相差越大,机体对冷、热刺激的反应越强;反之,则越小。其次,环境温度也可影响冷、热效应,如室温过低,则散热过快,热效应降低。

5.部位　皮肤较厚的区域,如脚底、手心对冷、热的耐受性大,冷、热疗法效果也较差;而躯体的皮肤较薄,对冷、热的敏感性强,冷、热疗法效果也较好。血液循环良好的部位,可增强冷、热应用的效果。不同深度的皮肤对冷、热反应也不同,皮肤浅层,冷觉感受器较温觉感受器浅表且数量也多,故浅层皮肤对冷较敏感。

6.个体差异　年龄、性别、身体状况、居住习惯、肤色等差别导致对冷、热的耐受力也有所差别。如老年人的感觉功能减退,对冷、热刺激的反应较为迟钝;婴幼儿体温调节中枢发育不完善,对冷、热刺激反应较为强烈。

四、冷、热疗法的禁忌证

(一)冷疗法的禁忌证

1.局部血液循环不良　冷疗使血流减少,血管收缩,加重血液循环障碍,导致局部组织缺血、缺氧而变性坏死。如全身微循环障碍、局部组织血液循环不良、大面积组织受损、休克、神经血管病变、动脉硬化、水肿、皮肤颜色青紫等病人。

2.慢性炎症或深部化脓病灶　冷可使局部血流减少,从而妨碍炎症吸收。

3.组织损伤　冷可加重血液循环障碍,增加组织损伤,影响伤口愈合。特别对大范围的组织损伤应绝对禁止用冷疗。

4.其他　对冷过敏、心脏病及体质虚弱者慎用冷疗。

5.禁忌部位

(1)枕后、耳郭、阴囊处禁忌用冷疗,以防冻伤。

(2)心前区禁忌用冷,以防反射性心率减慢、心房或心室纤颤、房室传导阻滞。

(3)腹部禁忌用冷,以防腹泻。

(4)足底中心禁忌用冷,以防末梢血管收缩而影响散热,导致反射性的冠状动脉收缩。

（二）热疗法的禁忌证

1.急性腹痛未明确诊断前　热疗会减轻疼痛,从而掩盖病情,贻误诊断和治疗。

2.面部危险三角区感染　该处血管丰富,无静脉瓣,且与颅内海绵窦相通。用热后会使血管扩张,血流增多,导致细菌毒素进入血液循环,扩散至脑部,造成严重的颅内感染和败血症。

3.出血性疾病　热疗可使局部血管扩张,增加脏器的血流量和血管的通透性,从而加重出血。

4.软组织损伤早期(即48 h内)　热疗使血管扩张,通透性增加,加重皮下组织出血、肿胀。

5.恶性肿瘤　热会加速细胞新陈代谢,促使细胞活动、分裂及生长,从而可使肿瘤转移、扩散和恶化。

6.其他　皮肤湿疹、金属移植物部位、急性炎症反应(如结膜炎、中耳炎、牙龈炎)等不宜用热疗。感觉功能损伤、意识不清病人应慎用。

第二节　冷疗法

一、局部冷疗法

（一）冰袋(冰囊)的使用

【目的】
降温、局部消肿、止血、镇痛。

【评估】
1.病人的年龄、病情、意识、体温、活动能力。
2.病人的局部组织情况、对冷的耐受程度、有无感觉障碍及冷疗禁忌证。

【计划】
1.护士准备　着装整洁、洗手,戴口罩,掌握冰袋(冰囊)冷疗的方法及沟通技巧。
2.用物准备　冰袋(冰囊)(图10-1)、布套、冰块适量、帆布袋、木槌、脸盆、毛巾。
3.病人准备　病人了解冰袋(冰囊)冷疗的目的,愿意配合操作。
4.环境准备　病房温度适宜、酌情关闭门窗,必要时屏风遮挡。

【实施】
1.操作流程　见表10-1。

表 10-1　冰袋的使用

操作步骤	操作要点
1. 准备冰袋	●在治疗室将冰块放入帆布袋内,用木槌敲成核桃大小,放入盆中用水冲去棱角,用勺将冰块装入冰袋至 1/2 ~ 2/3 满,排气后夹紧袋口
2. 检查加布套	●擦干,倒挂,仔细检查冰袋有无破损、冰袋夹是否夹紧,以防漏水,装入布套
3. 核对解释	●携用物至床旁,核对病人后,向病人及家属解释用冷的目的和方法,取得合作
4. 放置冰袋	●将冰袋放至所需部位。高热病人置冰袋于病人前额、头顶部(图 10-2)或体表大血管分布处降温;扁桃体摘除术后病人放置于颈前、颌下降温(图 10-3)
5. 观察、更换	●冷疗过程中随时观察病人反应及冰块融化情况,及时添加冰块。冷疗部位若出现皮肤发紫、麻木,应立即停止,以免冻伤
6. 控制冷疗时间	●冷疗时间 15 ~ 30 min 后,撤去冰袋
7. 整理归位	●将冰袋倒空,倒挂。布套送洗备用
8. 洗手、记录	●洗手并记录冷疗部位、时间、效果、反应,降温后的体温记录在体温单上

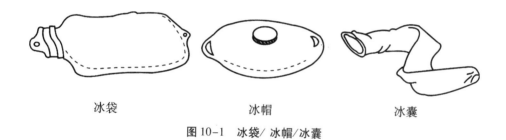

冰袋　　　　　　　冰帽　　　　　　　冰囊

图 10-1　冰袋/ 冰帽/冰囊

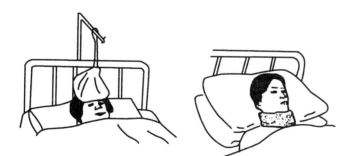

图 10-2　头部冰袋使用法　　　图 10-3　颈部冰袋使用法

2. 注意事项

(1)冷疗过程中注意每 10 min 观察一次病人反应及局部皮肤情况,如果有发紫、麻木及冻伤发生应立即停用。

(2)用冷时间适宜,一般为 30 min,以防产生继发效应。如需长时间使用者,可间隔 1 h 后再重复使用。

（3）如为降温,使用后 30 min 测体温,体温降至 39 ℃以下,取下冰袋。

【评价】

1. 操作方法正确,病人未发生不良反应。

2. 病人舒适,无损伤发生,肿胀减轻、疼痛消退、体温降低等。

（二）冰帽（槽）的使用

【目的】

降低脑部体温,降低脑细胞代谢,提高脑细胞对缺氧的耐受性,预防脑水肿。

【评估】

1. 病人的年龄、病情、意识、体温、活动能力。

2. 病人的局部组织情况、对冷的耐受程度、有无感觉障碍及冷疗禁忌证。

【计划】

1. 护士准备　着装整洁、洗手,戴口罩,掌握冰帽（槽）冷疗的方法及沟通技巧。

2. 用物准备　冰帽（图 10-4）/冰槽（图 10-5）、帆布袋、木槌、盆及冰块适量、勺、海绵 3 块、不脱脂棉球及凡士林纱布 2 块、水桶、肛表。

3. 病人准备　病人了解冰帽（槽）冷疗的目的,愿意配合操作。

4. 环境准备　病房温度适宜、酌情关闭门窗、必要时屏风遮挡。

【实施】

1. 操作流程　见表 10-2。

表 10-2　冰帽的使用

操作步骤	操作要点
1. 准备冰帽（槽）	●同冰袋法将小冰块装入冰帽或冰槽内,擦干冰帽外水迹,检查无漏水
2. 核对解释	●核对病人,向病人及家属解释目的,取得配合
3. 保护病人	●病人后颈部及双耳郭外垫海绵垫保护。如用冰槽者,需在病人双耳内塞棉球,以防冰槽内冰水流入,双眼覆盖凡士林纱布,保护角膜
4. 戴上冰帽	●戴上冰帽,将冰帽的引水管置于水桶中,注意流水情况
5. 监测体温	●每 30 min 测肛温一次,使之保持在 33 ℃左右,一般不低于 30 ℃
6. 撤去冰帽（槽）	●用冷 30 min 后,撤去冰帽（槽）
7. 安置病人	●协助病人取舒适卧位,整理床单位
8. 整理归位	●整理用物,冰帽处理同冰袋;将冰槽内冰水倒空备用
9. 洗手记录	●洗手并记录时间、效果和反应

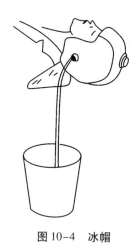

图 10-4　冰帽

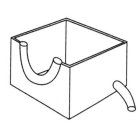

图 10-5　冰槽

2. 注意事项

（1）每 30 min 测生命体征 1 次,维持肛温在 33 ℃ 左右,不宜低于 30 ℃,以防发生心室纤颤等并发症。

（2）注意观察病人头部皮肤变化,尤其应注意耳郭部位,有无发紫、麻木及冻伤发生。

（3）用冷时间正确,最长不超过 30 min,如需继续,休息 60 min 后再使用。

【评价】

1. 病人了解使用冰帽(槽)法的目的并配合。

2. 病人舒适、安全,肿胀减轻,疼痛消退,体温降低等。

（三）冷湿敷法

【目的】

降温,消炎,扭伤早期消肿、止痛等。

【评估】

同冰袋冷疗法,注意局部有无伤口。

【计划】

1. 护士准备　着装整洁、洗手,戴口罩,掌握冷湿敷的方法及沟通技巧。

2. 用物准备　盆内放冰水,治疗盘内放弯盘、纱布、纱布垫 2 块、血管钳 2 把,另备凡士林、棉签、橡胶单、治疗巾、干毛巾,若有伤口准备换药盘。

3. 病人准备　病人了解冷湿敷的目的,学会配合要领。

4. 环境准备　病房温度适宜、酌情关闭门窗,必要时屏风遮挡。

【实施】

1. 操作流程　见表 10-3。

表 10-3　冷湿敷法

操作步骤	操作要点
1.核对解释	●备齐用物携至床旁,核对病人,做好解释,取得病人合作
2.安置病人	●冷敷部位涂凡士林后盖一层纱布,下垫小橡胶单和治疗巾,可用屏风遮挡,维护病人隐私
3.冷敷患处	●纱布浸于冰水盆中,双手各持一把血管钳将纱布垫拧成半干,以不滴水为宜,抖开敷于患处。如为高热病人降温,取冷湿纱布敷于前额
4.观察更换	●随时观察病人反应,每 2~3 min 更换一次纱布,确保冷敷效果
5.控制时间	●持续 15~20 min,以防继发效应。冷湿敷结束后,撤掉纱布垫和纱布,擦去凡士林
6.整理归位	●协助病人躺卧舒适卧位,整理病人床单位,用物清洁、消毒后放于原处备用
7.洗手记录	●记录冷敷部位、时间、效果及反应。降温后 30 min 测体温,并记录在体温单上

2.注意事项

(1)保护病人皮肤,避免过冷刺激,每 10 min 观察局部皮肤变化及病人反应。

(2)如冷敷部位为开放性伤口,需要按无菌技术处理伤口。

【评价】

1.正确掌握用冷的时间,达到冷疗目的。

2.病人安全、舒适。

二、全身冷疗法

全身冷疗法主要为乙醇(温水)擦浴。乙醇是一种挥发性的液体,擦浴时可在皮肤上迅速蒸发,同时吸收和带走大量的热量,并能刺激皮肤血管扩张,促进散热,用于高热病人的降温,但禁用于新生儿和血液病病人。温水擦浴无刺激,不过敏,对新生儿、婴幼儿降温尤其适宜。

【目的】

为高热病人降温。

【评估】

同冷湿敷法。

【计划】

1.护士准备　着装整洁、洗手、戴口罩,掌握乙醇(温水)擦浴的作用和方法,向病人解释操作目的及注意事项。协助病人排尿。

2.用物准备　盆内盛 25~35% 乙醇 200~300 mL,温度 32~34 ℃(如温水擦浴准备水温 32~34 ℃温水),大浴巾 1 条,小毛巾 2 块,热水袋及套,冰袋及套,酌情备衣物、大单、便器及屏风。

3.病人准备　了解乙醇(温水)擦浴的作用和方法,愿意配合操作。

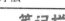
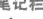
4. 环境准备　病房温度适宜、酌情关闭门窗,必要时屏风遮挡。

【实施】

1. 操作流程　见表10-4。

表10-4　乙醇(温水)擦浴

操作步骤	操作要点
1. 准备用物	●将用物备齐携至床旁,关闭门窗,遮挡病人
2. 核对解释	●核对病人,向病人及家属解释乙醇(温水)擦浴的目的和方法。协助病人排尿
3. 置冰、热水袋	●放置冰袋于头部,帮助降温并防止头部充血;放置热水袋于足底,促进足底血管扩张而减轻头部充血,使病人感到舒适
4. 垫巾擦浴	●将大毛巾垫于擦拭部位下,用乙醇(温水)浸湿小毛巾,拧至半干,缠于手上成手套状,以离心方向擦拭,边擦边按摩,最后以浴巾擦干
5. 擦拭顺序	●双上肢:颈外侧→肩→上臂外侧→手背;再侧胸→腋下→上臂内侧→肘窝→前臂内侧→手心;同法擦拭对侧上肢 背部:侧卧,擦拭颈下肩部→背腰部→臀部,穿衣脱裤 两下肢:髋部→下肢外侧→足背;腹股沟→下肢内侧→内踝;臀下沟→下肢后侧→腘窝→足跟;同法擦拭对侧下肢 每侧部位擦拭3 min,腋窝、肘窝、手心、腹股沟、腘窝处用力擦拭,延长擦拭时间,促进散热。擦拭后用大毛巾擦干皮肤
6. 撤去热水袋	●擦浴完,取下热水袋
7. 整理归位	●协助病人恢复舒适卧位,整理床单位及用物,清洁、消毒后放原处备用
8. 洗手、记录	●洗手并记录擦浴时间、效果、反应
9. 监测体温	●擦浴后30 min测体温,若体温降至39 ℃以下,取下头部冰袋,将降温后的体温绘制于体温单上

2. 注意事项

(1)腋下、肘窝、手心、腹股沟、腘窝处应稍用力,并延长擦拭时间,以促进散热。

(2)擦浴全过程不宜超过20 min,避免病人着凉。随时观察病人的全身反应,如出现面色苍白、寒战、脉搏、呼吸异常等,应立即停止,及时处理。

(3)胸前区、腹部、后颈部、足底禁忌擦拭。

【评价】

1. 病人舒适、安全。

2. 用冷的方法、时间正确,达到冷疗目的。

第三节　热疗法

一、干热疗法

(一)热水袋的使用

【目的】

保暖、解痉、镇痛、舒适。

【评估】

1. 病人的年龄、病情、治疗情况。

2. 病人的意识状况、活动能力及合作程度。

3. 病人的局部皮肤状况、对热的耐受程度、有无感觉障碍及热疗禁忌证。

【计划】

1. 护士准备　着装整洁、洗手,戴口罩,掌握热水袋的使用方法及沟通技巧。

2. 用物准备　热水袋、布套、热水(60~70 ℃)、量杯、毛巾、水温计。

3. 病人准备　病人了解热水袋热疗的目的,同意配合操作。

4. 环境准备　病房温度适宜、酌情关闭门窗,必要时屏风遮挡。

【实施】

1. 操作流程　见表10-5。

表10-5　热水袋的使用

操作步骤	操作要点
1. 调节水温	●测量、调节水温,成人60~70 ℃,昏迷、老年、婴幼儿、感觉迟钝、循环不良等病人,水温应低于50 ℃
2. 准备热水袋	●检查热水袋有无破损,放平热水袋,去塞,一手持热水袋口的边缘,另一手灌水至1/2~2/3满,再逐渐放平热水袋口,见热水达到袋口即排尽袋内空气(图10-6),旋紧盖子,擦干热水袋外壁水迹,倒挂,检查无漏水后装入布套内
3. 核对解释	●携用物至床旁,核对病人并解释,取得配合
4. 放置热水袋	●将热水袋放于所需部位,特殊病人用毛巾包裹后放置(或将热水袋置于两层盖被之间),以防烫伤,并计时
5. 撤去热水袋	●用热30 min后,撤去热水袋
6. 整理归位	●协助病人恢复舒适卧位,整理床单位。热水袋倒空,倒挂,晾干,吹气后旋紧塞子,放阴凉处;布套清洁后晾干备用
7. 洗手记录	●洗手并记录用热部位、时间、效果、反应

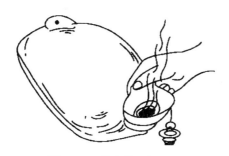

图 10-6　热水袋驱气方法

2.注意事项

（1）治疗时间合适，以防产生继发效应，连续使用热水袋者，每 30 min 检查水温一次，及时更换热水，并执行交接班制度。

（2）注意观察局部皮肤，如出现潮红、疼痛，应停止使用，并在局部涂凡士林保护。

【评价】

1.病人感觉安全、舒适，达到热疗目的。

2.病人无过热、心慌、头晕等感觉。

（二）烤灯的使用

烤灯是利用热的辐射作用于人体，使人体局部温度升高、血管扩张、加速血液循环、促进组织代谢、改善局部组织营养。

【目的】

消炎、解痉、镇痛、促进创面干燥结痂、保护上皮、利于肉芽组织生长，促进伤口愈合。用于感染性伤口、压疮、关节炎、神经炎等病人。

【评估】

1.病人的年龄、病情、治疗情况。

2.病人的意识状况、活动能力及合作程度。

3.病人局部皮肤状况、有无开放伤口、对热的耐受程度、有无感觉障碍及热疗禁忌证。

【计划】

1.护士准备　着装整洁、洗手、戴口罩，掌握烤灯的使用方法，向病人解释烤灯的使用目的和注意事项。

2.用物准备　烤灯，必要时备屏风。

3.病人准备　病人了解烤灯的热疗目的，愿意配合操作。

4.环境准备　病房温度适宜、酌情关闭门窗、必要时屏风遮挡。

【实施】

1.操作流程　见表 10-6。

笔记栏

表 10-6　烤灯的使用

操作步骤	操作要点
1. 准备烤灯	●准备、检查鹅颈灯,确认烤灯可正常使用
2. 核对解释	●携用物至床旁,向病人和家属解释用热的目的和方法,取得合作
3. 安置体位	●暴露治疗部位,协助病人取舒适体位,注意保暖,必要时屏风遮挡
4. 置鹅颈灯	●将灯头移至治疗部位的斜上方或侧方,调节灯距治疗部位 30～50 cm,以温热为宜(照射胸前和颈部时,让病人戴有色眼镜或用纱布遮盖)(图 10-7)
5. 计时观察	●接通电源,打开开关,开始治疗并计时,照射时间以 20～30 min 为宜,观察病人反应
6. 停止治疗	●30 min 后,关闭开关,断开烤灯电源
7. 整理归位	●协助病人恢复舒适体位,整理用物
8. 洗手记录	●护士洗手,记录照射部位、时间、效果、反应

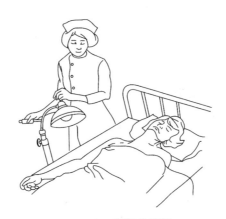

图 10-7　烤灯的使用

2. 注意事项

(1)注意观察病人有无过热、心慌、头昏感觉及皮肤异常,若出现紫红色应停止照射,并涂上凡士林保护皮肤。

(2)照射颈部和胸前时,戴有色眼镜或用纱布遮盖。照射结束后协助病人取舒适卧位,请病人休息 15 min 后方可外出,以防感冒。

(3)红外线多次治疗后,治疗部位皮肤可出现网状红斑,色素沉着。

【评价】

1. 照射胸前和颈部时,病人眼睛未受伤害。

2. 病人舒适、安全,无过热、心慌、头晕等感觉,达到热疗目的。

(三)化学加热袋的使用

化学加热袋是密封的塑料袋,内盛两种化学物质,使用时将化学物质充分混合,使袋内的两种化学物质发生反应而产热。化学物质初期热温不足,以后热温逐渐上升并有一高峰期,化学加热袋最高温度可达 76 ℃,平均温度为 56 ℃,可持续使用 2 h 左右。化学加热袋的使用方法与热水袋相同,使用时一定要加布套或包裹后使用,防止烫伤,必要时可加双层包裹。对老年人、小儿、感觉麻痹者、昏迷病人不宜使用化学加热袋。

二、湿热疗法

(一)热湿敷法

【目的】

消炎、消肿、解痉、止痛、促进局部血液循环。

【评估】

同热水袋的使用。

【计划】

1.护士准备　着装整洁、洗手、戴口罩,掌握热湿敷的作用及方法,向病人解释热湿敷的使用目的和注意事项。

2.用物准备

(1)治疗盘(内有弯盘、纱布、敷布2块、长血管钳2把)、水温计、凡士林、棉签、小橡胶单、治疗巾、毛巾、橡胶单。

(2)小盆内盛热水(50~60 ℃)、热水瓶或热原。

(3)必要时备热水袋、屏风,有伤口者需备换药用物。

3.病人准备　病人了解热湿敷的目的,体位舒适,学会配合。

4.环境准备　病房温度适宜、酌情关闭门窗、必要时屏风遮挡。

【实施】

1.操作流程　见表10-7。

表10-7　热湿敷法

操作步骤	操作要点
1.核对解释	●携用物至床旁,核对病人后,做好解释工作
2.安置病人	●暴露热敷部位,在热敷部位下垫小橡胶单和治疗巾;热敷部位涂凡士林后盖一层纱布。必要时屏风遮挡
3.热敷患处	●湿纱布浸入热水中,双手各持一把血管钳将浸在热水中的湿纱布拧至不滴水(图10-8),抖开湿纱布,护士用手腕掌侧皮肤试温,折叠后敷在患处,湿纱布上可加热水袋,再盖毛巾维持热敷温度,病人感到烫时,揭开一角散热
4.更换敷布	●每3~5 min更换一次湿纱布,确保热敷效果,以防继发效应
5.去掉敷布	●15~20 min后,撤掉湿纱布和纱布,擦去凡士林,协助病人卧位舒适,整理病人床单位
6.整理归位	●整理用物,用物清洁、消毒后放于原处备用
7.洗手记录	●记录热湿敷部位、时间、效果及反应

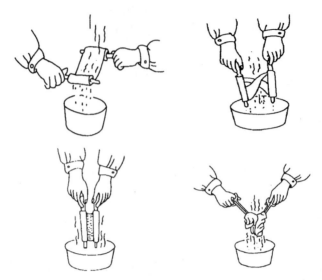

图 10-8　敷布拧干法

2.注意事项

(1)保护病人皮肤免受过热刺激,随时观察局部皮肤变化及病人反应,防止烫伤。

(2)如热湿敷部位为伤口或疮面、结痂,需按无菌技术操作进行。

(3)治疗部位不忌压者,可在湿纱布上加热水袋,再盖上毛巾以维持热敷温度。

(4)面部湿热敷的病人,30 min 后才能外出,防止感冒。

【评价】

病人无不适感觉,无烫伤发生。

(二)热水坐浴

【目的】

止痛、消炎、消肿,用于会阴、肛门、外生殖器疾病及手术后等。

【评估】

1.病人的年龄、病情、治疗情况。

2.病人的意识状况、活动能力及合作程度。

3.病人的局部皮肤状况、伤口状况。

【计划】

1.护士准备　着装整洁、洗手、戴口罩,掌握热水坐浴的使用方法。

2.用物准备　坐浴椅(图 10-9)、无菌坐浴盆内盛热水(40 ～ 45 ℃)1/2 满、药液(遵医嘱),无菌纱布、毛巾、水温计,必要时备屏风、换药用物。

3.病人准备　病人了解热水坐浴的目的、方法、注意事项及配合要领,排空大小便。

4.环境准备　病房温度适宜、酌情关闭门窗,必要时屏风遮挡。

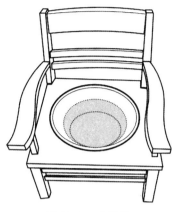

图 10-9 坐浴椅

【实施】

1. 操作流程　见表 10-8。

表 10-8　热水坐浴

操作步骤	操作要点
1. 核对解释	●携用物至床旁,核对病人,解释操作目的及配合方法,取得合作
2. 暴露患处	●用床帘或屏风遮挡,协助病人脱裤至膝盖部,暴露患处
3. 试温坐浴	●嘱病人用纱布蘸药液清洗外阴部皮肤,适应水温,然后坐于盆内,使臀部完全浸入水中,腿部用大毛巾遮盖
4. 计时观察	●坐浴时间 15～20 min,随时调节水温,尤其冬季防止病人着凉,病人若出现面色苍白、脉搏加快、眩晕等,应停止坐浴
5. 安置病人	●坐浴完毕,用纱布擦干臀部,协助病人穿裤后,取舒适体位
6. 整理归位	●整理床单位及用物,坐浴盆清洁、消毒后放原处备用
7. 洗手记录	●洗手,记录坐浴时间、药液、效果、反应

2. 注意事项

(1) 热水坐浴前先排尿、排便,因热水可刺激肛门、会阴部引起排便、排便反射。

(2) 女病人月经期、妊娠后期、产后 2 周内、阴道出血和盆腔急性炎症者均不宜坐浴,以免引发感染。

(3) 坐浴部位有伤口者应备无菌浴盆及药液,坐浴后按无菌技术处理伤口。

(4) 坐浴过程中,应随时观察病人的面色、脉搏和呼吸情况,如出现头晕、乏力等现象,立即停止,保证病人安全。

【评价】

病人安全、舒适,无不良反应。

(三) 温水浸泡

【目的】

消炎、镇痛、清洁、消毒创口,用于手、足、前臂、小腿部的感染早期。

【评估】

1.病人的年龄、病情、治疗情况。

2.病人的意识状况、活动能力及合作程度。

3.病人局部皮肤状况及伤口状况。

【计划】

1.护士准备　着装整洁、洗手、戴口罩,掌握温水浸泡的作用及方法。

2.用物准备　浸泡盆内盛43~46 ℃热水1/2满(根据医嘱添加药物),纱布数块、弯盘、镊子,必要时备屏风。

3.病人准备　病人了解温水浸泡法的目的、方法、注意事项及配合要领,愿意合作。

4.环境准备　病房温度适宜、酌情关闭门窗,必要时屏风遮挡。

【实施】

1.操作流程　见表10-9。

表10-9　温水浸泡

操作步骤	操作要点
1.核对解释	●携用物至病人床旁,核对病人,解释操作目的及配合方法,取得合作
2.暴露患肢	●协助病人暴露患处,必要时用床帘或屏风遮挡
3.试温浸泡	●病人先试水温,适应后将需浸泡的肢体慢慢放入盆内浸泡液中,用镊子夹取纱布反复轻擦洗疮面,使之清洁(图10-10),并观察浸泡肢体,护士可酌情调节水温
4.安置病人	●浸泡30 min后,用纱布擦干肢体,有伤口者换药,协助病人取舒适卧位
5.整理归位	●整理床单位,整理用物,清洁、消毒后放原处备用
6.洗手记录	●洗手,记录浸泡部位、时间、效果、反应

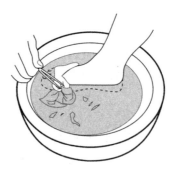

图10-10　温水浸泡

2.注意事项

(1)浸泡过程中,注意观察局部皮肤情况,如有发红、疼痛等异常,应及时处理。浸泡的温度可根据病人习惯调节,防止烫伤病人。

(2)检查病人治疗局部的炎症和疼痛情况,必要时进行换药。

【评价】

病人安全、舒适,无不良反应。

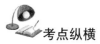 **考点纵横**

A1 型题

1.乙醇擦浴时,禁忌擦拭的部位是(　　)

A.面部、侧项 　　　　　　　　　　B.腋窝、腹股沟

C.前胸、腹部 　　　　　　　　　　D.盆腔、下肢

E.后背

2.面部危险三角区感染时,禁忌热敷的理由是(　　)

A.加重出血 　　　　　　　　　　　B.可使面部皮肤损伤

C.疼痛加剧 　　　　　　　　　　　D.易致颅内感染

E.过敏

A2 型题

3.病人,男,3 岁,昏迷 1 周,四肢冰冷用热水袋保暖,水温应调至(　　)

A.48 ℃ 　　　　　　　　　　　　　B.55 ℃

C.62 ℃ 　　　　　　　　　　　　　D.70 ℃

E.80 ℃

4.病人,女,扁桃体切除手术后,局部用哪种方法止血效果最好(　　)

A.多喝冷饮 　　　　　　　　　　　B.颈部用冰袋

C.颈部用热水袋 　　　　　　　　　D.颈部用乙醇擦拭

E.头部放冰袋

5.病人,女,35 岁,上班时突然腹痛难忍,面色苍白,大汗淋漓,随即被送至急诊室,因诊断不明,护理中不妥的是(　　)

A.了解病史 　　　　　　　　　　　B.测量 T、P、R、BP

C.腹部热敷止痛 　　　　　　　　　D.严密观察病情变化,给予安慰用语

E.密切观察病人血压

A3 型题(6~7 题共用题干)

病人,女,39 岁,因盆腔器官慢性炎症而入院。

6.对该病人护理时,除遵医嘱用药外还可选用(　　)

A.局部用冰袋 　　　　　　　　　　B.局部用热水袋

C.热水坐浴 　　　　　　　　　　　D.红外线照射

E.乙醇擦浴

7.使用该措施的目的是(　　)

A.病人舒适 　　　　　　　　　　　B.促进炎性渗出物吸收

C.减轻局部出血 　　　　　　　　　D.降低微生物活力

E.使神经末梢敏感性降低而减轻疼痛

参考答案:1~7.CDABCCB

(刘　雯)

第十一章

排泄护理

学习目标

1. 能够陈述排尿异常的观察和护理要点;排便异常的观察和护理要点。
2. 明确导尿术、导尿管留置术、膀胱冲洗方法及其注意事项;小量不保留灌肠法、肛管排气法、大量不保留灌肠法、清洁灌肠法、保留灌肠法、简易通便法、肛管排气法及注意事项。
3. 能正确完成大量不保留灌肠法的操作技术;导尿术的操作技术。

　　排泄是机体不断地将代谢产物排出体外的过程,它也是人体的基本生理需要之一。人体排泄的途径有皮肤、呼吸道、消化道和泌尿道,其中消化道和泌尿道是主要的排泄途径。正常的排便和排尿活动对维持人体内环境的稳定和平衡起着重要作用。当各种原因影响人的排泄活动时,就会出现相应的健康问题。因此,护理人员应掌握有关排泄的相关知识和技能,处理病人的排泄问题,满足病人的健康需求。

第一节　排尿护理

(一) 泌尿系统的组成和功能

　　泌尿系统是由肾脏、输尿管、膀胱及尿道组成,其功能对维持人体健康尤为重要。

　　1. 肾脏　肾脏是成对的实质性器官,位于脊柱两侧,第 12 胸椎和第 3 腰椎之间,贴于腹后壁,呈蚕豆状,右肾略低于左肾。肾脏的实质由 170 万 ~240 万个肾单位组成,每个肾单位包括肾小管和肾小体两部分。肾脏的主要生理功能是生成尿液,通过尿的生成完成血液过滤,再吸收机体需要的必要物质,排泄人体代谢的最终产物,调节水、电解质及酸碱平衡。此外,肾脏还是一个内分泌器官,可合成和分泌促红细胞生成素、前列腺素和激肽类物质等。

　　2. 输尿管　输尿管是连接肾脏和膀胱的细长肌性管道,左右各一,成人输尿管全长 20 ~30 cm,有三个狭窄,分别位于起始部、跨骨盆入口缘和穿膀胱壁处。输尿管的生理功能是将尿液由肾脏输送至膀胱,此时尿液是无菌的。

3.膀胱　膀胱为储存尿液的有伸展性的囊状肌性器官,位于小骨盆内、耻骨联合的后方。膀胱的肌层由三层纵横交错的平滑肌组成,称为膀胱逼尿肌,排尿时需靠此肌肉收缩来协助完成。一般膀胱内储存的尿液在 300 ~ 500 mL,才会产生尿意。膀胱的主要生理功能是储存和排泄尿液。

4.尿道　尿道是尿液排出体外的通道,起自膀胱内称为尿道内口,末端直接开口于体表称为尿道外口。男、女性尿道有很大区别。男性尿道长 18 ~ 20 cm,有三个狭窄,即尿道内口、膜部和尿道外口;两个弯曲,即耻骨下弯和耻骨前弯,后者在提阴茎时即可消失。女性尿道长 4 ~ 5 cm,较男性尿道短、直、粗,有较好的扩张性,尿道外口位于阴蒂下方,与阴道口、肛门相邻,比男性容易发生尿道的感染。尿道的生理功能是将尿液从膀胱排出体外。男性尿道还与生殖系统有密切的关系。

(二)排尿的生理

肾脏生成尿液是一个连续不断的过程,而膀胱的排尿则是间歇进行的。只有当尿液在膀胱内储存并达到一定量时,才能引起反射性的排尿动作,使尿液经尿道排出体外。

排尿是一种反射活动,受大脑皮质控制。当膀胱内尿量充盈时(成人 400 ~ 500 mL、儿童 50 ~ 200 mL),膀胱内压力增高,膀胱被动扩张,刺激牵张感受器,冲动沿盆神经传入,引起脊髓骶段的排尿中枢兴奋,同时,冲动也通过脊髓上传到达脑干和大脑皮层的排尿反射高级中枢,产生尿意。如果条件允许,排尿反射进行,尿液通过尿道排出体外。如果条件不许可,外括约肌仍收缩,排尿反射将受到抑制。直至有适当机会排尿时,抑制才被解除,排尿才能发生。由于小儿大脑发育不完善,对初级排尿中枢的控制能力较弱,所以小儿排尿次数多,且易发生夜间遗尿现象,一般要到 2 ~ 3 岁时才能发展到随意志控制排尿的能力。

总之,排尿动作受意识控制,是无痛苦的过程。但许多因素可以影响排尿,导致排尿形态的改变。护理人员在护理病人的过程,要注意观察、仔细评估,应用熟练的护理技术,减轻病人的痛苦,协助病人维持正常的排尿功能。

一、排尿活动的评估

(一)影响排尿因素的评估

1.个人习惯　多数个体在潜意识里往往形成一种排尿时间的习惯,与日常作息相关。如早晨起床后先排尿,结束工作后或晚上睡觉前都要排空膀胱。很多成年人的排尿习惯与儿童期的排尿训练有关。另外排尿的环境、姿势和是否有充足的时间也会影响排尿。

2.饮食因素　在其他影响体液平衡的因素不变的情况下,液体的摄入量直接影响尿量和排尿的次数。摄入液体多,尿量就多。另外,摄入液体和食物的种类也影响着排尿量,如咖啡、茶、酒类饮料有利尿作用;含水量多的水果、蔬菜等可使尿量增多。相反,饮用高盐的饮料或食物则会造成水、钠潴留,使尿量减少。

3.心理因素　心理因素对排尿有很大的影响,当个体处于一定压力,产生焦虑或紧张情绪时,会影响会阴部肌肉和膀胱括约肌的收缩,可出现尿频、尿急。排尿可因为任何听觉、视觉或其他身体感觉的刺激而触发,如有些人听到水流声就想排尿,焦虑有时可促进排尿,有时却抑制排尿。

4.气候因素　夏季炎热,身体出汗多,体液量减少,血浆晶体渗透压升高,致抗利尿激素分泌增多,促进肾小管的重吸收,导致尿液浓缩和尿量减少;冬季寒冷,机体外周血管收缩,循环血量增加,体液量相对增加,反射性地抑制抗利尿激素的分泌,使尿量增加。

5.年龄　老年人因膀胱肌肉张力减弱,出现尿频。婴幼儿因大脑发育未完善,对排尿初级中枢的抑制能力较弱,故排尿不受意识控制。

6.性别　女性在妊娠时,可因子宫增大压迫膀胱致排尿次数增多,女性在月经周期中排尿会发生改变,经前大多数妇女会有液体潴留,尿量减少,月经开始即尿量增加。

7.疾病与治疗　神经系统病变时,可使排尿反射的神经传导和排尿的意识控制障碍,出现尿失禁。泌尿系统的肿瘤、结石或狭窄也可导致排尿障碍,出现尿潴留。输尿管、膀胱、尿道肌肉损伤,不能控制排尿,发生尿潴留或尿失禁。前列腺肥大压迫尿道,可出现排尿困难。肾脏的病变使尿液的生成产生障碍,出现少尿或无尿;手术、创伤均可导致失血、失液,若补液不足机体处于脱水状态,可使尿量减少。手术中使用麻醉剂可干扰排尿反射,改变病人的排尿形态,导致尿潴留。药物对排尿的影响,如利尿剂增加尿量,止痛剂、镇静剂影响神经传导而干扰排尿。

(二)尿液的评估

正常情况下,排尿受意识控制,自主随意,无痛苦,无障碍。而尿量、尿液性质或排尿形态的改变,往往提示有泌尿系统病变或有神经系统、内分泌代谢等方面的疾病。因此,尿液的评估是临床护理工作的重要内容之一,也是护士应掌握的基本技能。

1.正常尿液评估

(1)尿量及次数　一般情况下,成人24 h尿量1 000～2 000 mL之间,平均为1 500 mL。白天排尿3～5次,夜间0～1次,每次尿量200～400 mL。

(2)尿液性质　①颜色:新鲜的尿液呈淡黄色,澄清透明,是因为尿胆原和尿色素所致。尿液的颜色受尿量和某些食物、药物的影响,如尿量变少、尿液浓缩时,颜色加深,进食大量胡萝卜或服用核黄素,尿液便呈深黄色。②气味:正常尿液气味来自尿内的挥发性酸。尿液久置后,因尿素分解产生氨,有氨臭味。③酸碱度:正常尿液呈弱酸性,其pH值在4.5～7.5之间,平均为6。饮食的种类可影响尿液的酸碱性,如食大量蔬菜时,尿可呈碱性,食大量肉类时,尿可呈酸性。④比重:尿比重波动于1.015～1.025之间,主要取决于肾脏的浓缩功能。一般尿比重与尿量成反比。

2.异常尿液评估

(1)尿量及次数　①多尿:指24 h尿量经常超过2 500 mL。多因内分泌代谢障碍或肾小管浓缩功能不全引起,常见于糖尿病、尿崩症、慢性肾炎、肾脏功能衰竭等病人。②少尿:指24 h尿量少于400 mL或每小时尿量少于17 mL。由于体内血液循环不足所致,如发热、休克,心、肝、肾功能衰竭等病人。③无尿或尿闭:指24 h尿量少于100 mL或12 h内无尿。由于严重血液循环不足,肾小球滤过率明显降低所致,见于严重休克、急性肾功能衰竭、药物中毒等病人。④尿频:指单位时间内排尿次数增多,主要是由于膀胱及尿道感染或机械性刺激引起。其主要表现为尿频且每次尿量少,可同时伴有尿急、尿痛,称为膀胱刺激征。

（2）尿液性质 ①颜色：血尿，常见于急性肾小球肾炎、输尿管结石、泌尿系统肿瘤、结核及感染，血尿颜色的深浅，与尿液中所含红细胞数量的多少有关，尿液中含红细胞量多时呈洗肉水色。血红蛋白尿，常见于溶血反应、恶性疟疾和阵发性睡眠性血红蛋白尿，因大量红细胞在血管内破坏，形成血红蛋白尿，呈酱油样色或浓红茶色，隐血试验呈阳性。胆红素尿，尿呈深黄色或黄褐色，振荡后的泡沫也呈黄色，见于阻塞性黄疸和肝细胞性黄疸。乳糜尿，尿液中含有淋巴液，故尿液呈乳白色，见于丝虫病。白色混浊尿，多见于泌尿系统感染，尿液中含有大量脓细胞、红细胞、上皮细胞、细菌或炎性渗出物时，排出的新鲜尿液呈白色絮状混浊，加热、加酸或加碱后，其混浊度不变。②气味：若新鲜尿有氨臭味，提示有泌尿系统感染。糖尿病酮症酸中毒时，因尿中含有丙酮，故有烂苹果气味。③酸碱度：酸中毒病人的尿液可呈强酸性，严重呕吐病人的尿液可呈强碱性。④比重：尿比重经常在 1.010 左右，提示肾功能严重障碍。

二、排尿异常的观察及护理

（一）尿潴留

尿潴留指尿液大量存留在膀胱内而不能自主排出。

1. 原因

（1）机械性梗阻 膀胱颈部或尿道有梗阻性病变，如尿道损伤或狭窄，膀胱、尿道结石，前列腺肥大或肿瘤压迫尿道均可造成排尿受阻。

（2）动力性梗阻 由于排尿功能障碍引起，而膀胱、尿道并无器质性梗阻病变，如外伤、疾病或使用麻醉剂所致脊髓初级排尿中枢活动障碍或抑制，不能形成排尿反射。

（3）其他原因 如不能用力排尿或不习惯卧床排尿，下腹部或会阴部手术后的伤口疼痛，或心理障碍，焦虑、窘迫等害怕排尿，致膀胱过度充盈，膀胱收缩无力，造成尿潴留。

2. 临床表现 病人主诉下腹胀痛，排尿困难。膀胱容积可扩大至 3 000 ~ 4 000 mL，膀胱高度膨胀可至脐部，体检可见耻骨上膨隆，扪及囊样包块，叩诊呈实音，有压痛。

3. 护理

（1）心理护理 安慰病人，给予鼓励和支持，消除其紧张和焦虑情绪。

（2）提供隐蔽的排尿环境 关闭门窗，屏风遮挡，注意保护病人隐私。适当调整治疗和护理时间，让病人有充分的时间排尿。

（3）调整体位和姿势 酌情协助卧床病人取适当体位，如协助卧床病人略抬高上身或坐起，尽可能使病人保持习惯姿势排尿。对需绝对卧床休息或某些手术病人，应事先有计划地进行床上排尿训练，以免因不习惯床上排尿而导致尿潴留。

（4）诱导排尿 利用条件反射刺激排尿，如听流水声或用温水冲洗会阴，诱导排尿。

（5）刺灸法 亦可采用针刺中极、曲骨、三阴交等穴位，或艾灸关元、中极等穴位刺激排尿。

（6）热敷、按摩 热敷并按摩下腹部，可使肌肉放松，促进排尿。如果病人病情允许，可按压膀胱，以协助排尿。

具体方法:操作者位于病人的一侧,将手置于其下腹部膀胱膨隆处,向左右轻轻按摩腹部 10~20 次,促使腹肌松弛。然后,一手掌自病人膀胱底部向尿道方向推移按压,另一手以手掌面按压关元、中极穴位,以促进排尿。

注意事项:操作时用力均匀,由轻到重,逐渐加大压力,切勿用力过猛,以防膀胱破裂,若未见尿液排出,可重复操作,直至排尿成功。

(7)药物治疗 必要时可根据医嘱肌内注射卡巴胆碱等。

(8)健康教育 向病人解释维持正常排尿的重要性,指导病人合理运动,自我松弛训练,养成定时排尿的习惯。

(9)导尿术 经上述处理仍不能解除尿潴留时,可采用导尿术。

(二)尿失禁

尿失禁指排尿失去意识控制或不受意识控制,尿液不由自主地流出。

1.分类 根据尿失禁的原因可分为真性尿失禁(完全性尿失禁)、假性尿失禁(充溢性尿失禁)和压力性尿失禁(不完全性尿失禁)三类。

(1)真性尿失禁 即膀胱内稍有尿液,便会不自主地流出,膀胱始终处于空虚状态,表现为持续滴尿。常见于脊髓初级排尿中枢与大脑皮层之间的联系损伤,如昏迷、截瘫,因大脑皮层对排尿反射失去控制,膀胱逼尿肌出现无抑制性收缩;或因手术、分娩所致的膀胱括约肌的神经损伤或支配括约肌的神经损伤以及病变引起括约肌功能障碍或膀胱阴道瘘等。

(2)假性尿失禁 即膀胱内的尿液充盈达到一定压力时溢出少量尿液。当膀胱内压力降低时,溢尿即停止,但膀胱仍感胀满不能排空。多见于脊髓初级排尿中枢活动障碍或前列腺增生的病人。

(3)压力性尿失禁 即当咳嗽、打喷嚏、运动或大笑时,因腹肌收缩,腹内压骤升,造成少量尿液外溢。主要是由于膀胱尿道括约肌张力减低,骨盆底部肌肉及韧带松弛引起,多见于中老年妇女、多产妇。

2.临床表现 尿液不自主地流出,不自主外溢,可表现为尿液断断续续滴出。

3.护理

(1)皮肤护理 保持局部皮肤清洁干燥,经常用温水清洗会阴部,勤换衣裤、床单、尿垫等,以减少异味;勤翻身,定时按摩受压部位,防止压疮的发生。

(2)外部引流 必要时应用接尿装置引流尿液。女病人可用女式尿壶紧贴外阴部接取尿液;男病人可用阴茎套连接集尿袋,接取尿液,每天要定时取下阴茎套和尿袋,清洗会阴部和阴茎。此法不宜长期使用。

(3)摄入适当的液体 病情允许的情况下(肾功能衰竭、心肺疾病人禁忌)指导病人每日白天摄入液体 2 000~3 000 mL,以刺激膀胱,促进排尿反射的恢复,并预防泌尿系统感染。入睡前限制饮水,减少夜间尿量,以免影响病人休息。

(4)重建正常的排尿功能 ①持续的膀胱训练:制订排尿时间表,定时使用便器,帮助病人建立规律的排尿习惯,白天 1~2 h 使用便器一次,夜间约 4 h 使用便器一次,以后逐渐延长间隔时间,以促进膀胱功能的恢复。使用便器时,用手轻轻按压膀胱,协助排尿。②指导病人进行骨盆底部肌肉的锻炼,增强排尿的控制能力。具体方法:病人取站立、坐或卧位,试做排尿(排便)动作,先慢慢吸气,收紧盆底肌肉,像憋尿一样;再缓缓呼气并放松肌肉。每次约 10 s 左右,连续做 10 次为锻炼 1 次,每日锻炼数次,以无疲劳的感觉为宜。若病情许可,可做抬腿运动或下床走动,增强腹部肌肉的力量。

(5)心理护理　尿失禁的病人常感到自卑、忧郁等,同时尿失禁也给生活带来很多不便。他们渴望得到他人的理解和帮助。护理人员应给予充分的理解、尊重,多安慰病人,使其树立恢复健康的信心,积极配合治疗和护理。

(6)留置导尿　尿失禁的病人主要是去除病因,对无法去除病因的病人可采取留置导尿术,避免尿液刺激皮肤而发生压疮,定时开放尿管,以锻炼膀胱壁肌肉张力。

三、导尿术

导尿术是指在严格无菌操作下,用无菌导尿管经尿道将导尿管插入膀胱引流尿液的方法。

导尿术容易引起医源性感染,在导尿的过程中因操作不当极易造成膀胱、尿道黏膜的损伤及细菌侵入。如果细菌侵入,将很快扩散至整个泌尿系统,导致泌尿系统的感染,因此,只有在必要的情况下,严格执行无菌操作原则的基础上才进行导尿术。

(一)一次性导尿术

【目的】

1.为尿潴留病人引流出尿液,以减轻痛苦。

2.协助临床诊断。如留取未受污染的尿标本做细菌培养;测量膀胱容量、压力及残余尿;进行尿道或膀胱造影等。

3.为膀胱肿瘤病人进行膀胱化疗。

【评估】

1.病人的病情、临床诊断、导尿的目的。

2.病人的意识状态、生命体征、心理状况。

3.病人的合作程度。

4.膀胱充盈度及会阴部皮肤黏膜情况。

【计划】

1.护士准备　着装整洁、洗手、戴口罩。熟悉导尿的操作程序,向病人解释导尿的目的及注意事项。

2.用物准备

(1)无菌导尿包　内有弯盘2个,尿管12号、14号各1根,小药杯1个内盛棉球,血管钳2把,润滑油棉签或棉球瓶1个,标本瓶1个,洞巾1块,纱布,治疗巾,包布。

(2)消毒外阴用物　治疗碗(内盛消毒棉球十余个、血管钳1把)、弯盘1个,一次性手套1只,男病人需准备无菌纱布。

(3)其他　无菌持物钳和容器,无菌手套,消毒溶液,小橡胶单和治疗巾1套或一次性治疗巾,便盆及便盆巾,屏风。

(4)导尿管　一般分为单腔导尿管(用于一次性导尿)、双腔气囊导尿管(用于留置导尿)、三腔导尿管(用于膀胱冲洗或向膀胱内滴注药液)三种。

3.病人准备　病人能理解导尿目的和配合要领,导尿前清洁外阴,必要时给予协助。

4.环境准备　环境清洁、安静,光线适宜,关闭门窗,屏风遮挡。

【实施】

1.操作流程

(1)女病人导尿术　见表11-1。

表11-1　女病人导尿术

操作步骤	操作要点
1.核对解释	●携用物至床边,核对,解释导尿目的,取得配合。关闭门窗,屏风遮挡
2.移椅置盆	●移床旁椅至操作同侧床尾,将便盆放置椅上,打开便盆巾
3.松被脱裤	●松开床尾盖被,协助病人脱去对侧裤腿盖于近侧腿上,必要时加盖浴巾。盖被盖在对侧腿上
4.安置体位	●协助病人仰卧屈膝,两腿外展,暴露外阴,将橡胶单和治疗巾垫于病人臀下,弯盘置于病人外阴前
5.初步消毒	●左手戴手套,右手持血管钳夹消毒棉球,其消毒顺序为:阴阜、两侧大阴唇、两侧小阴唇(用戴手套的拇指和示指分开大阴唇)、尿道口。由外向内,自上而下消毒。污棉球、手套置弯盘内,并将弯盘移至床尾或治疗车下层
6.开包倒液	●将导尿包置于病人两腿之间,打开导尿包包布,按无菌技术打开治疗巾,用无菌持物钳取小药杯,倒消毒液于药杯内,浸湿棉球
7.戴手套	●戴无菌手套
8.铺巾摆物	●铺洞巾,使洞巾和治疗巾形成一较大无菌区。按操作顺序排列好用物
9.润滑导尿管	●选择一根合适的导尿管,用润滑油棉球润滑导尿管前端,放于弯盘内
10.再次消毒	●移弯盘置会阴下,左手拇指、示指分开并固定小阴唇,此时左手已污染,右手持血管钳夹取消毒液棉球,依次消毒尿道口、两侧小阴唇、尿道口(停留片刻)。由内向外,自上而下消毒。污棉球、小药杯、消毒用的血管钳置床尾弯盘
11.插导尿管	●右手先把盛放导尿管的无菌弯盘放于会阴下,请病人做深呼吸放松,再持血管钳夹导尿管,对准尿道口,轻轻插入尿道4～6 cm,见尿液流出,再插入1～2 cm(图11-1)
12.放尿观察	●左手下移,固定导尿管,将尿液引入治疗碗内,并观察尿液及病人反应
13.倒尿	●治疗碗内如盛满尿液,可夹住导尿管末端,将尿液倒入便盆内。一次放尿不得超过1 000 mL,注意观察尿液的性状及病人的反应
14.留尿标本	●若需留尿标本做尿培养,则用无菌标本瓶接中段尿5 mL,盖好瓶盖,直立放置合适处
15.拔导尿管	●导尿结束,夹闭导尿管,轻轻拔出,撤去洞巾,擦净外阴,脱下手套放于弯盘内
16.整理归位	●撤去所有用物,置于治疗车的下层。协助病人穿裤并安置舒适卧位,整理床单位,感谢病人配合
17.洗手记录	●洗手,记录。尿标本送检

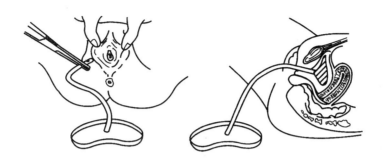

图 11-1　女病人导尿术

（2）男病人导尿术

第 1~4 步同女病人导尿术。

第 5 步消毒外阴：弯盘置于病人外阴前。一手戴手套，一手持血管钳夹消毒液棉球进行初步消毒，依次为阴阜、阴茎、阴囊。然后左手用无菌纱布裹住阴茎将包皮向后推暴露尿道外口，消毒尿道口。污棉球、手套置弯盘内，移至床尾或治疗车下层。

第 6~9 步同女病人导尿术。

第 10 步再次消毒：一手用无菌纱布裹住阴茎将包皮向后推，暴露尿道口。用消毒液棉球消毒尿道口、龟头及冠状沟数次。污棉球、小药杯、消毒用的血管钳置于床尾弯盘内。

第 11 步插导尿管：固定阴茎并提起使之与腹壁呈 60°角，使耻骨前弯消失，利于尿管的插入（图 11-2）。用另一血管钳夹持导尿管前端，对准尿道口轻轻插入 20~22 cm，见尿液流出后，再插入 1~2 cm，将尿液引流入治疗碗内。

第 12~17 步同女病人导尿术。

2. 注意事项

（1）用物必须严格灭菌，操作按无菌操作技术进行，预防泌尿系统感染。

（2）向病人耐心解释，注意保护病人隐私。

（3）为女病人导尿时，如误入阴道，应立即换管重新插入，防止泌尿系统的感染。

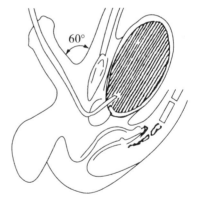

图 11-2　男病人导尿术

（4）导尿管应选择光滑和粗细合适的，插管时动作应轻柔，避免损伤尿道黏膜。

（5）对膀胱高度膨胀且又极度虚弱的病人，第一次放尿不得超过 1 000 mL。因为大量放尿，使腹腔压力急剧下降，血液大量滞留在腹腔血管中，导致血压下降而虚脱；又因为膀胱内压力突然减低，引起膀胱内黏膜急剧充血而发生血尿。

【评价】

1. 严格执行无菌技术操作，导尿过程无污染。

2. 操作规范，一次导尿成功。

3. 护患沟通有效，病人有安全感，配合良好。

(二)留置导尿术

留置导尿管术是在导尿后,将导尿管保留在膀胱内引流尿液的方法。

【目的】

1.抢救危重、休克病人时,正确记录每小时尿量、测量尿比重,密切观察病人病情变化。

2.为盆腔手术者排空膀胱,避免手术中误伤。

3.某些泌尿系统疾病手术后留置导尿管,便于膀胱引流和冲洗,并减轻手术切口的张力,利于切口的愈合。

4.为尿失禁或会阴部有伤口的病人引流,保持会阴部的清洁干燥。

5.尿失禁病人行膀胱功能训练。

【评估】

1.病人的病情、临床诊断、留置导尿的目的。

2.病人的意识状态、生命体征、心理状况。

3.病人的合作程度。

4.病人膀胱充盈度及会阴部皮肤黏膜情况。

【计划】

1.护士准备　着装整洁、洗手、戴口罩。熟悉留置导尿的操作方法,向病人解释留置导尿术的目的及注意事项。

2.用物准备　除导尿用物外,另备无菌双腔气囊导尿管,10 mL 无菌注射器 1 副、无菌生理盐水或蒸馏水 10～40 mL,无菌集尿袋,安全别针。

3.病人准备　病人了解留置导尿术目的和配合要领,并学会防止尿管脱落的注意事项。

4.环境准备　环境清洁、安静,光线适宜,关闭门窗,屏风遮挡。

【实施】

1.操作流程　见表11-2。

表 11-2　留置导尿术

操作步骤	操作要点
1.执行导尿术	●同导尿术消毒会阴部及尿道口,插入导尿管,见尿后再插入 7～10 cm
2.固定尿管	●用无菌注射器向气囊内注入无菌生理盐水约 10 mL 左右后,轻拉导尿管有阻力感,即可证实导尿管已固定于膀胱内(图 11-3)。也可用胶布固定(图 11-4)
3.接集尿袋	●导尿管末端与集尿袋的引流管接头处相连,开放导尿管
4.挂带安置	●再用橡皮圈、安全别针将集尿袋的引流管固定在床单上(图 11-5),集尿袋妥善固定在低于膀胱的高度。注意留出足够的长度,防止翻身时因牵拉而使导尿管脱落
5.整理归位	●撤去所有用物,置于治疗车的下层。协助病人穿裤,安置舒适卧位,整理床单位
6.洗手记录	

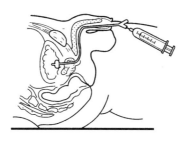

图 11-3　双腔气囊导尿管固定法

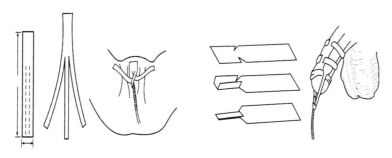

A.女病人留置尿管固定法　　　　B.男病人留置尿管固定法

图 11-4　留置尿管固定法

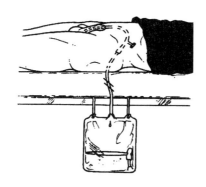

图 11-5　集尿袋固定法

2.注意事项

（1）双腔气囊导尿管固定时要注意膨胀的气囊不能卡在尿道内口,以免气囊压迫膀胱壁,造成黏膜的损伤。

（2）男病人留置尿管采用胶布固定时,不得做环形固定以免影响阴茎的血液循环,导致阴茎的充血、水肿甚至坏死。

【留置导尿病人的护理】

1.防止泌尿系统的逆行感染

（1)保持尿道口清洁,女病人用消毒液棉球擦拭外阴及尿道口,男病人用消毒液棉球擦拭尿道口、龟头及包皮,每天1~2次。

(2)每日更换集尿袋,及时排空集尿袋,并记录尿量。

(3)每周更换导尿管1次,硅胶导尿管可酌情延长更换时间。

(4)鼓励病人多饮水,以维持一定的尿量,达到自然冲洗尿路的目的,可减少尿路感染,预防尿结石。

2.保持尿液引流通畅　妥善安置导尿管,避免因受压、扭曲、堵塞等导致泌尿系统感染。

3.防止导尿管脱出　病人离床活动时,将导尿管的远端用胶布固定在大腿内侧,集尿袋不得高于膀胱并避免挤压,防止尿液反流而致逆行感染。

4.注意倾听病人的主诉并观察尿液情况　发现尿液混浊、沉淀,有结晶时,应及时处理,每周检查尿常规1次。

5.训练膀胱反射功能　可采用间歇性夹管方式夹闭导尿管,每3~4 h 开放1次,使膀胱定时充盈和排空,促进膀胱功能的恢复。

【评价】

1.严格执行无菌技术操作,操作规范,导尿过程无污染。

2.护患沟通有效,病人有安全感,配合良好。

3.病人留置导尿后护理措施及时、有效,无并发症的发生。

(三)膀胱冲洗

膀胱冲洗是利用导尿管,将溶液灌入到膀胱内,再用虹吸原理将灌入的液体引流出来的方法。

【目的】

1.对留置导尿管的病人,保持其尿液引流通畅。

2.治疗某些膀胱疾病,如膀胱炎、膀胱肿瘤。

3.清除膀胱内的血凝块、黏液、细菌等异物,预防感染的发生。

【评估】

1.病人的病情、临床诊断、膀胱冲洗的目的。

2.病人的意识状态、生命体征、心理状况、合作程度。

【计划】

1.护士准备　着装整洁、洗手、戴口罩。熟悉膀胱冲洗的操作要领,向病人解释膀胱冲洗的目的及注意事项。

2.用物准备　导尿术用物、密闭式膀胱冲洗用物。

(1)无菌治疗盘内置治疗碗2个、镊子、乙醇棉球数个、无菌膀胱冲洗器装置1套、血管钳、手套。

(2)开瓶器1个、输液架1个、便盆及便盆巾。

(3)常用冲洗药液为生理盐水、0.02%呋喃西林溶液、3%硼酸溶液、0.2%氯已定、0.1%新霉素溶液、2.5%醋酸。灌入液温度为38~40 ℃(前列腺肥大摘除术后病人用冰生理盐水灌洗)。

3.病人准备　病人了解膀胱冲洗的目的和配合要领,愿意配合。

4.环境准备　环境清洁、安静,光线适宜,关闭门窗,屏风遮挡。

【实施】

1. 操作流程　见表11-3。

表11-3　膀胱冲洗

操作步骤	操作要点
1. 执行导尿	●按导尿术插好导尿管,并按留置导尿术固定导尿管
2. 挂瓶连管	●倒溶液于冲洗瓶内,挂于输液架上(瓶底离床沿60 cm)。连接冲洗装置各部分("Y"形管的两个分管,一接引流管,另一接导尿管,主管连接冲洗管),将橡胶管用别针固定于床单上。应用三腔管,可替代"Y"形管
3. 排空膀胱	●打开引流管夹子,排空膀胱
4. 冲洗	●夹闭引流管,开放冲洗管,使溶液滴入膀胱,滴速一般为60～80滴/min。待病人有尿意时(或滴入溶液200～300 mL后),夹闭冲洗管,打开引流管,将冲洗液全部引流出来,再夹闭引流管,按需要量,如此反复冲洗(图11-6)
5. 取下消毒	●冲洗完毕,取下冲洗管,消毒导尿管口和引流接头并连接
6. 清洁固定	●清洁外阴,固定好导尿管
7. 整理归位	●协助病人取舒适卧位,整理床单位,清理用物
8. 洗手记录	●洗手,记录冲洗液名称、冲洗量、引流量、引流液性质、病人反应

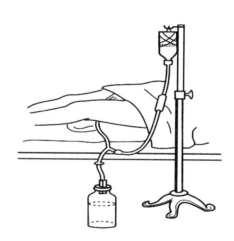

图11-6　膀胱冲洗

2. 注意事项

(1)严格执行无菌技术操作。

(2)若引流的液体少于灌入的液体量,应考虑是否有血块或脓液阻塞,可增加冲洗次数或更换导尿管。

(3)冲洗时,注意观察引流液性状,出现出血、导管堵塞或病人感到剧痛不适等情况,应立即停止冲洗,报告医生。

【评价】

(1)操作正确、熟练,有无菌观念,遵守无菌原则。

（2）操作中关心、爱护病人。

（3）病人症状减轻,无并发症出现。

第二节　排便护理

(一)大肠的结构和功能

大肠是人体参与排便运动的主要器官,当食物由口进入胃和小肠进行消化吸收后将其残渣储存于大肠内,其中除一部分水分被大肠吸收外,其余均经细菌发酵和腐败作用后形成粪便。粪便中还包括脱落的大量肠上皮细胞、细菌以及机体代谢后的废物,如胆色素衍生物和钙、镁、汞等盐类。粪便在大肠内停留时间越长,水分被吸收越多。大肠全长1.5 m,起自回肠末端止于肛门。分盲肠、结肠、直肠和肛管四个部分。

1.盲肠　是大肠与小肠的衔接部分,其内有回盲瓣,起括约肌的作用,既可控制回肠内容物进入盲肠的速度,又可防止大肠内容物逆流。

2.结肠　分升结肠、横结肠、降结肠和乙状结肠,围绕在小肠周围(从右髂窝至左髂窝呈"M"形排列)。

3.直肠　全长约16 cm,从矢状面上看,有会阴曲和骶曲两个弯曲。会阴曲是直肠绕过尾骨尖,形成突向前方的弯曲,骶曲是直肠在骶尾骨前面下降形成突向后的弯曲。

4.肛管　上连直肠下止于肛门,长约4 cm,被肛门内外括约肌所包绕。肛门内括约肌为平滑肌,有协助排便作用;肛门外括约肌为骨骼肌,是控制排便的重要肌束。

大肠的生理功能是:①吸收水分、电解质和维生素;②形成粪便并排出体外;③利用肠内细菌制造维生素。

(二)排便的生理

从大肠排出废物的过程称为排便。正常人的直肠腔内,除排便前和排便时外通常无粪便。肠蠕动将粪便推入直肠时,刺激直肠壁内的感受器,其兴奋冲动经盆神经和腹下神经传至脊髓腰骶段的初级排便中枢,同时上传到大脑皮层,引起便意和排便反射。如果环境许可,皮层发出下行冲动到脊髓初级排便中枢,通过盆神经传出冲动,使降结肠、乙状结肠和直肠收缩,肛门内括约肌不自主地舒张,同时,阴部神经冲动减少,提肛肌收缩,肛门外括约肌舒张。此外,由于支配腹肌和膈肌的神经兴奋,腹肌、膈肌收缩,腹内压增加,共同促进粪便排出体外。

排便活动受大脑皮质层的控制,意识可以促进或抑制排便。如果个体经常有意识遏制便意,则会使直肠失去对粪便压力刺激的敏感性,加之粪便在大肠内停留过久,水分吸收过多而造成排便困难,因而也是产生便秘最常见的原因之一。

一、排便活动的评估

(一)影响排便因素的评估

1.年龄　年龄可影响人对排便的控制。老年人因肠壁肌肉张力下降,胃肠蠕动减慢,肛门括约肌松弛也可导致肠道控制能力下降,出现排便异常。2～3岁以下的婴幼儿,由于神经肌肉系统发育不完善,不能自行控制排便。

2.心理因素 心理因素是影响排便的重要因素。当精神抑郁时,迷走神经抑制而导致肠蠕动减少可引起便秘。而情绪紧张、焦虑时,可使迷走神经兴奋,肠蠕动增加而导致腹泻。

3.社会文化因素 社会的文化教育影响个人的排便观念和习惯。排便是个人隐私的观念已被大多数社会文化所接受。当个体因排便问题需要他人帮助而丧失隐私时,就可能压抑排便的需要而造成排便功能异常。

4.饮食因素 饮食是影响排便的主要因素,饮食中的纤维素和水分维持正常排便的重要条件。纤维素丰富的食物可形成足够的粪便容积,加速食糜通过肠道,减少水分在大肠内的重吸收,使粪便变柔软而容易排出。每日摄入足量液体可以液化肠内容物,使食物能顺利通过肠道。当摄食量过少、食物中缺少纤维素或水分不足时,均可引起排便困难甚至发生便秘。

5.个人排便习惯 在日常生活中,许多人都有自己固定的排便时间;使用固定的排便器;排便时从事某些活动如阅读等。当这些生活习惯由于环境的改变而无法维持时,可能影响正常排便。

6.活动 活动可有效地维持肌肉的张力,促进肠道蠕动,有利于维持正常的排便功能。长期卧床、活动受限的病人,可因肌张力减退、肠道蠕动减少而导致排便困难。

7.药物因素 有些药物能直接影响排便,如缓泻药可刺激肠蠕动,减少肠道水分吸收,促进排便。有些药物的副作用则可能干扰排便的正常形态,如长时间服用抗生素可抑制肠道正常菌群而导致腹泻,麻醉剂或止痛药可使肠运动减弱而发生便秘。

8.手术与检查 腹部、肛门手术等,常因肠壁肌肉的暂时麻痹或伤口疼痛而造成排便困难。胃肠 X 射线检查常需灌肠或服用钡剂,也可影响排便。

(二)粪便的评估

通常情况下,粪便的性质与性状可以反映整个消化系统的功能状况。因此,观察病人的粪便和排便活动,可及早发现和鉴别消化道疾病,帮助诊断,为选择治疗和护理措施提供依据。

1.正常粪便评估

(1)排便次数 排便是人体基本生理需要,排便次数因人而异。一般成人每天排便 1~3 次。婴幼儿每天排便 3~5 次。

(2)排便量 每日排便量与个体摄入的膳食种类、数量、液体量、大便次数及消化器官的功能有关。正常成人每日排便量 100~300 g。

(3)形状 正常人的粪便为成形软便,呈圆柱形的固体,反映了直肠的形状。

(4)颜色 正常成人的粪便呈黄褐色或棕黄色,婴儿的粪便呈黄色或金黄色。因摄入食物或药物的种类不同,粪便颜色会发生变化,如食用大量绿叶蔬菜,粪便可呈暗绿色;摄入动物血或铁制剂,粪便可呈无光样黑色。

(5)内容物 粪便内容物主要为食物残渣、脱落的大量肠上皮细胞、细菌以及机体代谢后的废物,如胆色素衍生物和钙、镁、汞等盐类,少量肉眼看不见的黏液和水。

(6)气味 正常粪便的气味因膳食种类而异,其气味强度由腐败菌的活动性及动物蛋白质的量而定。肉食者味重,素食者味轻。

2.异常粪便评估

（1）排便次数 成人排便每天超过3次或每周少于3次，应视为排便异常。

（2）排便量 进食少纤维、高蛋白质等精细食物者粪便量少而细腻。进食大量蔬菜、水果等粗粮者粪便量较多。当消化器官功能紊乱时，会出现排便量的改变。

（3）形状 便秘时粪便坚硬、呈栗子状。消化不良或急性肠炎时粪便为稀便或水样便。肠道部分梗阻或直肠狭窄，粪便常呈扁条形或带状。

（4）颜色 如果粪便颜色改变与食物无关，表示消化系统有病理变化存在。如柏油样便提示上消化道出血，白陶土色便提示胆道梗阻，暗红色血便提示下消化道出血，果酱样便见于肠套叠、阿米巴痢疾，粪便表面黏有鲜红色血液见于痔疮或肛裂，白色"米泔水"样便见于霍乱、副霍乱。

（5）内容物 粪便中混入大量黏液，提示有肠道炎症；粪便表面附有血液、脓液，提示痢疾、出血或直肠肿瘤；粪便中可查见蛔虫、蛲虫、绦虫节片等，提示肠道寄生虫感染。

（6）气味 腥臭味，多见于上消化道出血；酸臭味，常因乳糖类未充分消化或吸收脂肪酸产生气体，粪便呈酸性反应，见于消化不良；恶臭味，因未消化的蛋白质与腐败菌作用粪便呈碱性反应，常见于严重腹泻病人；腐臭味，常见于直肠溃疡、直肠癌病人。

二、排便异常的观察及护理

（一）便秘的观察及护理

便秘是指排便次数减少，一般每周少于3次，排便困难，粪便干结。

1. 原因

（1）疾病影响 某些器质性或功能性疾病，如甲状腺功能减退、低血钙和低血钾等。中枢神经系统功能障碍导致神经冲动传导受阻。

（2）饮食结构不合理 进食量少，食物缺乏纤维素，饮水不足。

（3）生活习惯不良 排便习惯不良或习惯改变，可抑制排便。如活动减少，长期卧床或缺乏锻炼。

（4）药物影响 滥用缓泻剂、栓剂等导致正常排泄反射消失。

（5）手术 各类直肠、肛门手术。

（6）心理因素 情绪低落、精神紧张等强烈的情绪反应。

2. 临床表现 腹痛、腹胀、消化不良、乏力、食欲不佳、粪便干结，触诊腹部可触及较硬实的包块。

3. 护理

（1）建立正常的排便习惯 指导病人养成定时排便的习惯，让病人选择适合自身排便的时间，理想的排便时间是饭后，此时胃结肠反射最强，且时间充裕，养成每天固定时间排便，不随意使用缓泻剂及灌肠等方法。

（2）合理安排饮食 指导病人摄取蔬菜、水果、粗粮等高纤维食物；餐前提供开水、柠檬汁等热饮料，适当提供轻泻食物如梅子汁等，促进肠蠕动，刺激排便反射；多饮水，病情许可时每日液体摄入量不少于2 000 mL；适当食用油脂类的食；禁食辛辣刺激的食物。

（3）适当运动 根据病情协助病人进行运动。一般病人进行适当的户外活动如散步、打太极拳、做操等;卧床病人可进行床上活动或被动运动;指导病人进行增强腹肌和盆底部肌肉的运动,以增加肠蠕动和肌张力,促进排便。

(4)适当的排便环境　为病人提供隐蔽的环境。如拉床帘或屏风遮挡,以消除紧张情绪,保持心情舒畅,利于排便。

(5)舒适的排便姿势　病情允许时让病人尽量下床上厕所排便。床上使用便盆时,最好采取坐姿或抬高床头,利用重力作用增加腹内压,促进排便(禁忌者除外)。对手术病人,在手术前应有计划地训练其在床上使用便器。

(6)腹部环形按摩　排便时用手自右沿结肠解剖位置向左环行按摩,可促使降结肠的内容物向下移动,增加腹内压,促进排便。指端轻压肛门后端也可促进排便。

(7)遵医嘱口服缓泻药物　缓泻剂可增加粪便中的水分含量,刺激肠蠕动,加速肠内容物的运行,发挥导泻的作用。但使用缓泻剂时应根据病人的特点及病情选用,如老人、小孩应选择作用缓和的泻剂;慢性便秘的病人可选用蓖麻油、番泻叶、酚酞(果导)、大黄等泻剂。缓泻剂可暂时解除便秘,但长期使用或滥用又可使个体养成对缓泻剂的依赖,导致慢性便秘的发生。

(8)简易通便剂的使用　常用开塞露、甘油栓等。其作用是软化粪便、润滑肠壁、刺激肠蠕动、促进排便。

(9)必要时遵医嘱给予灌肠术。

(10)健康教育　向病人及家属讲解维持正常排便习惯的意义和排便的相关知识。

(二)粪便嵌塞的观察及护理

粪便嵌塞是指粪便坚硬不能排出,持久滞留堆积在直肠内。常发生于慢性便秘的病人。

1.原因　便秘未能及时解除时,粪便滞留在直肠内并持续吸收水分,而乙状结肠排下的粪便又不断加入,最终使粪便变得又多又硬不能排出而发生粪便嵌塞。

2.临床表现　病人有排便冲动,但无法排出粪便。感觉腹部胀痛,直肠肛门疼痛,肛门处有少量液化的粪便渗出。

3.护理

(1)早期可使用栓剂、口服缓泻剂润肠通便。

(2)必要时先行油类保留灌肠,2～3 h后再行大量不保留灌肠。

(3)健康教育:向病人及家属讲解有关排便的知识,养成合理的膳食结构。协助病人建立并维持正常的排便习惯,防止便秘的发生。

(4)以上方法无效时,进行人工取便术。

(三)肠胀气的观察及护理

肠胀气是指胃肠道内积聚过量的气体,不能排出。一般情况下,胃肠道内约有150 mL左右的气体,胃内的气体可通过口腔嗳出,肠道内的气体部分在小肠被吸收,其余的可通过肛门排出,因而不会导致不适。

1.原因　食入过多产气性食物;吞入大量空气;肠蠕动减少;肠道手术后或肠道梗阻等。

2.临床表现　病人腹部胀气,痉挛性疼痛、呃逆、肛门排气过多。腹部膨隆,叩诊呈鼓音。当肠胀气压迫膈肌和胸腔时,可出现气急和呼吸困难。

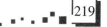

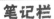

3.护理

(1)健康教育　指导病人养成细嚼慢咽的良好进食习惯。

(2)适当活动　协助病人下床活动,如散步,卧床病人可做床上活动或变换体位,以促进肠蠕动,减轻肠胀气。

(3)去除诱因　如勿食产气食物和饮料,积极治疗肠道疾患等。

(4)对症治疗　轻微胀气时,可行腹部热敷或按摩,以促进肠蠕动。严重胀气时,遵照医嘱给予药物治疗或肛管排气。

(四)腹泻的观察及护理

腹泻是指正常排便形态改变,频繁排出稀薄而不成形的粪便甚至水样便。任何原因引起肠蠕动增加,肠黏膜吸收水分障碍,胃肠内容物迅速通过胃肠道,水分不能在肠道内被及时的吸收;又因肠黏膜受刺激,肠液分泌增加,进一步增加了粪便的水分,因此,当粪便达到直肠时仍呈液体状态,并排出体外,形成腹泻。

1.原因　如饮食不当或使用缓泻剂不当;情绪紧张焦虑;消化系统发育不成熟;胃肠道疾患;肠道内病毒、细菌、真菌或寄生虫感染,肠道肿瘤、溃疡。某些内分泌疾病如甲状腺功能亢进等均可导致肠蠕动增加,肠黏膜吸收水分障碍,发生腹泻。

2.临床表现　腹痛、恶心、呕吐、肠痉挛、肠鸣、疲乏、有急于排便的需要和难以控制的感觉,粪便稀薄或呈水样。

3.护理

(1)去除病因　如肠道感染应遵照医嘱给予抗生素治疗;帮助病人消除焦虑不安的情绪。

(2)卧床休息　卧床休息可减少肠蠕动,腹部应注意保暖;对不能自理的病人应及时给予便盆。

(3)饮食护理　鼓励病人饮水,酌情给予清淡的流质或半流质饮食,避免油腻、辛辣、高纤维食物;严重腹泻时可暂禁食。

(4)补充水、电解质　防治水和电解质的紊乱。按医嘱给予止泻剂、口服补盐液或静脉输液。

(5)皮肤护理　注意肛周皮肤的清洁,减少刺激,维持皮肤完整性。特别是婴幼儿、老人、身体衰弱者,每次便后用软纸轻擦肛门,温水清洗,并在肛门周围涂油膏保护局部皮肤。

(6)病情观察　观察排便的性质、次数并记录,必要时留取标本送检。病情危重者,注意观察生命体征变化,如疑为传染病按肠道隔离原则护理。

(7)心理支持　关心和尊重病人,给予心理安慰。协助病人清洗、沐浴,更换衣裤、床单、被套,使病人感到舒适。

(8)健康教育　向病人讲解有关腹泻的知识,指导病人注意饮食卫生,养成良好的卫生习惯。

(五)排便失禁的观察及护理

排便失禁是指肛门括约肌不受意识的控制而不自主地排便。

1.原因

(1)生理因素　神经肌肉系统的病变或损伤,如瘫痪、胃肠道疾患等。

（2）心理因素　如精神障碍、情绪失调等。

2.临床表现　病人不自主地排出粪便。

3.护理

（1）心理护理　排便失禁的病人常感到自卑和忧郁,期望得到理解和帮助。护理人员应关心、尊重、理解病人,给予心理安慰与支持。帮助其树立信心,配合治疗和护理。

（2）皮肤护理　床上铺橡胶(或塑料)单、中单或一次性尿布,每次便后用温水洗净肛门周围及臀部皮肤,保持皮肤清洁干燥。必要时,肛门周围涂抹软膏以保护皮肤,避免破损感染。注意观察骶尾部皮肤变化,定时按摩受压部位,预防压疮的发生。

（3）帮助病人实施排便功能训练　了解病人排便时间,掌握其规律,定时给予便器,促使病人按时排便;与医生协调定时应用导泻栓剂或灌肠,以刺激定时排便;教会病人进行肛门括约肌及盆底部肌肉收缩锻炼。指导病人取立、坐或卧位,试做排便动作,先慢慢收缩肛门括约肌及盆底部肌肉,然后再慢慢放松,每次 10 s 左右,连续 10 次,每次锻炼 20～30 min,每日数次。以病人感觉不疲乏为宜。

（4）补充液体　在病情允许的情况下,保证病人每天摄入足量的液体,增加食物纤维的含量。

（5）清洁护理　保持床褥、衣服清洁,及时更换衣裤、被单,定时开窗通风,保持室内空气清新。

三、灌肠术

灌肠术是将一定量的溶液由肛门经直肠灌入结肠,以帮助病人清洁肠道,清除肠腔内粪便和积气,或由肠道供给药物达到确定诊断和治疗的一项护理操作技术。根据灌肠的目的分为不保留灌肠、保留灌肠。不保留灌肠按所灌入的溶液量又可分为大量不保留灌肠和小量不保留灌肠。

（一）大量不保留灌肠

【目的】

1.刺激肠蠕动,软化粪便,解除便秘,减轻肠胀气。

2.清洁肠道,为分娩、肠道手术或检查做准备。

3.清除肠腔内的有害物质,减轻中毒反应。

4.为高热病人降温。

【评估】

1.病人的一般情况,如病情、临床诊断、灌肠的目的、意识状态、生命体征、排便情况等。

2.病人的心理状况,对灌肠的理解程度、配合能力。

3.病人的肛周皮肤、黏膜情况。

【计划】

1.护士准备　着装整洁、洗手、戴口罩。熟悉大量不保留灌肠的操作方法,向病人解释大量不保留灌肠法的目的及注意事项。

2.用物准备

（1）治疗盘内备灌肠筒一套(橡胶管全长约120 cm、玻璃接管、筒内盛灌肠液)、肛管、血管钳(或液体调节开关)、润滑剂、棉签。也可备一次性灌肠袋。

(2)常用灌肠溶液为0.1~0.2%的肥皂水、生理盐水。成人每次用量500~1 000 mL,小儿每次200~500 mL;灌肠液温度一般为39~41 ℃,降温时用28~32 ℃,中暑时用4 ℃。

(3)卫生纸、橡胶单或塑料单、治疗巾、弯盘、便盆、输液架、水温计、屏风。

3.病人准备 病人了解大量不保留灌肠的目的和配合要领,愿意配合,灌肠前排尿。

4.环境准备 环境清洁、安静,光线适宜,关闭门窗,屏风遮挡。

【实施】

1.操作流程 见表11-4。

表11-4 大量不保留灌肠

操作步骤	操作要点
1.核对解释	●备齐用物携至病人床旁,核对病人并解释。关闭门窗,屏风遮挡,请病人排尿
2.安置体位	●取左侧卧位,双膝屈曲,脱裤至膝部,臀部移至床沿。该姿势使乙状结肠、降结肠处于下方,利用重力作用利于液体灌入。不能自我控制排便的病人可取仰卧位。盖好被子,只露臀部,保护病人隐私。冬季注意保暖,防止着凉
3.垫巾置盘	●臀下垫橡胶单和治疗巾,置弯盘于臀边
4.挂灌肠筒	●灌肠筒挂于输液架上,筒内液面距肛门40~60 cm(图11-7)。伤寒病人灌肠,筒内液面距肛门低于30 cm,液体量小于500 mL
5.连接润滑	●连接肛管,润滑肛管前端,排尽管内气体,夹闭肛管
6.插入肛管	●一手垫卫生纸分开臀裂显露肛门,请病人深呼吸、放松,另一手将肛管轻轻插入直肠7~10 cm左右,小儿插入深度4~7 cm
7.灌入液体	●松钳,扶持肛管,使液体缓缓流入直肠
8.观察处理	●观察筒内液面下降情况及病人反应 (1)如液面下降过慢或停止,多因肛管前端阻塞,可移动肛管或挤捏肛管使堵塞管孔的粪块脱落 (2)如病人感觉腹胀或有便意,可嘱其张口深呼吸以放松腹肌,减轻腹压,转移病人注意力;同时降低灌肠筒高度以减慢流速,或暂停片刻 (3)如病人出现面色苍白、脉搏细速、出冷汗、剧烈腹痛、心慌、气促等,则可能发生肠道剧烈痉挛或出血,应立即停止灌肠,与医生联系,及时处理
9.拔管	●灌肠液灌完时及时夹管,避免空气进入肠道及灌肠液、粪便随管流出,用卫生纸包裹肛管轻轻拔出,分离肛管置于弯盘内,用卫生纸擦净肛门
10.保留溶液	●请病人尽量保留溶液5~10 min,利于粪便软化;降温灌肠要保留30 min,排便后30 min,测量体温并记录
11.整理归位	●协助病人穿裤,整理床单位,开窗通风,清理用物,冲洗肛管并按常规消毒法处理
12.观察记录	●观察大便性质、颜色、量,必要时留取标本送检。洗手后,在体温单大便栏目内记录,灌肠后排便记1/E,灌肠后未解大便记0/E

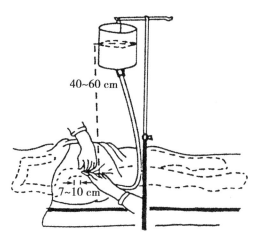

40~60 cm

7~10 cm

图 11-7 大量不保留灌肠

2.注意事项

(1)妊娠、急腹症、严重心血管疾病等病人禁忌灌肠。

(2)根据病情选择正确的灌肠液,注意其剂量、浓度、温度、压力。肝性脑病病人禁用肥皂水灌肠。充血性心力衰竭、水钠潴留病人禁用生理盐水灌肠。伤寒病人筒内液面不得高于30 cm,液量不得超过500 mL。

(3)插管时动作轻柔,防止损伤肠黏膜,如插入受阻,可退出少许,旋转后缓慢插入,切勿用力过猛,造成黏膜损伤。

(4)随时观察灌肠液的流速及病人反应,如病人出现面色苍白、出冷汗、剧烈腹痛、心慌气促,应立即停止灌肠,并与医生联系给予及时处理。

(5)灌肠完毕不要立即排便,尽量使液体保留5～10 min。病人有便意时,应嘱病人做深呼吸,以减轻不适。

【评价】

1.操作规范、正确。

2.病人达到灌肠目的,有安全感,配合良好。

(二)小量不保留灌肠

适用于腹部或盆腔手术后的病人及危重病人、年老体弱者、小儿、孕妇等。

【目的】

1.软化粪便,解除便秘。

2.排出肠道内的气体,减轻腹胀。

【评估】

1.病人的一般情况,如病情、临床诊断、灌肠的目的、意识状态、生命体征、排便情况等。

2.病人的心理状况、对灌肠的理解程度、配合能力。

3.病人的肛周皮肤、黏膜情况。

笔记栏

【计划】

1. 护士准备　着装整洁、洗手、戴口罩。熟悉小量不保留灌肠的操作方法,向病人解释小量不保留灌肠法的目的及注意事项。

2. 用物准备

(1)治疗盘内备注洗器、量杯或小容量灌肠筒、肛管、温开水 5～10 mL、遵医嘱准备灌肠液、止血钳、润滑剂、棉签、弯盘、卫生纸、橡胶单、治疗巾,另备便盆、便盆巾、屏风。

(2)常用灌肠液:"1、2、3"溶液(50%硫酸镁 30 mL、甘油 60 mL、温开水 90 mL);甘油或液体石蜡 50 mL 加等量温开水;各种植物油 120～180 mL。溶液温度为 38 ℃。

3. 病人准备　病人了解小量不保留灌肠法的目的和配合要领,愿意配合,灌肠前排尿。

4. 环境准备　环境清洁、安静,光线适宜,关闭门窗,屏风遮挡。

【实施】

1. 操作流程　见表 11-5。

表 11-5　小量不保留灌肠

操作步骤	操作要点
1. 解释核对	●备齐用物携至病人床旁,核对病人并解释。关闭门窗,屏风遮挡,请病人排尿
2. 准备体位	●取左侧卧位,双膝屈曲,脱裤至膝部,臀部移至床沿。盖好被子,只露臀部,保护病人隐私。冬季注意保暖,防止着凉
3. 垫巾置盘	●臀下垫橡胶单和治疗巾,置弯盘于臀边
4. 接管排气	●注洗器(图 11-8)抽吸溶液后与肛管连接并排尽气体,夹闭肛管
5. 润管插管	●润滑肛管前端,一手垫卫生纸分开臀裂显露肛门,请病人深呼吸、放松,另一手将肛管轻轻插入直肠 7～10 cm
6. 灌注溶液	●松开血管钳,缓缓注入溶液,注完夹管,再吸取溶液,同前法连接、松夹、灌注,如此反复直至溶液全部注入。灌速不得过快,以免刺激肠黏膜,引起排便反射。如使用小容量灌肠筒,液面距肛门低于 30 cm(图 11-9)
7. 注温开水	●灌注完毕,注入温开水 5～10 mL,抬高肛管尾端,使灌肠内溶液全部流入
8. 拔管擦拭	●反折肛管,用卫生纸包住肛管轻轻拔出,分离肛管置于弯盘,擦净肛门
9. 安置病人	●协助病人穿裤,取舒适卧位,请病人尽量保留溶液 10～20 min 再排便
10. 协助排便	●不能下床的病人给予便盆,协助病人排便。排便后,取出便盆、橡胶单、治疗巾
11. 整理归位	●整理床单位,开窗通风,清理用物,冲洗肛管并按常规消毒法处理
12. 洗手记录	●观察大便性质、颜色、量,必要时留取标本送检。洗手后,在体温单大便栏目内记录灌肠结果,如灌肠后排便一次记 1/E,灌肠后未解大便记 0/E

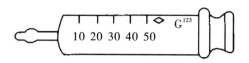

图 11-8   注洗器

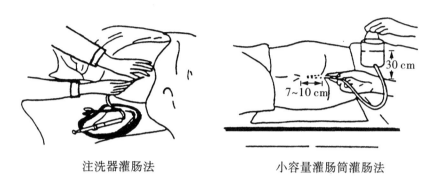

注洗器灌肠法   小容量灌肠筒灌肠法

图 11-9   小量不保留灌肠

2.注意事项

(1)插管时动作应轻柔,注入速度不宜过快,以免引起排便反射。

(2)肛管要细,液量要少。如用小容量灌肠筒,液面距肛门应低于 30 cm。

(3)每次抽吸灌肠液时应反折肛管末端,防止空气进入肠道,引起腹胀。

【评价】

1.操作规范、正确。

2.病人达到灌肠目的,有安全感,配合良好。

(三)清洁灌肠

清洁灌肠是反复多次进行大量不保留灌肠,达到彻底清除肠腔中的粪便,为直肠、结肠检查和手术做肠道准备的目的。

1.常规方法   同大量不保留灌肠,第一次用肥皂水灌肠,进行排便,以后用0.9%氯化钠溶液灌洗数次,直至排出液清洁无粪质为止。灌肠时压力要低;禁忌用清水反复灌洗,以防水、电解质紊乱。

2.口服高渗溶液法   口服高渗溶液在肠道内不被吸收而形成高渗环境,使肠腔水分大量增加,从而软化粪便,刺激肠蠕动,加速排便,达到清洁肠道的目的。

(1)甘露醇法   术前 3 d 病人进半流质饮食,术前 1 d 进流质饮食,并于下午 2:00 ~4:00 口服甘露醇溶液 1 500 mL(20% 甘露醇 500 mL+5% 葡萄糖注射液 1 000 mL混匀)。一般服用 15 ~20 min 后即可自行反复排便。

(2)硫酸镁法   术前 3 d 进半流质饮食,每晚口服 50% 硫酸镁 10 ~30 mL,术前 1 d 进流质饮食,并于下午 2:00 ~4:00 口服 25% 硫酸镁 200 mL(50% 硫酸镁 100 mL+5% 葡萄糖注射液 100 mL),然后再服温开水 1 000 mL。一般服用 15 ~30 min 后即可自行反复排便,2 ~3 h 内可排便 2 ~5 次。

护士应观察病人的一般情况,注意排便次数及粪便性质,确定是否达到清洁肠道的目的并做好记录。

笔记栏

（四）保留灌肠

将药液灌入到直肠或结肠内,通过肠黏膜吸收达到治疗的目的。

【目的】

镇静、催眠和治疗肠道感染。

【评估】

1. 病人的病情、临床诊断、肠道病变部位等。

2. 病人的心理状况、生命体征、意识状态等。

3. 对灌肠的理解程度、配合能力。

【计划】

1. 护士准备　着装整洁、洗手、戴口罩。熟悉保留灌肠的操作方法,向病人解释保留灌肠法的目的及注意事项。

2. 用物准备

(1)治疗盘内铺上治疗巾,内备小容量灌肠筒或注洗器、量杯(内盛灌肠液)、肛管(20号以下)、温开水5~10 mL、止血钳、润滑剂及棉签、遵医嘱备灌肠液。

(2)常用溶液为10%水合氯醛溶液用于镇静;2%小檗碱溶液、0.5%~1%新霉素或其他抗生素溶液用于抗肠道感染。每次溶液量不超过200 mL;溶液温度为38 ℃。

(3)弯盘、卫生纸、橡胶或塑料单、治疗巾、屏风、垫枕。

3. 病人准备　病人了解保留灌肠的目的和配合要领,愿意配合,灌肠前排尽大小便。

4. 环境准备　环境清洁、安静,光线适宜,关闭门窗,屏风遮挡。

【实施】

1. 操作流程　见表11-6。

表11-6　保留灌肠

操作步骤	操作要点
1. 解释核对	●备齐用物携至病人床旁,核对病人并解释。关闭门窗,屏风遮挡
2. 准备体位	●根据病情选择不同的卧位,臀下垫小垫枕、橡胶单和治疗巾,使臀部抬高10 cm,置弯盘于臀边
3. 润管插管	●润滑肛管前端,排气后轻轻插入直肠15~20 cm,缓慢注入药液
4. 注温开水	●灌注完毕,注入温开水5~10 mL,抬高肛管尾端,使管内溶液全部流入
5. 拔管擦拭	●反折肛管,用卫生纸包住肛管轻轻拔出,分离肛管置于弯盘,擦净肛门
6. 安置病人	●协助病人穿裤,取舒适卧位,请病人尽量保留溶液1 h以上再排便
7. 整理记录	●整理床单位,清理用物,洗手,做记录

2. 注意事项

(1)灌肠前嘱病人排尿、排便,以利于药物保留;抬高臀部10 cm,以提高疗效。

(2)对灌肠目的和病变部位应了解清楚,以便采取正确的卧位。慢性细菌性痢疾病变部位多在乙状结肠和直肠,应取左侧卧位;阿米巴痢疾病变部位多在回盲部,应取右侧卧位。

（3）正确选择灌肠时间,如肠道疾患以晚上睡眠前灌肠为宜。

（4）为减少刺激,便于药物保留,肛管要细、插入要深、液量要少、压力要低。液面距肛门不超过 30 cm。

（5）灌肠后嘱病人尽量忍耐,保留药液在 1 h 以上。

（6）肛门、直肠、结肠等手术后病人,排便失禁的病人均不宜做保留灌肠。

【评价】

1.操作方法正确,达到治疗效果。

2.灌肠筒的高度、肛管插入的深度、注入药液的速度合适。

四、简易通便法

【目的】

通过简便经济有效的措施,帮助病人解除便秘。适用于老人、体弱者和久病卧床便秘者。

【评估】

1.病人的病情、临床诊断及排便情况。

2.病人的意识状态、生命体征、心理状况。

【计划】

1.护士准备　着装整洁、洗手、戴口罩。熟悉简易通便法的操作程序,向病人解释操作的目的及注意事项。

2.用物准备　通便剂、卫生纸、剪刀、清洁手套。

3.病人准备　病人了解简易通便法的目的和注意事项,配合操作。

4.环境准备　环境清洁、安静,光线适宜,关闭门窗,屏风遮挡。

【实施】

1.开塞露法　开塞露由 50% 甘油或小量山梨醇制成,装于密闭的塑料胶壳内。成人用量 20 mL,小儿用量 10 mL。用时将顶端剪去,先挤出药液少许起润滑作用,病人再侧卧位,放松肛门外括约肌,将开塞露前端轻轻插入肛门,将药液全部挤入,嘱病人保留 5~10 min,以刺激肠蠕动,软化粪便,达到通便目的(图 11-10)。

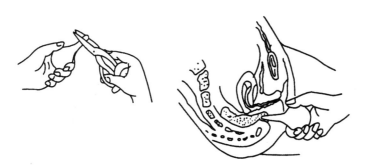

图 11-10　开塞露通便法

2.甘油栓法　甘油栓是由甘油和明胶制成,为无色透明或半透明栓剂,呈圆锥形,具有润滑作用。使用时将甘油栓取出,操作者戴手套,一手捏住栓剂较粗的一端,将尖端插入肛门内6～7 cm,用纱布抵住肛门口轻揉数分钟,利用机械刺激和润滑作用而达到通便目的(图11-11)。

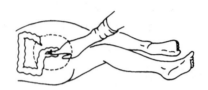

图11-11　甘油栓通便法

3.肥皂栓法　将普通肥皂削成圆锥形(底部直径1 cm,长3～4 cm),蘸热水后插入肛门(方法同甘油栓通便法),由于肥皂的化学性和机械性刺激作用引起排便。如有肛门黏膜溃疡、肛裂及肛门剧烈疼痛者,不宜使用肥皂栓法。

【评价】

1.操作规范、正确,通便剂选择正确。

2.病人达到排便目的,有安全感,配合良好。

五、肛管排气法

【目的】

将肛管由肛门插入直肠,排出肠腔内积气,减轻腹胀。

【评估】

1.病人的腹胀情况、临床诊断、意识状态。

2.病人的心理状态、合作理解程度、配合能力。

【计划】

1.护士准备　着装整洁、洗手、戴口罩。熟悉肛管排气的操作方法,向病人解释肛管排气法的目的及注意事项。

2.用物准备　治疗盘内备肛管、玻璃接管、橡胶管。玻璃瓶内盛水3/4满,瓶口系带、润滑油、棉签、胶布(1 cm×15 cm)、别针、卫生纸、弯盘、屏风。

3.病人准备　病人了解肛管排气法的目的和配合要领,愿意配合操作。

4.环境准备　环境清洁、安静,光线适宜,关闭门窗,屏风遮挡。

【实施】

1.操作流程　见表11-7。

表 11-7　肛管排气法

操作步骤	操作要点
1. 核对解释	●备齐用物至床旁,核对病人,解释操作目的和配合方法
2. 准备体位	●左侧卧位或仰卧位,协助病人脱裤至膝部,注意遮盖病人,暴露肛门
3. 系瓶连管	●将瓶系于病床边,橡胶管一端与肛管连接,另一端插于瓶内液面下(图 11-12)
4. 润滑插管	●润滑肛管前端,对准肛门轻轻插入肛管 15～18 cm
5. 妥善固定	●用胶布将肛管固定于臀部,橡胶管留出足够长度后,用别针固定在床单上,便于病人翻身
6. 观察排气	●观察排气是否通畅,排气通畅:瓶内液面下有气泡逸出;排气不畅:瓶内无气泡逸出或气泡很少。保留肛管不超过 20 min
7. 协助排气	●询问病人腹胀有无减轻,如排气不畅,可协助病人更换体位或按摩腹部,促进排气
8. 拔管清洁	●拔出肛管,并清洁肛门
9. 安置整理	●安置病人取舒适体位,整理床单位,清理用物,冲洗肛管并消毒
10. 洗手记录	●洗手并记录排气情况及病人反应

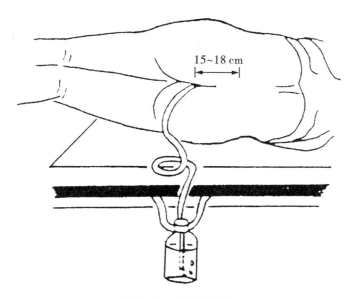

图 11-12　肛管排气法

2.注意事项　肛管保留时间一般为 20 min,如保留时间过长则会减弱肛门括约肌反应,甚至导致肛门括约肌永久性松弛。必要时 2～3 h 后再行肛管排气法。

【评价】

1.操作规范、正确、达到预期目的。

2.肛管插入的深度、保留时间正确。

考点纵横

A1 型题

1. 肝性脑病的病人禁止使用的灌肠液是(　　)

 A. 等渗盐水   B. 肥皂水

 C. 等渗冰盐水   D. 碳酸氢钠水

 E. 以上均可以

2. 不宜做大量不保留灌肠的病人是(　　)

 A. 直肠、结肠需要镜检时 B. 需要腹部 X 射线摄片时

 C. 腹部手术前   D. 为孕妇保胎时

 E. 高热病人

3. 给男病人导尿时,提起阴茎与腹壁成合适角度是使(　　)

 A. 耻骨下弯消失   B. 耻骨前弯消失

 C. 膀胱颈肌肉松弛   D. 耻骨前弯扩大

 E. 防止导尿管脱出

A2 型题

4. 病人,女,35 岁,盆腔手术后 4 h 未排气,病人主诉腹胀,牵扯至伤口疼痛,护士指导病人促进排气的方法中,首选的是(　　)

 A. 更换卧位   B. 热水袋热敷腹部

 C. 按摩下腹部   D. 肛管排气

 E. 灌肠

5. 病人,男,47 岁,诊断为尿毒症,给留置导尿 24 h 后引出尿液 75 mL,请估计该病人的排尿情况是(　　)

 A. 正常   B. 少尿

 C. 无尿   D. 尿潴留

 E. 尿闭

A3 型题(6~7 题共用题干)

病人,男,68 岁,因脑血管意外致瘫痪尿失禁,预行留置导尿。

6. 为了预防尿路感染的护理措施为(　　)

 A. 应每日 3~4 次进行膀胱冲洗 B. 应持续放尿

 C. 定时挤压集尿袋以防引流不畅 D. 将引流管置于病人大腿上部以免尿液倒流

 E. 应在滴入膀胱冲洗液 500 mL 后才放液

7. 为了训练病人的自主排尿功能,护士应做到(　　)

 A. 限制病人引水量   B. 按摩、热敷

 C. 每次试行排尿时间以 5~10 min 为宜

 D. 指导病人每日数次做阴部肌肉的收缩和放松锻炼

 E. 给病人听流水声,刺激排尿

参考答案:1~7. BDBACAD

(刘　雯)

第十二章

药物治疗

学习目标

1. 能够陈述药物领取和保管原则；药疗原则、药物分发的方法；各种药物过敏试验液的浓度、正确完成皮内试验液的配制、判断试验结果；陈述预防青霉素过敏反应的措施；青霉素过敏反应的临床表现及过敏性休克的急救措施；破伤风抗毒素脱敏注射法。
2. 正确完成各种注射法的定位、正确地进行各种注射操作。
3. 操作态度认真、严格查对、一丝不苟、安全用药。

药物治疗的目的是预防疾病、治疗疾病、协助诊断、维持机体的正常生理功能及促进健康，是临床工作中最常用的一种治疗技术。护士是给药的直接执行者，也是病人合理用药的指导者，确保病人临床用药的合理、安全、有效，减轻药物的不良反应，最大限度地发挥药物的疗效，促进病人的健康是护士的职责。护士必须熟练掌握各类药物的药理知识，在疾病的防治中因病、因症、因人而异，采用正确的给药方法和途径使病人得到最佳的治疗效果，同时做好病室内药品的管理。

第一节　给药的基本知识

为了能够发挥药物最大的疗效，护士在执行药物疗法的过程中，应掌握药物的种类、领取及保管方法，熟悉影响药物疗效的因素，遵医嘱合理安排给药时间，选择正确的给药途径实施给药。

一、药物种类、领取和保管原则

（一）药物种类与领取

1. 药物种类

（1）内服药　有片剂、丸剂、胶囊、溶液、散剂、酊剂、合剂及纸型等。

（2）注射药　有水剂、油剂、结晶、粉剂、混悬液等。

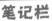

（3）外用药　有软膏、酊剂、溶液、搽剂、洗剂、滴剂、粉剂、栓剂、涂膜剂等。

（4）新颖药　有粘贴敷片、植入慢溶片、胰岛素泵等。

2.药物的领取　凭医生处方领取药物。门诊病人在门诊药房自行领药；住院病人用药，应由病区护士去住院药房（中心药房）领取。病区应设置药柜，备有一定基数的常用药物，由一名护士专门负责药物的领取和保管，通常药物领取的方式如下：

（1）病人日常治疗用药　护士根据医嘱填写服药卡，按病人床号顺序置于药盘内并送至住院药房，由住院药房药剂师负责配药、核对，病区护士负责再次核对，无误后领取。

（2）病区药柜内的常用药　通常备有一定基数，护士根据消耗量填写领药单，定期到药房领取补充。

（3）贵重药和特殊药　贵重药凭医生处方领取，病区设有固定基数的剧毒药、麻醉药，使用后凭专用处方和空安瓿领取。

（二）药物的保管原则

1.药柜摆放位置合理　放在通风、干燥、光线充足处，但不宜阳光直射，并保持整洁。

2.药物应分类放置　按内服、注射、外用等分类放置，按有效期的先后顺序排列，先领先用以免失效。剧毒药、麻醉药应专人负责，专本登记，加锁保管，班班交接。

3.药瓶标签应明显　标签颜色应根据药物种类进行选择，内服药贴以蓝边标签，外用药贴以红边标签，剧毒药贴以黑边标签。标签上应标明药物名称、剂量和浓度，药名应用中英文对照，字迹清晰（现在许多地方规定用原装瓶签）。

4.定期检查药物质量　如发现药物超过有效期或有变色、异味、发霉、混浊、沉淀等现象，均不可使用。对没有标签或标签模糊不清的药物应及时处理。

5.根据药物不同性质分类保存

（1）容易挥发、潮解或风化的药物及芳香性药物，应瓶装封闭，用后注意盖紧瓶盖。如乙醇、过氧乙酸、糖衣片、酵母片等。

（2）容易氧化和遇光变质的药物，应存放于有色密闭瓶内或黑色遮光的纸盒内并置于阴凉处。如维生素 C、氨茶碱、盐酸肾上腺素等。

（3）容易被热破坏的药物，应存放干燥阴凉处（约20 ℃）或 2~10 ℃的冷藏环境中保存。如疫苗、抗毒血清、胎盘球蛋白、青霉素皮试液等。

（4）易燃、易爆的药物，应远离明火，单独保存，同时注意密闭瓶盖，置于低温处。如乙醚、环氧乙烷、乙醇等。

（5）病人个人专用的贵重或特殊药物，应单独存放，并注明床号、姓名。

二、给药的原则

给药原则是一切用药的总则，护士在执行药疗工作中必须严格遵守。

1.根据医嘱给药　根据医嘱给药，是确保病人安全给药的前提，在给药过程中护士必须严格执行医嘱，不得擅自更改，同时护士还应了解用药的目的、药理作用、治疗量、不良反应和配伍禁忌，并观察病情和疗效，对有疑问的医嘱，不可盲目执行，应查实无误后方可给药。

2.严格执行查对制度　查对制度是给药过程中的一项基本制度,是病人安全给药的保障。给药时护士必须严格执行查对制度。①"三查":操作前查、操作中查、操作后查(查七对内容)。②"七对":对床号、姓名、药名、浓度、剂量、方法、时间。③"三注意":注意检查药物质量,对于疑有变质或已经变质及超过有效期的药物不应使用;注意药物之间的不可有配伍禁忌;注意观察用药后的反应。

3.及时正确实施给药

(1)给药过程中应做到"五准确"　为了保证病人安全用药,护士给药时应做到病人准确、药物准确、浓度和剂量准确、给药时间准确、给药途径准确。药物备好后应及时使用,避免放置过久导致药物污染或药效降低。使用过敏性药物前应详细询问过敏史,根据需要进行过敏试验,阴性者方可用药。

(2)与病人进行有效沟通　指导病人有关的药物知识和自我保护措施。

4.加强用药后的观察与记录　观察用药后的疗效和药物的不良反应,对容易引起过敏反应及毒副反应较强的药物,应加强用药前的询问,用药过程中和用药后的观察,必要时做好记录。

三、给药途径

给药途径应根据药物的剂型、性质、病变部位、组织对药物的吸收、病人的病情变化等情况有所不同。常用的给药途径有口服、舌下含化、注射(皮内、皮下、肌内、静脉)、吸入、直肠给药、气管滴药、外敷等,除动、静脉注射药液直接进入血液循环外,其他途径给药的吸收过程各有不同,药物吸收速度由快至慢比较,顺序为:吸入>舌下含服>直肠>肌内注射>皮下注射>口服>皮肤。有些药物不同的给药途径可产生不同的药物效应,如硫酸镁口服产生导泻与利胆作用,而注射则产生镇静和降压作用。

四、给药次数和时间间隔

给药的次数和时间取决于药物的半衰期,以能维持药物在血液中的有效浓度为最佳选择,同时还要考虑药物的特性。临床护理工作中护士根据医嘱将安排具体的给药时间,并书写在服药治疗单上。常用外文缩写表示给药次数和间隔时间,医院常用的外文缩写见表12-1,医院常用给药时间安排见表12-2。

表 12-1　医院常用的外文缩写和中文译意

外文缩写	中文译意	外文缩写	中文译意
qh	每 1 小时 1 次	Rp,R	处方
q2h	每 2 小时 1 次	Inj	注射
q3h	每 3 小时 1 次	PO	口服
q4h	每 4 小时 1 次	ID	皮内注射
q6h	每 6 小时 1 次	H	皮下注射
qd	每日 1 次	IM/im	肌内注射

笔记栏

续表 12-1

外文缩写	中文译意	外文缩写	中文译意
bid	每日 2 次	IV/iv	静脉注射
tid	每日 3 次	ivgtt	静脉滴注
qid	每日 4 次	OD	右眼
qod	隔日 1 次	OS	左眼
biw	每周 2 次	AD	右耳
qm	每晨 1 次	AS	左耳
qn	每晚 1 次	AU	双耳
am	上午	Co	复方
pm	下午	Tab	片剂
12n	中午 12 点	Pil	丸剂
12mn	午夜 12 点	Caps	胶囊
hs	睡前	Pulv	粉剂、散剂
ac	饭前	Liq	液体
pc	饭后	Mist	合剂
st	立即	Sup	栓剂
DC	停止	Tr	酊剂
sos	必要时(限用 1 次,12 h 内有效)	Ung	软膏
prn	需要时(长期)	Lot	洗剂
Ad	加至	Ext	浸膏
Aa	各	gtt	滴

表 12-2　医院常用给药时间安排

给药时间缩写	给药时间安排	给药时间缩写	给药时间安排
qd	8am	qm	6am
bid	8am,4pm	q2h	6am, 8am, 10am, 12n, 2pm, 4pm……
tid	8am,12n,4pm	q3h	6am,9am,12n,3pm,6pm……
qid	8am,12n,4pm,8pm	q4h	8am,12n,4pm,8pm……
qn	8pm	q6h	8am,2pm 8pm,2am……

五、影响药物疗效的因素

药物的疗效不仅受药物本身的理化性质影响,而且还受到个体、给药方法及饮食营养等多种因素的影响。在给药过程中,护士必须了解和掌握这些影响因素的作用规律,这样才能使药物更好地发挥药效,防止或减少不良反应的发生。

(一)药物因素

1.药物的剂型 在相同的给药途径中,不同的剂型,人体对药物的吸收速度也有所不同,如口服给药,溶液制剂比片剂或胶囊等固体制剂吸收快,因为后者有崩解和溶解的过程。肌内注射时,水溶液吸收速度较快,而混悬剂或油剂吸收速度慢,但药效持久。

2.药物的剂量 药物的剂量与效应存在着密切的关系。在一定的范围内,剂量越大,血药浓度越高,作用也就越强。但是如达到最大效应后,剂量再增加,则会引起毒性反应。所以在临床用药中,必须严格掌握用药剂量,以期达到最好的疗效。

3.给药途径 不同的给药途径可以影响药物吸收速度和生物利用度。有时不同的给药途径也可影响药物的作用性质,如甘露醇快速静脉滴注有减轻脑水肿、降低颅内压的作用;口服给药则有导泻作用,起到清洁灌肠的目的。

4.给药时间 见本节相关内容。

5.联合用药 联合用药的目的是发挥药物的协同作用,提高药效,减少不良反应及副作用,防止病原体产生耐药性,如头孢菌素和氨糖苷类抗生素在治疗大肠杆菌、铜绿假单胞杆菌等引起的感染有协同作用。不合理的联合用药,则会降低疗效或出现不良反应,如糖皮质激素与强心苷合用会产生拮抗作用,增加心脏对强心苷的敏感性,易致室颤。因此,在临床用药中,应熟悉各类药物的药理作用,了解药物间的相互作用,注意药物的配伍禁忌,合理用药,使药物达到最佳的治疗效果。

(二)机体因素

1.年龄和体重 一般情况下,药物用量与体重成正比,但儿童与老年人由于生理特点不同,对药物反应与成年人就有所不同,这不仅与体重有关,还与机体的功能和生长发育状况有关。老年人主要器官功能有所减退(如肝、肾功能下降),对药物的代谢和排泄能力下降,所以对药物的耐受性较差。儿童正处于生长发育期,组织血流量充足,血脑屏障不完善,肝肾功能等发育也不健全,所以对药物的敏感性较成人高。由此可见,儿童和老年人的用药剂量应酌减。

2.性别 性别不同对药物反应差别不大。但女性用药时应考虑月经、妊娠、哺乳等几个生理期,用药时应注意其特殊性。如子宫对泻药较敏感,在月经期或妊娠期使用该药有引起经量过多、流产或早产的危险。另外,有些药物可致胎儿畸形,如四环素类;有些药物经乳汁排出被乳儿吸入可引起婴儿中毒,如哺乳妇女注射吗啡,婴儿中毒的危险性就会很大。所以妇女在妊娠和哺乳期用药特别要慎重。

3.个体差异 在年龄、性别、体重等基本相同的情况下,个体对同一药物的反应仍有不同,如特异体质的病人,对某些药物的敏感性高,很小剂量即可引起中毒;有些个体对药物敏感性低,需要较大剂量才能达到同等疗效。

4.身体因素 疾病可以改变机体对药物的敏感性及体内过程而影响药效。如阿司匹林具有解热镇痛作用,但它对正常体温无影响,只有机体体温升高或出现慢性疼痛时,才表现出该药的解热、止痛效果。肝肾功能受损的病人,由于药物的代谢、排泄减慢,易引起药物的蓄积中毒。

5.心理因素 心理因素在一定程度上可影响药物的效应,医护人员的语言态度、暗示作用及病人的情绪、病人对药物的信赖程度与药物疗效的关系尤为密切。如在给药过程中如果病人情绪乐观,相信药物和医护人员,则较易收到良好的药疗效果;对一些慢性疾病如高血压、神经官能症的病人,应用安慰剂(指无药理活性的物质)能产生较好的疗效。

6.遗传因素 不同的人对药物反应有很大的个体差异性,是因为遗传因素对药物代谢或药效学有所影响,如葡萄糖-6-磷酸脱氢酶缺陷者,由于缺乏该种酶而导致服用伯氨喹或磺胺类药物易引起变性血红蛋白或溶血性贫血。

(三)饮食因素

饮食与药物发生相互作用会改变药物的体内过程,影响着药物疗效的发挥。

1.促进药物的吸收,增强药物疗效 如酸性食物含有丰富的维生素C,可增加铁剂的溶解度促进铁的吸收;粗纤维食物可促进肠蠕动,增强驱虫剂的疗效。

2.干扰药物的吸收,降低药物疗效 如补充钙剂时如果同时吃菠菜可降低疗效,因为菠菜中的草酸与钙结合形成难以吸收的草酸钙;高脂肪食物可抑制胃酸分泌而影响铁剂的吸收。

3.改变尿液的pH值影响药物疗效 如氨苄西林在酸性尿液中杀菌力强,为增强抗菌作用,应多进荤食,使尿液呈酸性;磺胺类药物在碱性尿液中抗菌力较强,应多进素食,以碱化尿液。

六、药物疗法的护理程序

(一)评估

护士给药前应对病人进行评估,并将其贯穿于药物疗法的全过程。

1.基本生理情况 了解病人性别、年龄、体重、生命体征、意识状况、胃肠功能、肝功能、肾功能、血液循环状况、有无遗传性疾病、有无视觉及听觉障碍,女病人还应评估是否处于妊娠期、哺乳期。

2.病理情况 目前的病情、诊断,评估有无胃肠功能、肝肾功能异常等。

3.用药情况 了解病人既往用药情况,疗效及不良反应,有无过敏史。了解病人目前所用药物的性质、治疗作用,可能出现的不良反应等。

4.心理社会因素 了解病人的文化程度、职业、经济状况、对用药的态度、有无药物依赖、对药物治疗的认识程度等。

(二)计划

在评估的基础上制订合理的药物治疗目标和措施,最大限度地发挥药物疗效,减轻不良反应。

1.选择合适的给药途径和方法 应根据医嘱选择合适的给药途径和方法,如对昏迷、神志不清不能合作者不宜选用口服给药,必要时将药物碾碎溶解后由胃管注入。

2.合理安排给药次数和时间 根据用药的目的、药物半衰期和药物性质以及病人个体情况合理安排给药次数和间隔时间。

3.确定给药过程中重点观察的内容,制订促进药物疗效的措施　将药物的治疗作用及不良反应作为重点观察的内容,同时充分考虑影响药物疗效的因素,制订促进药物疗效的护理措施。

4.加强健康教育,减少和预防不良反应　根据评估所获资料制订健康教育计划,包括药物应用的基本知识、影响药物疗效的因素、病人的配合要求等。

(三)实施

根据制订的护理计划实施给药,在实施过程中应注意:

1.“五个准确”　严格遵守医嘱及操作规程,做到五准确,即病人准确、药物准确、药物剂量准确、给药途径准确、给药时间准确。

2.加强用药指导　向别人解释药物的作用及副作用、服药期间需要观察的内容,指导病人积极配合治疗以争取最大的疗效、减少和预防不良反应。

3.及时准确记录　记录用药的时间、方法和病人的反应等。

(四)健康教育

1.遵医嘱用药　教育病人遵医嘱用药,包括用药的剂量、用药的方法、时间间隔等,不可自行调整用药方案。

2.解释用药的主要目的和监测内容　向病人解释治疗的主要目的、所用药物的作用、可能出现的不良反应和预防处理方法,并说明用药后需要观察的内容。

3.饮食禁忌　向病人解释饮食与药物发生相互作用会影响着药物疗效的发挥,指导病人用药期间的饮食禁忌。

(五)评价

评价贯穿于病人用药治疗的全部过程。

1.遵医嘱做到“五个准确”,给药时应认真查对,一旦发生差错应立即报告并即刻采取措施,尽可能减少或消除对病人的危害。

2.病人理解用药的相关知识,能够遵医嘱实施治疗。

3.达到治疗效果,未出现不良反应,护理措施有效。

第二节　口服给药

口服给药是指药物经口服,被胃肠道吸收进入血液循环,到达局部或全身,以达到防治和诊断疾病的一种给药方法。该法使用简便,不直接损伤皮肤或黏膜,病人的痛苦较小,是最常用、最方便,既经济又安全的给药方式。但采用该法给药,药物的吸收速度较慢,药效易受胃肠功能及胃内容物的影响,不适用于急救;此外,对意识不清、呕吐频繁、禁食的病人也不适用此法给药。

【目的】

通过口服给药,可达到减轻症状、治疗疾病、维持正常生理功能、协助诊断、预防疾病的目的。

【评估】

评估病人的病情、治疗情况、自理能力及对给药计划的认知与合作程度;核实是否适合口服给药。

【计划】

1. 护士准备　着装整洁、洗手、戴口罩。

2. 用物准备　药盘、药杯、小药卡、服药本、量杯、滴管、研钵、研锤、药匙、湿纱布、包药纸、弯盘、盛温水的水壶、饮水管、治疗巾。

3. 病人准备　了解用药的目的、相关知识并能主动配合。

4. 环境准备　环境整洁、安静、光线适宜。

【实施】

1. 操作流程　见表12-3。

表12-3　口服给药法

操作步骤	操作要点
1. 备药	
（1）洗手、戴口罩	●严格执行三查七对制度,根据服药本上的床号、姓名、药名、浓度、剂量、时间,核对小药卡,按床号顺序将小药卡插入药盘、放好药杯
（2）核对,置药卡、药杯于药盘	
（3）配药	●通常由住院药房根据医生处方配备,护士负责核对
▲固体药:用药匙取药,取出所需剂量后放入药杯内	●同一病人先摆固体药,后摆水剂或油剂 ●一个病人的药配好后,再配另一个病人的药 ●同一病人同一时间的数种固体药可放入一个药杯内 ●如为粉剂或含化片用包药纸包好放入药杯内 ●使用单一剂量包装的药品,应发药给病人时再拆开包装 ●个人专用药:单独存放,注明姓名、床号、药名、剂量,防止差错发生
▲水剂药:用量杯取药 1）摇匀药液后打开瓶盖,使其内面向上放置 2）一手持量杯,拇指置于所需刻度,并使所需刻度与视线平齐 3）另一手持药瓶（标签向掌心）倒药液至所需刻度(图12-1) 4）倒毕,用湿纱布擦净瓶口,将药瓶放回原处	●同一病人的不同种水剂应分别放置,以免发生化学反应 ●更换药液品种时,量杯应洗净再用

续表 12-3

操作步骤	操作要点
▲油剂、按滴数计算或不足 1 mL 的药液：需用滴管吸取	●以 15 滴/mL 计算 ●滴管取药时应稍倾斜,以使药量准确 ●为确保剂量准确,应先在药杯中加少量温开水再取药以免药液附着杯壁,影响服药剂量
(4)再次查对	●病区内病人的药物全部摆好后,护士按服药本重新核对一遍,再请另一名护士核对一遍,准确无误后盖上治疗巾备用
2. 发药	
(1)备齐用物	●洗手后携服药本、发药盘、备好温开水
(2)查对	●发药前根据服药本与另一名护士核对,无误后方可发药
(3)发药	●根据服药卡呼唤病人床号、姓名,查对后按床号顺序送药至病人;向病人解释用药的目的及注意事项
(4)协助服药	●同一病人的药物应一次取出药盘,不同病人的药物应分别取出,避免发错药物 ●协助病人取舒适卧位后服药,危重病人及其他不能自行服药的病人应喂服 ●鼻饲病人应将药物研碎、溶解后由胃管注入,再用少量温开水冲净胃管 ●确认服下后再离开(特别是麻醉药、催眠药、抗肿瘤药)
3. 发药后	
(1)再次查对,协助病人取舒适卧位 (2)处理药杯 (3)清洁药盘,洗手	●病人服药后收回药杯,先放入消毒液中浸泡,然后冲洗、清洁(盛油剂的药杯先用纸擦净,再用肥皂水、清水冲洗)消毒后备用。如使用一次性药杯,应集中消毒处理后方可丢弃,防止病原微生物污染环境
(4)随时观察病人反应	●若有异常,及时与医生联系

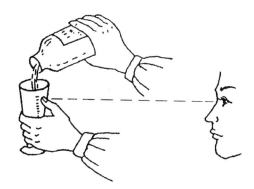

图 12-1　取水剂

2. 注意事项

（1）发药前　护士应评估病人情况，如年龄、意识状态、口腔、食管有无病理问题及合作程度等。如遇病人病情变化，暂不发药，应及时报告。如遇病人不在、特殊检查或手术需禁食者暂不发药，应将药物带回保管，适时再发或交班。

（2）发药时　如病人提出疑问，护士应认真听取，重新核对，确认无误后耐心地给予解释，再给病人服下。

（3）发药后　应密切观察药效和不良反应，出现异常情况应及时与医生联系并酌情处理。

（4）指导病人按药物的性能正确服药　①催眠药应在睡前服；健胃及增进食欲的药物应饭前服用；对胃黏膜有刺激性的药物及助消化药应在饭后服用，以减少药物对胃壁的刺激，有助于食物消化；对于要求充分吸收、奏效快、无刺激的药物可在空腹时服用。②服用强心苷类药物前应测病人的脉率（心率），如脉率少于 60 次/min 或出现节律异常应停止服药并报告医生。③对牙齿有腐蚀作用或使牙齿着色的药物，如酸剂、铁剂等，应用吸管服用，服后应及时漱口。止咳糖浆对呼吸道黏膜有安抚作用，为避免冲淡药物，降低疗效，服后不宜立即饮水。若同时服用多种药物，应最后服用止咳糖浆。④磺胺类药和发汗药服后多饮水，可减少磺胺结晶堵塞肾小管和增强发汗药的疗效。⑤服药前后禁饮酒，以免影响药物疗效的发挥。⑥服用酶制剂如胃蛋白酶、多酶片以及铁剂时不能同时饮茶，因酶制剂中蛋白质与茶中鞣酸发生作用而失去活性；铁剂与茶中鞣酸形成难溶性盐而妨碍吸收。⑦有配伍禁忌的药物不能同时或在短时间内服用。如胃蛋白酶在碱性环境里能迅速失去活性，忌与碳酸氢钠等碱性药物同时服用。

【评价】

病人能够叙述所服药的有关知识及注意事项；能安全正确服药，达到预期治疗效果，护士严格执行药疗原则，无差错；给药的护理措施有效，未出现不良反应。

第三节　注射给药

注射给药技术是将无菌药物或生物制品注入体内的一种给药法。注射给药具有药物吸收速度快、血药浓度能迅速升高的特点，因此适用于各种原因不宜口服给药和口服给药效果不佳的病人。注射给药会对组织造成一定程度的损伤，引起疼痛及潜在并发症的发生，如感染等。另外，因药物吸收速度快，某些药物的不良反应迅速出现，如严重的过敏反应，容易造成意外。根据针头刺入组织的不同将注射给药技术分为皮内注射、皮下注射、肌内注射、静脉注射及动脉注射。

一、注射原则

注射原则是注射给药的总则，应严格执行。

1. 严格遵守无菌操作原则

（1）环境　注射环境应符合无菌操作要求。

（2）护士　注射前必须洗手、戴口罩、戴手套、衣帽整洁,注射后护士洗手。

（3）注射部位　注射部位的皮肤应按要求进行消毒,并保持无菌。

皮肤常规消毒的方法:用棉签蘸 2% 的碘酊,以注射点为中心由内向外螺旋形消毒,直径大于 5 cm,待碘酊干后（约 20 s）,用 70% 的乙醇以同样方法脱碘,范围大于碘酊消毒面积,待干片刻方可注射。如使用碘伏或安儿碘,按照上述方法涂擦消毒 2 遍,无须脱碘。

（4）注射器、针头及药液　保持注射器空筒的内壁、活塞、乳头和针尖、针梗、针栓内壁的无菌;保持注射用药物的无菌。

2. 严格执行查对制度　注射前必须严格三查七对,认真检查药物的质量,若发现药物有变质、变色、混浊、沉淀、过期或安瓿、药瓶有裂缝等现象均不能使用。如同时注射数种药物时,应查对有无配伍禁忌。

3. 严格执行消毒隔离制度　①确保一人一套注射用物,如注射器、针头、止血带、棉垫等;②注射后用物不可随意丢弃,应按消毒隔离制度和一次性用物处理原则进行处理。

4. 选择合适的注射器和针头　根据注射部位、药液剂量、药液的黏稠度及刺激性强弱选择合适的注射器和针头。注射器应完整、无裂痕、不漏气,针头应锐利、无钩、无锈、无弯曲,注射器和针头的型号要合适,衔接需紧密。一次性注射器包装应密封,在有效期范围内。

5. 选择合适的注射部位　注射部位应避开血管和神经,防止损伤（动、静脉注射除外）,注射部位局部应无炎症、化脓感染、硬结、瘢痕及皮肤病。对需长期注射的病人,应经常更换注射部位。

6. 注射前应排尽空气　注射前,注射器内的空气要排尽,尤其是静脉、动脉注射,以防空气进入血管形成栓塞。排气时,应防止浪费药液。

7. 推注药液前应检查有无回血　进针后注射药物前,应抽动活塞检查有无回血。动、静脉注射必须见有回血后方可推药,皮下、肌内注射若发现有回血,应拔出针头重新进针。

8. 药液应现配现用　注射的药液应在规定的时间内临时抽取,立即注射,以防药物效价降低或受到污染。

9. 运用无痛注射技术

（1）为了消除病人的心理顾虑,注射前应做好解释和安慰工作。

（2）注射前应协助病人取适当卧位,以利于肌肉松弛易于进针。

（3）注射时应分散病人的注意力,使其尽可能身心放松以减轻不适。

（4）注射时应做到二快一慢（进针、拔针快,推药速度宜慢）,推药速度要均匀。

（5）注射刺激性强的药液或油剂应选择稍长针头,进针要深。

（6）同时注射数种药物应先注射无刺激性或刺激性弱的,再注射刺激性强的。

二、注射用物准备

1. 注射盘　注射盘是指用来放置注射用物的治疗盘。注射盘内常规放置:①无菌持物镊及容器;②无菌敷缸,内置无菌纱布;③皮肤消毒液,2% 碘酊、70% 乙醇或安儿碘或碘伏;④其他,无菌棉签、砂轮、启瓶器、弯盘、无菌手套、擦手用消毒液、静脉注射时需有止血带和小枕。

2.注射器及针头　根据注射部位及注射药量选择合适的注射器和针头(表12-4)。

表12-4　注射器、针头型号及主要用途

注射器	针头	主要用途
1 mL	$4\sim4\frac{1}{2}$号	皮内试验、注射小剂量药液
1 mL、2 mL	$5\sim6$号	皮下注射
2 mL、5 mL 或 10 mL,据药液量而定	$6\sim7$号	肌内注射
5 mL、10 mL、20 mL、30 mL 或 50 mL、60 mL、100 mL,据药液量而定	$6\sim9$号(或头皮针)	静脉注射
5 mL、10 mL、20 mL 或 50 mL、60 mL,据采血量而定	$6\sim16$号	静脉采血

(1)注射器　注射器包括空筒和活塞两部分。空筒的前端为乳头,与针栓衔接;空筒外壁标有刻度,可测量注射剂量。活塞后部依次为活塞轴、活塞柄。使用注射器时应保持注射器的乳头部、空筒的内壁和活塞无菌。为了有效地减少临床护士针刺伤的发生率,目前有些医院开始采用一种回缩型自毁式一次性注射器(图12-2)。

(2)针头　直针针头(图12-2)包括针尖、针梗、针栓三部分。使用时必须保持针尖、针梗、针栓内壁的无菌。

头皮针针头(图12-3)包括针尖、针梗、针柄、连接管、针栓五部分。使用时应保持针尖、针梗、针栓内壁的无菌。

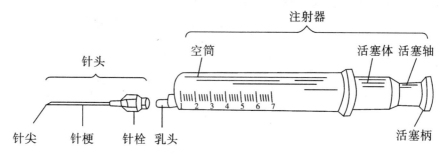

图12-2　注射器和针头构造

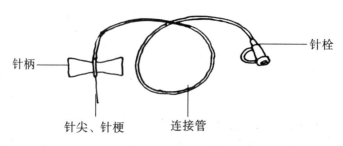

图12-3　头皮针构造

3.注射用药物　遵医嘱准备。在治疗室将药物抽吸至注射器内,置于无菌盘内备用。

4.注射本(或注射卡)　根据医嘱将注射药物转抄至注射本(或注射卡)上,是注射给药查核的依据。

三、药液抽吸

药液抽吸应严格按照无菌操作原则和查对制度进行。抽吸药物前护士应洗手、戴口罩,备好注射用物,按需要铺无菌盘盖好备用,仔细查对药液后抽吸药液。

【目的】

正确抽吸药液,为各种注射做准备。

【评估】

1.药液名称、浓度、剂量、有效期、批号,确保安瓿无裂痕、药液质量完好。

2.注射器及针头,型号合适,在有效期内,包装无漏气。

【计划】

1.护士准备　着装整洁,洗手,戴口罩。

2.用物准备　注射盘、注射本、药液、注射器和针头。

3.环境准备　光线适宜,环境宽敞、安静整洁。

【实施】

1.操作流程　见表12-5。

表12-5　药液抽吸

操作步骤	操作要点
1.核对	●按查对制度及无菌药液要求查对药物
2.吸取药液	
▲自安瓿内抽取药液	
（1）轻弹安瓿颈部、锯痕、擦拭、掰开	●将安瓿尖端药液弹至体部,用砂轮在安瓿颈部划一锯痕,再以消毒液棉签擦拭锯痕后掰开(安瓿颈部如有免锯标记,则不需划痕,消毒安瓿颈部后直接掰开安瓿)(图12-4)
（2）取出注射器,连接针头	●检查注射器型号、有效期、密封情况,打开包装并取出,连接针头后检查质量及衔接是否紧密
（3）抽吸药液	●针头斜面向下置于药液中,手持活塞柄抽动活塞,抽吸药物(图12-5)
▲自密封瓶内抽取药液法	
（1）启开瓶盖、消毒	●用启瓶器开启铝盖的中心部分,消毒瓶塞及周围,待干
（2）取出注射器,连接针头	●取出注射器,检查其型号、有效期、密封情况,打开包装并取出,连接针头后检查质量及衔接是否紧密

续表 12-5

操作步骤	操作要点
(3)抽吸药液	●用注射器抽吸与所需药液等量的空气注入密封瓶内,倒转药瓶向上,使针头斜面在液面以下,抽吸药物至所需量(图12-6)
▲其他剂型药物抽吸法	
(1)结晶、粉剂药物	●应先用无菌生理盐水或注射用水或专用溶媒充分溶解后再吸取
(2)吸混悬剂	●应先摇匀后抽取
(3)抽吸油剂	●稍加温或双手对搓药瓶后,用稍粗针头抽吸,药液遇热易被破坏者除外
3.排尽空气	●将针头垂直向上,轻拉活塞,使针头内的药液流入注射器内,并使气泡聚集在乳头处,轻推活塞,排尽空气。如注射器乳头偏向一侧,排气时,使注射器乳头向上倾斜,使气泡集中于乳头根部,如上法排气(图12-7)
4.妥善放置,保持无菌	●将空安瓿套或针头保护帽套在针头上以避免污染,再次查对无误后放于无菌盘内备用

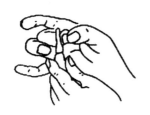 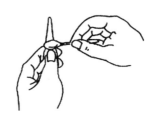 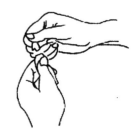

A.弹液　　　　　　　　B.锯痕、擦拭　　　　　　C.掰开

图 12-4　掰开安瓿

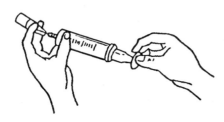 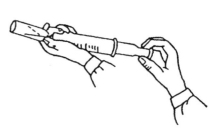

A.自小安瓿吸取药液法　　　　　B.自大安瓿吸取药液法

图 12-5　自安瓿内抽吸药液

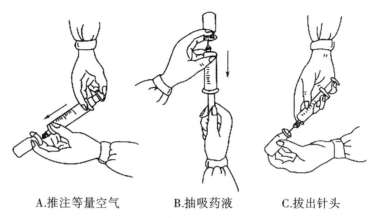

A.推注等量空气　　　B.抽吸药液　　　C.拔出针头

图 12-6　自密封瓶内抽吸药液

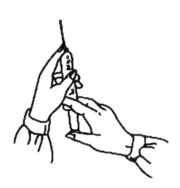

图 12-7　排尽注射器内空气

2. 注意事项

(1)严格执行无菌操作和查对制度。

(2)药液要现用现抽,避免药液污染及药效降低。

(3)药液抽吸时手不可触及活塞,避免污染药液。

(4)排气时不可浪费药液,要确保药量准确。

【评价】

严格执行查对制度和无菌原则,无污染;排尽空气,未浪费药液,剂量准确。

四、常用注射

注射技术分为皮内注射、皮下注射、肌内注射、静脉注射及动脉注射技术。注射时严格执行注射原则,特别是严格执行无菌技术操作原则及查对制度,以保证病人用药安全。

(一)皮内注射

皮内注射是将少量的无菌药液或生物制剂注于表皮和真皮之间的方法。

【目的】

1. 做药物过敏试验,观察有无过敏反应。

2. 预防接种。

3. 局部麻醉的先驱步骤。

【部位】

1. 药物过敏试验　应选取前臂掌侧下段,因该处皮肤较薄,易于注射,且肤色较淡,易于辨认局部反应。

2. 预防接种　常选用上臂三角肌下缘,如新生儿接种卡介苗。

3. 局部麻醉的先驱步骤　先在需要麻醉的局部皮内注入药物,形成一皮丘,再进行局部麻醉。

【评估】

1. 病人的病情、诊断、治疗情况,如做药物过敏试验须问用药史、过敏史、家族史。

2. 病人的意识状态、心理反应、合作程度及对治疗计划的了解情况。

3. 病人注射部位的皮肤状况,了解局部有无炎症、瘢痕、硬结等。

【计划】

1. 护士准备　衣帽整齐,洗手,戴口罩。了解病人药物过敏史,解释注射目的及注意事项。熟悉药物的药理作用及其用法。

2. 用物准备　注射盘内另加注射卡,1 mL 注射器,4½号针头,药液。如做药物过敏试验,另备0.1%盐酸肾上腺素1支、2ml注射器、6号针头。

3. 病人准备　了解注射目的及相关知识,能够主动配合。

4. 环境准备　环境宽敞、安静整洁,光线适宜,符合无菌操作要求。

【实施】

1. 操作流程　见表12-6。

表 12-6　皮内注射

操作步骤	操作要点
1. 洗手戴口罩,遵医嘱准备药液	●严格执行查对制度及无菌操作原则 ●按要求配制、抽吸药液,放入无菌治疗盘内
2. 协用物至病人床旁,核对解释	●如做药物过敏试验应在注射前详细询问用药史、过敏史、家族史 ●选择合适的注射部位,用70%的乙醇消毒皮肤,待干
3. 选择注射部位、消毒	●忌用碘酊消毒,以免脱碘不彻底或对碘过敏影响结果的观察和判断
4. 再次查对、排气	
5. 穿刺注药	●一手绷紧皮肤,一手持注射器,针头斜面向上,与皮肤呈5°角刺入皮内,待针头斜面完全进入皮内后,放平注射器,绷紧皮肤的一手拇指固定针栓,另一手推药液,通常皮内注射剂量为0.1 mL(图12-8),使局部形成一个半球形的皮丘,隆起的皮肤变白并显露毛孔 ●注射毕,不用棉签按压,迅速拔针,嘱病人勿揉擦局部
6. 拔针	●再次核对,安置病人、整理床单位;用物分类处理,脱手套,洗手,记录
7. 核对、整理、记录	●如为药物过敏试验,15～20 min后观察反应,做出判断并记录

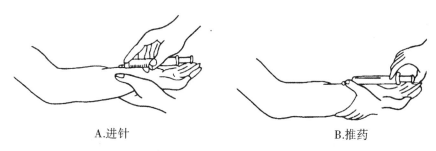

A.进针   B.推药

图 12-8   皮内注射法

2.注意事项

(1)严格执行查对制度、无菌操作原则及消毒隔离制度。

(2)做药物过敏试验前应详细询问病人用药史、过敏史,如有过敏史则不能进行药物过敏试验。

(3)忌用碘酊消毒,以免脱碘不彻底或对碘过敏影响试验结果的观察和判断。

(4)注射时确保针尖斜面全部刺入,以使注入剂量准确。

(5)拔针后交代病人切勿按揉局部,避免影响结果观察。

【评价】

1.护患沟通良好,病人理解操作目的,愿意接受并积极配合。

2.严格遵守注射原则,操作规范,局部未发生感染。

(二)皮下注射

皮下注射是将少量的无菌药液或生物制剂注于皮下组织的方法。

【目的】

1.注入小剂量药物,用于不宜经口服给药,要求在一定的时间内发生药效时。

2.预防接种。

3.局部麻醉用药。

【部位】

常选上臂三角肌下缘,上臂外侧,两侧腹壁,后背,大腿前侧和外侧(图 12-9)。

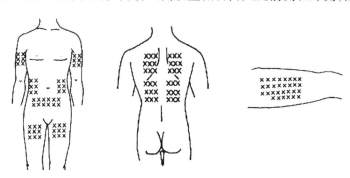

图 12-9   皮下注射的部位

【评估】

1.病人的病情、诊断、治疗情况、所用药物的药理作用。

2.病人的意识状态、心理反应、合作程度及对治疗计划的了解情况。

3.病人注射部位皮肤及皮下组织状况。

【计划】

1.护士准备　衣帽整齐,洗手,戴口罩。

2.用物准备　注射盘内另加 1 ~ 2 mL 注射器,5½或 6 号针头,注射卡,按医嘱准备药物。

3.病人准备　了解注射目的及相关知识,能够主动配合。

4.环境准备　环境宽敞、安静整洁,光线适宜,符合无菌操作要求。

【实施】

1.操作流程　见表 12-7。

表 12-7　皮下注射

操作步骤	操作要点
1.洗手,戴口罩,遵医嘱准备药液	●严格执行查对制度及无菌操作原则 ●按要求配制、抽吸药液,放入无菌治疗盘内
2.协用物至病人床旁,核对解释	●病人理解注射目的,主动配合
3.选择注射部位、消毒	●选择合适的注射部位,常规消毒皮肤、待干
4.再次查对、排气	
5.穿刺注药	●左手绷紧局部皮肤,右手持注射器,示指固定针栓,使针头斜面向上和皮肤呈 30° ~ 40°角,迅速刺入针梗的 1/2 ~ 2/3。松开左手,抽动活塞,检查有无回血,缓慢推药(图 12-10)
6.拔针	●进针角度不宜超过 45°,以免刺入肌层
7.核对、整理、记录	●过瘦者可捏起局部组织,穿刺角度适当减小 ●用干棉签轻压穿刺点,快速拔针后按压至不出血为止 ●再次核对,安置病人、整理床单位、分类清理用物,脱手套,洗手,记录

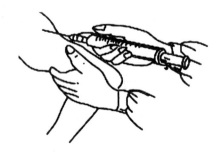

图 12-10　皮下注射法

2.注意事项

(1)严格执行查对制度、无菌操作原则及消毒隔离制度。

(2)进针角度不宜超过45°,以免刺入肌层。

(3)长期皮下注射者,应经常更换注射部位,以保证药物的充分吸收。

(4)注射药物少于1 mL,需用1 mL注射器,以保证注入药物的剂量准确。

(5)对皮肤有刺激性的药物一般不做皮下注射。

【评价】

1.护患沟通良好,病人理解皮下注射的目的,愿意接受并主动配合。

2.严格遵守注射原则,操作规范,局部未发生感染。

(三)肌内注射

肌内注射是将一定量的无菌药液注入肌肉组织的方法。

【目的】

1.不能或不宜静脉注射,要求比皮下注射更迅速发生疗效时采用。

2.适用于注射刺激性较强或剂量较大的药物。

【部位】

选择肌肉丰厚,距大血管,大神经较远的部位。以臀大肌最为常用,其次是臀中肌、臀小肌、上臂三角肌和股外侧肌。

1.臀大肌注射定位法 臀大肌起自于髂后上棘与尾骨尖之间,肌纤维平行向外下方止于股骨上部,其内有坐骨神经通过,坐骨神经起自于骶丛神经,自梨状肌下孔出骨盆至臀部,在臀大肌深处,约在坐骨结节与大转子连线中点处下降至股部,其体表投影为自大转子尖至坐骨结节中点向下至腘窝。注射时为避免损伤坐骨神经,有两种定位法(图12-11)。

(1)十字法 从臀裂顶点向左或向右引一水平线,从髂嵴最高点作一垂线,将一侧臀部分为四个象限,其外上象限避开内角为注射部位(图12-11A)。

(2)连线法 取髂前上棘与尾骨连线的外1/3处为注射部位(图12-11B)。

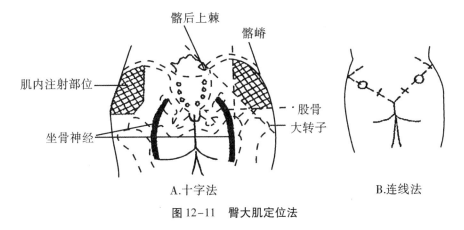

A.十字法　　　　　　　　　　B.连线法

图12-11　臀大肌定位法

2.臀中肌、臀小肌注射定位法 该处神经、血管分布较少且脂肪组织较薄(图12-12)。

（1）三角区法　以示指尖和中指尖分别置于髂前上棘和髂嵴下缘处,髂嵴、示指和中指三者构成的三角区域即为注射部位。

（2）三横指法　以髂前上棘外侧三横指处为注射部位(以病人的手指宽度为标准)。

3.股外侧肌注射定位法　取大腿中段外侧,一般成人位于膝上 10 cm,髋关节下 10 cm,宽约7.5 cm 的范围(图12-13)。此区大血管,神经干很少通过,范围较广,可供多次注射。

4.上臂三角肌注射定位法　取上臂外侧,肩峰下 2～3 横指处为注射部位。此处肌肉较薄,只能做小剂量注射(图12-14)。

【评估】

1.病人的病情、诊断、治疗情况及所用药物的药理作用。

2.病人的意识状态、心理反应、合作程度及对治疗计划的了解情况。

3.病人肢体活动能力,注射部位皮肤及肌肉组织状况。

【计划】

1.护士准备　衣帽整齐,洗手,戴口罩,向病人解释肌内注射的目的及注意事项。

2.用物准备　注射盘内另加 2 mL 或 5 mL 注射器,6～7 号针头,注射卡,按医嘱准备药物。

3.病人准备　病人了解注射目的及相关知识,能够积极主动配合。

4.环境准备　环境宽敞、安静整洁,光线适宜,符合无菌操作要求。

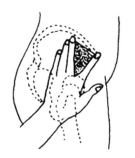

图12-12　臀中肌、臀小肌注射定位法

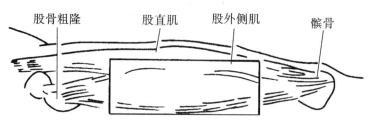

图12-13　股外侧肌注射区

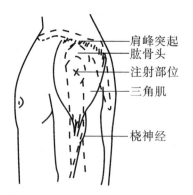

图12-14　上臂三角肌注射区

【实施】

1. 操作流程　见表12-8。

表12-8　肌内注射

操作步骤	操作要点
1. 洗手、戴口罩、遵医嘱准备药液	●严格执行查对制度及无菌操作原则
2. 协用物至病人床旁、核对解释	●按要求配制、抽吸药液,放入无菌治疗盘内
3. 协助病人取适当体位	●病人理解注射目的,主动配合 ●取坐位或卧位,使肌肉松弛,易于进针,如取侧卧位,上腿伸直,下腿稍弯曲;俯卧位,足尖相对,足跟分开 ●危重及不能翻身病人可取仰卧位;取坐位时,要稍高,便于操作
4. 选择注射部位、消毒	●选择合适的注射部位,常规消毒皮肤、待干
5. 再次查对、排气	
6. 穿刺注药	●左手拇指、示指绷紧皮肤,右手执毛笔式持注射器,中指固定针栓,针头和皮肤呈90°角,以前臂带动手腕的力量,迅速刺入针梗的1/2~2/3,松开左手,抽动活塞,如无回血,缓慢推药(图12-15) ●不要将针头全部刺入,以防针梗从根部连接处折断,难以取出 ●消瘦者及患儿进针深度酌减 ●用干棉签轻压穿刺点,快速拔针后按压至不出血为止 ●再次核对,安置病人、整理床单位、分类清理用物,洗手,记录
7. 注射毕,按压拔针	
8. 核对、整理、记录	

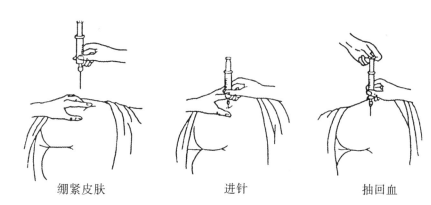

绷紧皮肤　　　　　　进针　　　　　　抽回血

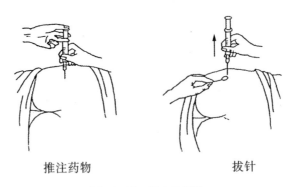

推注药物   拔针

图 12-15 肌内注射法

2.注意事项

(1)严格执行查对制度、无菌操作原则及消毒隔离制度。

(2)2 岁以内的婴幼儿不宜选用臀大肌注射,因其臀大肌肌肉较薄,发育不完善,如反复注射,可能导致臀肌纤维化而致肌肉挛缩,另外注射时还可能损伤坐骨神经,可选用臀中肌、臀小肌注射。

(3)勿将针梗全部刺入,以防从根部衔接处折断,如注射过程中发生针头折断,应稳定病人情绪,嘱病人维持原卧位不动,固定局部组织,尽快用无菌血管钳将断端夹出;如断端全部埋入肌肉,应立即请外科医生处理。

(4)长期进行肌内注射的病人,应轮流交替、有计划地使用注射部位,并用细长针头,以避免或减少硬结的发生,若已出现硬结,可采用热敷、理疗等方法处理。

(5)若两种药物需要同时注射时,应注意配伍禁忌。

【评价】

1.护患沟通良好,病人理解肌内注射的目的,愿意接受并积极配合。

2.严格遵守无菌原则、注射原则,操作规范,局部未发生硬结、感染。

(四)静脉注射

静脉注射是自静脉注入无菌药液的方法。

【目的】

1.适用于不宜口服、皮下或肌内注射的药物或需迅速发生药效者。

2.做某些诊断性检查。

3.输液或输血。

4.静脉营养疗法。

【部位】

1.四肢浅静脉(图 12-16)

(1)上肢 肘部贵要静脉、正中静脉,腕部和手背部浅静脉网。

(2)下肢 大隐静脉、小隐静脉、足背部浅静脉网等。

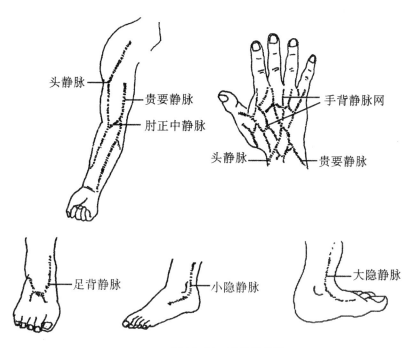

图 12-16　四肢浅静脉

2. 股静脉　位于股三角区内,在髂前上棘和耻骨结节间画一连线,股动脉走向与该线中点相交,股静脉位于股动脉内侧 0.5 cm 处(图 12-17)。

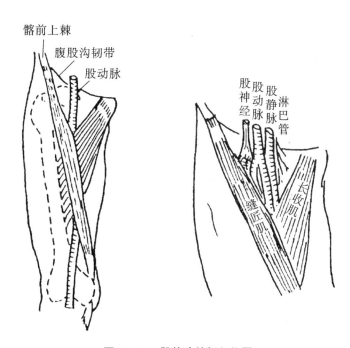

图 12-17　股静脉的解剖位置

3. 小儿头皮静脉　小儿头皮静脉分支多,互相沟通,交错成网,且表浅易见,不宜滑动,便于固定,较大的有颞浅静脉、额上静脉、耳后静脉及枕后静脉(图12-18)。穿刺时注意头皮静脉和动脉的鉴别(表12-9)。

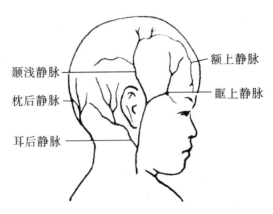

图 12-18　小儿头皮静脉

表 12-9　小儿头皮静脉与动脉的区别

项目	头皮静脉	头皮动脉
外观	微蓝色	浅红色或与皮肤同色
管壁	管壁薄,易压瘪	管壁厚,不易压瘪
搏动	无搏动	有搏动
滑动	不易滑动	易滑动
血流方向	向心方向	离心方向
注药	阻力小	阻力大,局部血管状突起,颜色苍白,患儿尖叫

【评估】

1. 病人的病情、诊断、治疗情况,所用药物的药理作用。

2. 病人的意识状态、心理反应、合作程度及对治疗计划的了解情况。

3. 病人注射部位皮肤状况,穿刺静脉的深浅、走向、活动度、充盈度,静脉壁弹性。

【计划】

1. 护士准备　衣帽整齐,洗手,戴口罩。

2. 用物准备　注射盘内另加无菌注射器(根据药液量准备)、针头为 $6\frac{1}{2}$、7 号或头皮针、止血带、软枕、注射卡、胶布。按医嘱准备药物。

3. 病人准备　了解注射目的及相关知识,能够积极主动配合。

4. 环境准备　环境宽敞、安静整洁,光线适宜,符合无菌操作要求。

【实施】

1. 操作流程　见表12-10。

表 12-10 静脉注射

操作步骤	操作要点
1. 洗手、戴口罩,遵医嘱准备药液	●严格执行查对制度及无菌操作原则 ●按要求配制、抽吸药液,放入无菌治疗盘内
2. 协用物至病人床旁,核对解释	●病人理解注射目的,主动配合
3. 选择部位进行注射	
▲四肢浅表静脉	
(1)选择静脉	●协助病人取舒适卧位,选择粗直、弹性好,易于固定的静脉,避开关节和静脉瓣,在穿刺部位肢体下垫小枕及垫巾。 ●用手指触摸静脉以探明静脉的深浅、走向、活动度、充盈度、静脉管壁的弹性
(2)扎止血带、消毒	●穿刺部位上方约 6 cm 处扎紧止血带,使止血带的尾端向上,避免污染无菌区;常规消毒皮肤待干
(3)再次查对、排气	
(4)穿刺	●一手拇指固定静脉下端皮肤,一手持注射器,示指固定针栓,针头斜面向上,与皮肤呈 15°~30°角,从静脉上方或侧方刺入皮下,再沿静脉走向潜行刺入(图 12-19)
(5)见回血后注药	●见回血后,可根据穿刺静脉情况酌情再顺静脉推进少许;松止血带,同时嘱病人松拳,固定针头,如为头皮针,可先用胶布固定针柄,缓慢注药
(6)观察	●随时倾听病人主诉,观察病情,如局部疼痛、肿胀,抽无回血,提示针头滑出静脉,应拔针更换部位重新穿刺
(7)按压拔针	
▲小儿头皮静脉注射	
(1)连接头皮针与注射器,排气	
(2)取卧位,备皮	●为病儿取仰卧或侧卧位,选择静脉,注射部位备皮
(3)消毒注射部位皮肤,待干	●助手或家属固定病儿头部与肢体,消毒皮肤
(4)再次查对、排气	
(5)穿刺,见回血后注药	●一手拇指、示指分别固定穿刺静脉两端皮肤,一手持针柄,针头斜面向上,与皮肤平行沿静脉向心方向穿刺,见回血后推注少量液体,如无异常,即用输液敷贴固定,缓慢注入药液,注射过程中要试抽回血予以观察
(6)观察	
(7)按压拔针	
▲股静脉注射	
(1)取合适卧位	●协助病人仰卧位,下肢伸直略外展、外旋,膝关节微屈

续表 12-10

操作步骤	操作要点
(2)消毒	●常规消毒穿刺部位皮肤,待干
(3)再次核对排气	●再次核对,排尽注射器内空气
(4)选择静脉	●术者戴无菌手套,选择穿刺静脉
(5)穿刺	●用消毒后或戴无菌手套手的中指和示指于股三角区内扪及股动脉搏动最明显处并固定,一手持注射器,针头和皮肤呈90°或45°角,在股动脉内侧0.5 cm处刺入,抽出暗红色血液,提示针头已进入股静脉
(6)见回血后注药	●见回血后固定针头,缓慢注入药液,注射过程中要试抽回血
(7)观察	●如局部疼痛、肿胀,无回血,提示针头滑出静脉,应拔针更换部位重新穿刺
(8)按压拔针	●按压局部拔针,局部用无菌纱布加压按压3~5 min,以免引起出血或形成血肿
4.核对、整理记录	●再次核对,安置病人、整理床单位、分类清理用物,脱手套,洗手、记录

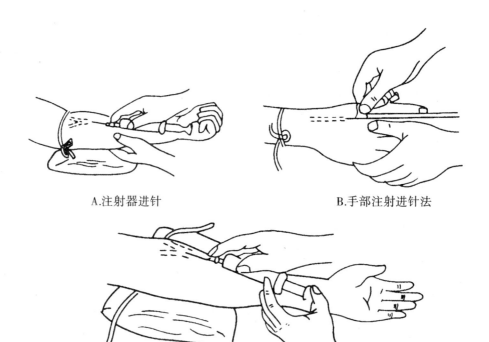

A.注射器进针　　　　　　　　　　B.手部注射进针法

C.推药

图 12-19　静脉注射法

2.注意事项

(1)严格执行查对制度、无菌操作原则及消毒隔离制度。

(2)宜选择粗直、弹性好,易于固定的静脉,避开关节和静脉瓣。长期静脉注射者应注意保护静脉,要有计划地由远心端至近心端,由小到大选择静脉以保护血管。

(3)依据病人的病情、年龄和药物性质严格掌握推注药液的速度,随时听取病人主诉,注意观察注射局部及全身的病情变化。

(4)注射对组织有强烈刺激性的药物时,应用抽有无菌生理盐水的注射器和头皮针试穿,成功后再注射药液,以免药物外溢导致组织坏死。在推注药液过程中,应随时抽吸回血,以确认针头在静脉内。

(5)有出血倾向者,不宜采用股静脉注射。

(6)股静脉注射时,如抽出鲜红色血液,提示刺入股动脉,应立即拔针,用无菌纱布加压按压穿刺处 5～10 min 直至无出血为止。

【评价】

1.护患沟通良好,病人理解静脉注射的目的,愿意接受并积极配合。

2.严格遵守注射原则,局部无渗出、肿胀、未发生感染。

3.针对不同病人能用不同的静脉穿刺方法,提高穿刺成功率。

4.注射过程顺利、安全、无意外发生。

【静脉穿刺失败常见的原因】

1.针尖斜面未完全刺入静脉,针尖部分在血管外,抽吸有回血,推药时部分药液溢出至皮下,导致局部组织硬结、隆起,病人主诉局部疼痛。

2.针头刺入静脉过少或止血带松解不当,使针头脱出血管外,推药时药液溢出至皮下,局部组织硬结、隆起,病人主诉局部疼痛,抽吸无回血。

3.针头刺入较深,针头斜面一部分穿破对侧血管壁,推药时部分药液溢至深层组织,导致局部组织硬结、病人主诉局部疼痛,抽吸有回血。如静脉血管位置较深,局部可以无隆起。

4.针头刺入过深,穿破静脉壁进入深层组织,推药时注射局部可以无隆起,但触及局部组织有硬结,病人主诉疼痛,抽吸无回血。

【特殊病人静脉穿刺的方法】

1.水肿病人　皮下组织积液,难以寻找静脉。注射前可用手指按揉局部,暂时驱散皮下水分,使静脉显露后尽快消毒穿刺。

2.肥胖病人　静脉位置深而不宜显露,但皮下脂肪丰富,静脉相对固定。穿刺时可用手指探明静脉血管的走向、深度、活动度、充盈度后由静脉上方进针,角度可以加大,以30°～40°角进针,待有回血后,减小角度,再向血管内进针少许。必要时用消毒手指或戴无菌手套手指的引导下穿刺进针。

3.老年病人　皮下脂肪少,静脉脆性较大且易滑动,针头难以刺入血管或易穿破血管。注射时,可用手指分别固定穿刺段静脉上下端,沿静脉走向穿刺。

4.血管充盈不佳病人　见于休克、严重脱水和慢性消耗性疾病的病人。可从远心端到近心端反复推揉静脉,也可局部热敷、按摩或轻拍局部,待血管充盈后再穿刺。

第四节 吸入给药

吸入给药技术是将药液分散成细小的雾滴,以气雾状喷出,从鼻或口吸入,达到预防和治疗疾病目的的一种给药技术。吸入给药法药效快,药物用量少,不良反应轻。药物除对呼吸道局部产生疗效外,还可以通过肺组织吸收进入血液循环,达到全身疗效。常用的吸入给药技术有超声波雾化吸入技术、氧气雾化吸入技术、压缩式雾化吸入技术、手压式雾化吸入技术。

一、超声波雾化吸入

超声波雾化吸入技术是指应用超声波声能,使药液变成细微的气雾,由呼吸道吸入的给药技术。

【结构与功能】

1.超声波发生器 通电后能产生高频电能,其面板上有电源开关、定时开关、雾量调节旋钮及指示灯。

2.水槽 内盛冷蒸馏水,底部有晶体换能器,接受超声波发生器输出的高频电能,将其转化为超声波声能。

3.雾化罐 内盛药液,底部是透声膜,超声波声能通过透声膜与雾化罐内药液作用,产生雾滴喷出。

4.螺纹管和口含嘴(或面罩)。

【特点】

超声波雾化吸入的雾量大小可以调节,雾滴小而均匀(直径在 5 μm 以下),药液随病人深而慢的吸气可以到达终末支气管及肺泡,同时雾化器的电子部分产热,对药液起到轻度加温作用,使病人吸入的气雾温暖,舒适。

【常用药物及其作用】

1.抗生素 控制呼吸道感染,消除炎症,如庆大霉素、卡那霉素等。

2.解痉平喘药 解除支气管痉挛,如氨茶碱、沙丁胺醇等。

3.祛痰药 稀释痰液,帮助祛痰,如 α-糜蛋白酶、乙酰半胱氨酸等。

4.糖皮质激素 减轻呼吸道黏膜水肿,如地塞米松常与抗生素联用,增强抗炎效果。

【目的】

1.预防和控制呼吸道感染 吸入抗感染、祛痰的药物以消除炎症,减轻呼吸道黏膜水肿,稀释痰液、祛痰,保持呼吸道通畅。常用于呼吸道感染、咽喉炎、支气管哮喘、肺炎、肺脓肿、肺结核等病人及胸部手术前后的常规治疗。

2.湿化气道,改善呼吸功能 吸入温暖潮湿的气体可稀释痰液、帮助祛痰。常用于痰液黏稠、气道不畅等病人,也可作为气管切开术后常规治疗手段。

3.解除支气管痉挛 吸入解痉药物解除支气管痉挛,改善呼吸道通气状况。常用于支气管哮喘、喘息性气管炎等病人。

4.治疗肺癌 间歇吸入抗癌药治疗肺癌。

【评估】

1.病人的诊断、治疗情况、用药史、所用药物的药理作用。

2.病人呼吸道有无感染,是否通畅;面部及口腔黏膜情况。

3.病人的意识状态、心理反应、合作程度及对治疗计划的了解情况。

【计划】

1.护士准备 着装整洁,洗手,戴口罩。

2.用物准备 超声波雾化吸入器(图 12-20)、生理盐水、冷蒸馏水、药液、弯盘、水温计。

3.病人准备 了解超声波雾化吸入的使用方法和目的,能够取舒适卧位并主动配合操作。

4.环境准备 病室温湿度、光线适宜,环境安静整洁。

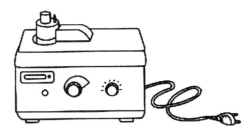

图 12-20 超声波雾化吸入器

【实施】

1.操作流程 见表 12-11。

表 12-11 超声波雾化吸入

操作步骤	操作要点
1.准备	
（1）检查连接	●使用前检查超声波雾化器各部件连接是否紧密,确保病人安全使用
（2）加蒸馏水	●在水槽中加入冷蒸馏水,要求液面高度浸没雾化罐底部的透声膜
（3）备药	●将药液用生理盐水稀释至 30～50 mL,注入雾化罐内,将罐盖旋紧,把雾化罐放入水槽内,盖紧水槽盖
2.核对解释	●向病人解释给药的目的及注意事项
3.取卧位,取位铺巾	●协助病人取舒适体位,并在其颌下铺治疗巾,防止污染床单位
4.接通电源,打开电源开关	●打开电源开关后指示灯亮
5.调节	●调节定时开关及雾量开关。一般每次吸入时间为 15～20 min,雾量大小可依据病人需要及病人的耐受程度而定

续表 12-11　超声波雾化吸入

操作步骤	操作要点
6. 吸入	●将面罩置于病人口鼻部或将口含嘴放入病人口中,指导其做深而慢的吸气,以利于药物达到呼吸道深部,充分发挥其作用
7. 吸毕分离,擦净病人面部	●治疗完毕取下面罩或口含嘴,关闭开关。先关闭雾化开关,再关电源开关否则电子管易损坏
8. 安置病人	●取舒适体位
9. 观察	●观察超声波雾化吸入的治疗效果
10. 整理用物,洗手记录	●根据情况做好消毒、处理 ●将水槽内的水倒掉,并擦干水槽,将口含嘴、雾化罐、螺纹管在消毒液中浸泡 1 h 后再洗净,晾干备用

2. 注意事项

(1)严格执行查对制度及消毒隔离原则。

(2)使用前,应检查机器各部分有无脱落、松动等异常情况。

(3)雾化罐底部的透声膜和水槽底部的晶体换能器薄而脆,使用时注意防止用力过猛引起破损。

(4)水槽和雾化罐中切忌加温开水或热水;水槽内若无足够的冷蒸馏水或雾化罐内无液体时不可开机,以免损坏机器。

(5)在使用过程中,应注意观察水槽内水温,如水温超过 50 ℃,应先关闭机器,再调换冷蒸馏水。若雾化罐内药液过少,影响正常雾化,可从盖上小孔处注入药物,但不必关机。

(6)如需连续使用,中间应间隔半小时,以防水温超过 50 ℃。

(7)超声波雾化吸入器每次使用后应将口含嘴、雾化罐、螺纹管用消毒液浸泡 1 h 后再洗净晾干备用。若机器是一位病人专用,用毕用冷开水将上述用物冲净,疗程结束后再消毒处理。

【评价】

1. 用药过程安全、顺利,能够达到预期目的。

2. 病人理解超声波雾化吸入的目的,愿意接受正确配合。

二、氧气雾化吸入

氧气雾化吸入技术是借助于高速氧气的气流,破坏药液的表面张力,使药液形成雾状,随病人的吸气进入呼吸道的一种给药方法。

【结构与功能】

常用的氧气雾化吸入器也称射流式雾化器(图 12-21),其基本原理是利用高速气流通过毛细管时在管口产生负压,将药液由临近的小管吸出,所吸出的药液又被毛细管口高速的气流撞击形成细小的雾滴,以气雾喷出。

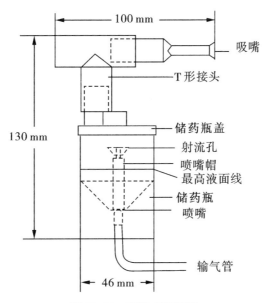

图 12-21　射流式雾化器

【常用药物及其作用】

同"超声波雾化吸入"。

【目的】

1.预防、控制呼吸道感染。

2.改善通气功能,解除支气管痉挛。

3.稀释痰液,促进排痰。

【评估】

同超声波雾化吸入。

【计划】

1.护士准备　着装整洁,洗手,戴口罩,能够熟练使用氧气雾化吸入器,熟悉所用药物的用法及药理作用。

2.用物准备　氧气雾化吸入器,常用药液,5 mL注射器,蒸馏水,氧气装置一套。

3.病人准备　病人了解氧气雾化吸入器的使用方法和目的,能够取舒适卧位并主动配合操作。

4.环境准备　病室温湿度光线适宜,环境安静整洁,病室内禁忌明火。

【实施】

1.操作流程　见表12-12。

表 12-12　氧气雾化吸入

操作步骤	操作要点
1. 准备	
（1）检查连接	●检查氧气雾化吸入器装置连接是否完好,有无漏气
（2）备药	●遵医嘱用蒸馏水将药液稀释至 5 mL 注入雾化罐内
2. 核对解释	●携用物至床旁,核对床头卡,向病人及家属解释氧气雾化吸入的目的、方法和注意事项
3. 取合适卧位	●协助病人取舒适卧位
4. 连接氧气装置与雾化器	●氧气湿化瓶内不放水,避免药液被稀释 ●调节氧气流量至 6～8 L/min ●注意用氧安全
5. 指导病人吸入药液	●嘱病人手持雾化器,将吸嘴放入口中,紧闭口唇,用鼻呼吸,深吸气吸入药液,如此反复进行,直至药液吸完为止 ●取出雾化器,关闭氧气开关
6. 吸入完毕	●协助病人漱口,取舒适卧位,整理床单位、清理用物 ●用物按消毒原则严格处理
7. 观察治疗效果	
8. 洗手、记录	

2. 注意事项

（1）严格执行查对制度和消毒隔离原则。

（2）使用前检查雾化器各部件连接是否完好,连接有无漏气,否则不能使用。

（3）指导病人尽可能深长吸气,便于药液充分到达支气管和肺内。

（4）注意用氧安全,切实做好四防,即防火、防震、防热、防油;氧气湿化瓶内勿放水。

【评价】

1. 病人理解氧气雾化给药的目的,能够愿意接受正确配合。

2. 病人用药过程安全、顺利,能够达到预期目的,无意外发生。

三、手压式雾化吸入

手压式雾化吸入技术是利用拇指按压雾化器顶部,使药液以雾滴形式从喷嘴喷出,作用于口咽部、气管、支气管黏膜而被其吸收的一种治疗技术。

【结构与功能】

手压式雾化吸入器内含药液,药液通常被预置于雾化器的高压送雾器中,使用时将雾化器倒置,用拇指按压雾化器顶部,阀门即被打开,药液便很快形成雾滴速从喷嘴喷出,到达口咽部、气管、支气管经黏膜吸收(图 12-22)。

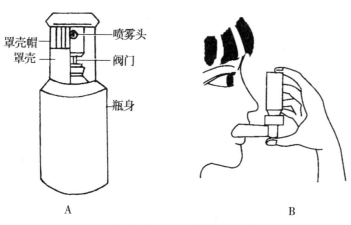

图 12-22　手压式雾化吸入器

【目的】

改善通气功能,解除支气管痉挛。常用于支气管哮喘和喘息性支气管炎的对症治疗。

【评估】

同"超声波雾化吸入"。

【计划】

1.护士准备　着装整洁,洗手,戴口罩;能够熟练使用手压式雾化吸入器,熟悉所用药物的用法及药理作用。

2.用物准备　手压式雾化吸入器。

3.病人准备　病人了解手压式雾化吸入器的使用方法和目的,能够取舒适卧位并主动配合操作。

4.环境准备　病室温湿度、光线适宜,环境安静整洁。

【实施】

1.操作流程　见表 12-13。

表 12-13　手压式雾化吸入

操作步骤	操作要点
1.准备	
（1）检查连接	●检查装置连接是否完好
（2）备药	●遵医嘱将药液注入手压式雾化吸入器内(通常药液预置于雾化器的高压送雾器中)
2.核对解释	●携用物至床旁,核对床头卡,向病人及家属解释手压式雾化吸入目的、方法和注意事项
3.取合适卧位	●协助病人取舒适卧位
4.取盖并摇匀药液	●雾化器保护盖取下,充分摇匀药液

续表 12-13

操作步骤	操作要点
5. 指导病人吸入药液	●倒置雾化器,口端置于病人口中,在吸气开始时按压雾化器顶部,喷药 ●嘱病人深吸气、屏气,再呼气,尽量延长屏气时间,如此重复 1~2 次
6. 吸入完毕	●协助病人漱口,取舒适卧位,整理床单位、清理用物 ●用物按消毒原则严格处理
7. 观察治疗效果	
8. 洗手并记录	

2. 注意事项

(1)严格执行查对制度和消毒隔离原则。

(2)使用前检查确认连接完好,雾化器各部件无异常。

(3)每次 1~2 喷,连续使用间隔时间不少于 3~4 h。

(4)指导病人尽可能深长吸气并延长屏气时间,便于药液充分到达支气管和肺内。

【评价】

1. 病人用药过程安全、顺利,能够达到预期目的,无意外发生。

2. 病人理解手压式雾化吸入给药的目的,愿意接受正确配合。

第五节 局部给药

局部给药技术是根据各专科的特殊需要,采用局部用药的方法。

一、滴眼药法

【目的】

将药液滴入结膜囊,以达到治疗和诊断的目的。

【评估】

1. 评估病人的一般情况,了解病人的诊断和目前治疗情况。

2. 评估病人眼部疾患及用药目的。

3. 评估病人的意识状态、心理反应、合作程度及对治疗计划的了解情况。

【计划】

1. 护士准备 衣帽整齐,洗手,戴口罩,向病人解释操作目的及注意事项,教会病人自己进行滴眼药。

2. 用物准备 遵医嘱准备药液、消毒棉签或棉球,弯盘。

3. 病人准备 病人了解滴眼药的目的及相关知识,能够主动积极配合。

4. 环境准备 环境宽敞、安静整洁,光线适宜。

【实施】

1. 操作流程　见表 12-14。

表 12-14　滴服药法

操作步骤	操作要点
1. 准备药物	●严格执行查对制度及无菌操作原则
2. 核对并解释	●向病人解释操作目的及注意事项
3. 协助病人取合适体位	●指导病人取坐位或仰卧位
4. 清洁眼部	●用棉球或棉签擦拭眼部分泌物,便于滴药
5. 指导病人配合	●请病人头向后仰,眼向上看,以确保用药正确
6. 再次核对	
7. 滴药于结膜腔内	●一手将病人下眼睑向下方牵引,另一手掌根部轻轻置于病人前额,并持滴管或滴瓶,距离眼睑 1～2 cm,将药液滴入眼结膜腔内 1～2 滴(图 12-23)
8. 轻提眼睑	●轻轻提起上眼睑数次并用干棉球擦拭流出的药液,以利药物充分发挥作用
9. 嘱病人闭眼片刻	●嘱病人闭眼 2～3 min,使药液吸收完全
10. 按压泪囊	●用干棉球紧压泪囊部 1～2 min,避免药液经泪道流入泪囊和鼻腔,经黏膜吸收引起全身反应

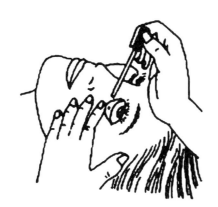

图 12-23　滴眼药法

2. 注意事项

(1)严格执行查对制度。

(2)滴入药量准确,动作轻柔。

(3)角膜感觉敏感,因而药液不易直接滴落在眼角膜上。

(4)为了防止污染,滴管末端不可触及睫毛和眼睑。

【评价】

1. 病人理解眼部给药的目的,能够接受、正确配合。

2. 病人用药过程顺利、安全,能够达到预期目的。

二、滴耳药法

【目的】

将滴耳药滴入耳道,以达到清洁、消炎的目的。

【评估】

1. 评估病人的一般情况,了解病人的诊断和目前治疗情况。

2. 评估病人耳部疾患及用药目的。

3. 评估病人的意识状态、心理反应、合作程度及对治疗计划的了解情况。

【计划】

1. 护士准备　衣帽整齐,洗手,戴口罩,向病人解释操作目的及注意事项,教会病人自己进行滴耳药。

2. 用物准备　遵医嘱准备药液、消毒棉签或棉球,按需要备3%的过氧化氢溶液、吸引器、消毒吸引头、弯盘。

3. 病人准备　病人了解滴耳药的目的及相关知识,能够主动积极配合。

4. 环境准备　环境宽敞、安静整洁,光线适宜。

【实施】

1. 操作流程　见表12-15。

表 12-15　滴耳药法

操作步骤	操作要点
1. 准备药物	●严格执行查对制度及无菌操作原则
2. 核对并解释	●向病人解释操作目的及注意事项
3. 协助病人取合适体位	●取卧位或坐位,头偏向健侧,患耳朝上
4. 洗净耳道	●洗净耳道内分泌物,以棉签拭干,必要时用3%过氧化氢溶液反复清洗直至清洁
5. 再次核对	●三查七对
6. 滴药	●一手向后上方牵拉耳郭,拉直耳道;另一手掌跟轻置耳郭旁,持滴瓶将药液滴入耳道2~3滴。如小儿将耳郭向下牵拉,使耳道变直(图12-24)
7. 轻压耳屏	●轻压耳屏并用小棉球塞入耳道口,以利药液充分进入中耳,避免药液流出
8. 嘱病人保持原卧位	●嘱病人保持原卧位 1~2 min
9. 擦拭外流药液	●用无菌棉签拭去外流药液,协助取舒适卧位
10. 注意观察	●有无迷路反应,如眩晕、眼球震颤等

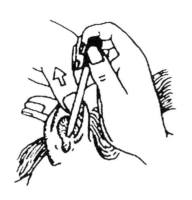

图 12-24　滴耳药法

2.注意事项

（1）严格执行查对制度。

（2）滴药时做到药量准确,动作轻柔。

（3）滴管勿接触外耳道,以防污染滴管及药物。

（4）药液不易过凉,以避免迷路反应。

【评价】

1.病人理解耳部给药的目的,能够接受,正确配合。

2.病人用药过程安全、顺利,能够达到预期目的。

三、滴鼻药法

【目的】

将药物滴入鼻腔,治疗上颌窦、额窦炎,或滴入血管收缩剂,减少分泌,减轻鼻塞症状。

【评估】

1.评估病人的一般情况,了解病人的诊断和目前治疗情况。

2.评估病人鼻部疾患及用药目的。

3.评估病人的意识状态、心理反应、合作程度及对治疗计划的了解情况。

【计划】

1.护士准备　衣帽整齐,洗手,戴口罩,向病人解释操作目的及注意事项,教会病人自己进行滴鼻药。

2.用物准备　遵医嘱准备含滴鼻药液的滴鼻药瓶、纸巾。

3.病人准备　病人了解滴鼻药的目的及相关知识,能够积极主动配合。

4.环境准备　环境宽敞、安静整洁,光线适宜。

【实施】

1.操作流程　见表 12-16。

表 12-16　滴鼻药法

操作步骤	操作要点
1. 准备药物	●严格执行查对制度及无菌操作原则
2. 核对并解释	●向病人解释操作目的及注意事项
3. 协助病人取合适体位	●取坐位,头后仰,或取垂头仰卧位,如治疗上颌窦、额窦炎,则取头后仰并向患侧倾斜
4. 擤鼻	●松开衣领,擤鼻,以纸巾擦净
5. 再次核对	●三查七对
6. 滴药	●一手轻推鼻尖以充分暴露鼻腔,另一手持滴管距鼻孔 2 cm 处滴入药液 3 ~ 5 滴(图 12-25)
7. 轻捏鼻翼	●使药液均匀布于鼻腔黏膜,利于药液充分发挥作用
8. 观察	●观察疗效反应,注意有无反跳性黏膜充血加剧

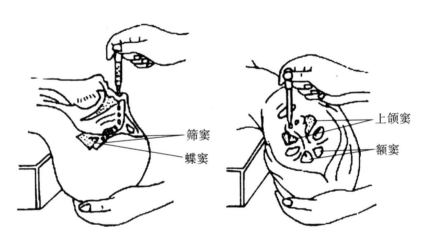

图 12-25　滴鼻药法

2. 注意事项

(1)严格执行查对制度。

(2)滴药时做到药量准确,动作轻柔。

(3)滴管勿接触鼻部,以防污染滴管及药物。

(4)注意不可连续长时间(超过 3 d)使用血管收缩剂滴鼻,以避免出现反跳性黏膜充血加剧。

【评价】

1.病人理解鼻部给药的目的,能够接受并正确配合。

2.病人用药过程安全、顺利,能够达到预期目的。

笔记栏

四、直肠给药

【目的】

1. 通过局部作用,软化粪便解除便秘。

2. 通过直肠黏膜吸收,起到全身治疗的目的。

【评估】

1. 评估病人的一般情况,了解病人的诊断和目前治疗情况,用药史、药物的性能、使用目的。

2. 评估病人肛门直肠情况。

3. 评估病人的意识状态、心理反应、合作程度及对治疗计划的了解情况。

【计划】

1. 护士准备　衣帽整齐,洗手,戴口罩,向病人解释操作目的及注意事项,教会病人自行操作。

2. 用物准备　遵医嘱准备直肠栓剂、指套或手套、手纸。

3. 病人准备　病人了解直肠给药的目的及相关知识,掌握放松和配合的方法。

4. 环境准备　环境宽敞、安静整洁,光线适宜。

【实施】

1. 操作流程　见表12-17。

表12-17　直肠给药

操作步骤	操作要点
1. 准备药物	●严格执行查对制度
2. 核对并解释	●向病人解释操作目的及注意事项
3. 协助病人取合适体位	●协助病人取侧卧位,弯曲膝部,暴露肛门
4. 戴手套取药物	
5. 再次核对	●注意三查七对
6. 栓剂置入	●嘱病人张口深呼吸,尽量放松肛门括约肌,一手分开臀裂,暴露肛门,一手捏住栓剂底部轻轻插入肛门,并用示指将栓剂沿直肠壁朝脐部方向送入6～7 cm(图12-26)
7. 保持卧位	●栓剂置入后指导病人保持侧卧位15 min
8. 观察	●栓剂是否产生预期药效
9. 整理	●安置病人,整理床单位、清理用物
10. 洗手记录	●脱手套、洗手、记录

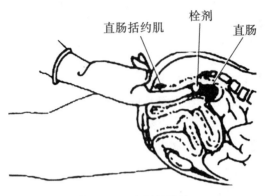

直肠括约肌　栓剂　直肠

图 12-26　直肠给药法

2. 注意事项

(1)严格执行查对制度,注意保护病人隐私。

(2)插入动作轻柔,如栓剂滑出,应重新插入。

(3)正确指导病人放松和配合,并嘱病人保留足够时间,以提高用药疗效。

【评价】

1. 病人理解直肠给药目的,能够接受并正确配合。

2. 用药过程安全、顺利,能够达到预期目的。

五、阴道给药

【目的】

自阴道插入栓剂,可起到局部治疗的作用。

【评估】

1. 评估病人的一般情况,了解病人的诊断和目前治疗情况,用药史、药物的性能、使用目的。

2. 评估病人的意识状态、心理反应、对隐私部位用药的接受程度、合作程度、对治疗计划的了解情况及用药的自理能力。

【计划】

1. 护士准备　衣帽整齐,洗手,戴口罩,向病人解释操作目的及注意事项,教会病人自行操作。

2. 用物准备　遵医嘱准备直肠栓剂、指套或手套、手纸。

3. 病人准备　了解直肠给药目的,掌握放松和配合的方法。

4. 环境准备　环境宽敞、安静整洁,光线适宜。

【实施】

1. 操作流程　见表 12-18。

表 12-18　阴道给药法

操作步骤	操作要点
1.准备药物	●严格执行查对制度
2.核对并解释	●向病人解释操作目的及注意事项
3.协助病人取合适体位,铺巾	●协助病人取仰卧屈膝位,两腿分开,或卧于检查床上,支起两腿,暴露会阴,臀下铺橡胶单、治疗巾
4.戴手套取出药物	
5.再次核对	●注意三查七对
6.栓剂置入	●利用置入器或戴上手套将栓剂置入,将栓剂沿阴道下后方向轻轻送入,达阴道穹窿(图 12-27),送入约 5 cm。
7.保持卧位	●栓剂置入后指导病人保持平卧位至少 15 min
8.观察	●栓剂是否产生预期药效
9.整理	●取出铺橡胶单、治疗巾,指导病人使用卫生棉垫 ●安置病人,整理床单位、清理用物
10.洗手记录	●脱手套、洗手、记录

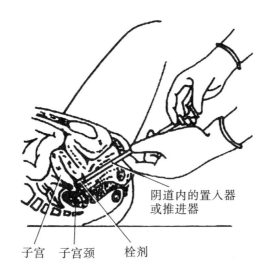

阴道内的置入器
或推进器

子宫　子宫颈　栓剂

图 12-27　阴道给药法

2.注意事项

(1)严格执行查对制度,注意保护病人隐私。

(2)栓剂置入深度和保留时间均要足够,否则影响药物疗效。

(3)指导病人在治疗期间避免性交。

【评价】

1.病人理解阴道给药的目的,能够接受并正确配合。

2.病人用药过程安全、顺利,能够达到预期目的。

六、舌下给药

【目的】

舌下给药可使药物通过舌下黏膜丰富的毛细血管吸收,生效快,可避免吸收不全、胃肠刺激和首过消除作用。

【方法】

嘱咐病人将药物放于舌下,让其自然溶解吸收。不可嚼碎吞下,否则影响药效。

第六节　药物过敏试验

药物过敏反应又称变态反应或超敏反应,是异常的免疫反应,反应的发生与人的过敏体质有关,与所用药物的药理作用及用药剂量无关,一般不发生于首次用药。其基本原因在于抗原抗体的相互作用。反应的特点是不具有普遍性,只发生在少数人中间;临床上过敏体质的人在使用某些药物时,会发生不同程度的过敏反应,甚至出现过敏性休克,危及生命。

为了防止过敏反应的发生,在使用这些药物前除应详细询问病人的用药史、过敏史、家族史外,还需做药物的过敏试验,并能掌握正确的配置皮试液的方法,认真观察反应,准确判断结果,且事先应做好急救的准备工作,熟知急救措施。

一、青霉素过敏试验

青霉素临床应用广泛,具有疗效高、毒性低的特点,通过抑制细菌细胞壁合成而发挥杀菌作用,但较易发生过敏反应。人群中有5%~6%对青霉素过敏,对青霉素过敏的人,任何年龄、性别,任何给药途径(注射、口服、外用等),任何剂量和剂型(钾盐、钠盐、长效、半合成青霉素)均可发生过敏反应。因此在使用青霉素之前,必须先进行药物的过敏试验,结果阴性者方可用药。同时要加强青霉素使用前后的监测,及时发现过敏反应并处理。

(一)青霉素过敏反应的原因

过敏反应系由抗原与抗体在致敏细胞上相互作用而引起的。青霉素本身不具有抗原性,其制剂中所含的高分子聚合体(6-氨基青霉烷酸)、青霉降解产物(青霉烯酸、青霉噻唑酸)可作为半抗原,进入人体后,与组织蛋白或多糖及多肽分子结合形成全抗原,使机体中的 T 淋巴细胞致敏,进而作用于 B 淋巴细胞使其分化增殖产生特异性抗体 IgE。IgE 黏附于某些组织如皮肤、鼻、咽、声带、支气管黏膜下微血管周围的肥大细胞上及血液中的白细胞(嗜碱性粒细胞)表面,使机体对抗原呈现出致敏状态。当机体再次与该抗原接触时,抗原即和特异性抗体(IgE)相结合,导致肥大细胞破裂,释放出组胺、缓激肽、5-羟色胺等血管活性物质,作用于效应器,使平滑肌收缩,毛细血管扩张及通透性增强,因而出现一系列过敏反应的临床表现。

（二）青霉素过敏试验

【目的】

判断病人是否对青霉素过敏,当试验结果阴性方可使用青霉素。

【评估】

1.病人的用药史、过敏史、家族史。

2.青霉素过敏者禁忌做过敏试验。连续使用青霉素,停药 3 d 需要再次使用,或使用过程中更换批号时均需做药物过敏试验。

3.病人是否空腹。

4.病人对青霉素过敏试验的认识、心理状态、合作程度,注射部位的情况。

【计划】

1.护士准备　着装整洁,洗手,戴口罩。

2.用物准备　注射盘内置 5 mL 注射器、1 mL 注射器、青霉素、生理盐水,另备抢救物品如注射器、0.1%盐酸肾上腺素、简易呼吸器、氧气、吸痰器及其他常用抢救药物、器械等。

3.病人准备　了解皮试目的及相关知识,主动配合。

4.环境准备　清洁、通风、采光良好,符合无菌操作要求。

【实施】

1.青霉素过敏试验液的配制　以每 1 mL 试验液含青霉素200～500 U 为标准(表12-19)。

表 12-19　青霉素过敏试验液的配制

操作步骤	操作要点
1.取药并核对	●取出青霉素(80 万 U/瓶)及生理盐水,核对名称、剂量、批号、检查药物质量
2.药物溶解	●打开青霉素铝盖中心部分并消毒、待用 ●取 5 mL 注射器抽 4 mL 生理盐水,溶解青霉素(含青霉素 20 万 U/mL) ●再次消毒青霉素瓶塞中心部分,待干
3.第一次稀释药液	●取上液 0.1 mL,加生理盐水稀释至 1 mL,混匀(含青霉素 2 万 U/mL)
4.第二次稀释药液	●取上液 0.1 mL,加生理盐水稀释至 1 mL,混匀(含青霉素 2 000 U/mL)
5.第三次稀释药液	●取 0.1 mL 或 0.25 mL,加生理盐水稀释至 1 mL,混匀(含青霉素 200～500 U/mL)
6. 置入无菌盘内备用	●将空安瓿套或针头保护帽套在针头上以避免污染,再次查对无误后放于无菌盘内备用

2.试验方法　青霉素皮试液 0.1 mL(含青霉素 20 U 或 50 U)在前臂掌侧下段进行皮内注射,15～20 min 后观察、判断结果并记录。

3.试验结果的判断

(1)阴性　局部皮丘大小无改变、周围不红肿,无红晕,病人无自觉症状。

（2）阳性　局部隆起、红晕硬块,直径大于 1 cm 或周围出现伪足、有痒感,可出现头晕、心慌、恶心等不适,严重者可发生过敏性休克。

4.注意事项

（1）试验前,应详细询问病人的用药史、过敏史、家族史,青霉素过敏者不可做药物过敏试验。

（2）凡首次使用青霉素、连续使用青霉素,停药 3 d 以上需要再次使用及使用过程中更换批号时均需常规做药物过敏试验。

（3）过敏试验液应现用现配,确保配制过敏试验液的浓度、剂量准确。

（4）病人空腹不可做药物过敏试验,避免空腹注射用药时发生眩晕、恶心等反应与青霉素过敏反应相混淆。

（5）皮肤试验后应密切观察病人局部及全身反应,同时应做好急救准备工作。

（6）可疑阳性时,在另一侧前臂相应部位注入 0.1 mL 生理盐水溶液做对照试验。

（7）试验结果阳性者严禁使用青霉素,应把阳性结果报告医生,并在医嘱单、体温单、病历、床头卡、门诊卡、注射卡上醒目注明青霉素过敏试验阳性,并告知病人本人及家属。

【评价】

1.病人明确试验目的及相关知识,主动配合。

2.护士操作规范,皮试液配制、试验方法、结果判断均正确,未发生意外。

（三）青霉素过敏反应的临床表现

1.过敏性休克　可发生在用药后的数秒钟或数分钟内或半小时后,或注射药液后呈闪电式发生,也可发生在青霉素皮内试验过程中或初次肌内注射时,甚至有极少数病人发生于连续用药过程中,是最严重的过敏反应。主要表现为:

（1）呼吸道阻塞症状　由喉头水肿和肺水肿所致,表现为胸闷、气急、发绀、口吐白沫伴濒死感。

（2）循环衰竭症状　由生物活性物质(如组胺、缓激肽等)作用导致的周围血管扩张、通透性增强、有效循环血量不足使病人出现为面色苍白、冷汗、发绀、脉细弱、血压下降、烦躁等症状。

（3）中枢神经系统症状　由于脑组织缺氧,表现为头晕眼花、面及四肢麻木、意识丧失、抽搐、大小便失禁等。

（4）皮肤过敏反应症状　有瘙痒、荨麻疹及其他皮疹等。

在上述症状中,常以呼吸道症状和皮肤瘙痒最早出现,故必须注意倾听病人的主诉。

2.血清病型反应　一般于用药后 7~12 d 发生,临床表现和血清病相似,有发热、关节肿痛、皮肤瘙痒、荨麻疹、全身淋巴结肿大、腹痛等。

3.各器官或组织的过敏反应

（1）皮肤过敏反　皮肤瘙痒、皮炎、荨麻疹,严重者可发生剥脱性皮炎。

（2）呼吸道过敏反应　哮喘或促使原有哮喘的发作。

（3）消化道过敏反应　过敏性紫癜,以腹痛和便血为主要症状。

（四）青霉素过敏性休克的急救措施

1.立即停药,就地抢救　使病人就地平卧,注意保暖,同时报告医生,就地抢救。

2.立即皮下注射 0.1% 盐酸肾上腺素 0.5~1 mL(患儿酌减)　如症状不缓解,可每隔 30 min 皮下或静脉注射 0.5 mL,直至脱离危险。肾上腺素是抢救过敏性休克的首选药物,具有收缩血管,增加外围阻力,兴奋心肌,增加心输出量和松弛支气管平滑肌的作用。

3. 保持呼吸道通畅,改善缺氧症状 立即氧气吸入,呼吸受抑制时,应同时给予呼吸兴奋剂,如尼可刹米、洛贝林等,喉头水肿影响呼吸时,应立即配合医生准备气管插管或气管切开。心脏骤停时立即行心肺复苏术。

4. 根据医嘱给药 迅速建立静脉通道,即刻静脉推注地塞米松 5～10 mg 或氢化可的松 200 mg 加入 5% 或 10% 的葡萄糖溶液 500 mL 中静脉滴注。此类药有抗过敏作用,能迅速缓解症状。此外应根据病情给予多巴胺、间羟胺等药物以及纠正酸中毒和抗组织胺类药物等。

5. 密切观察病情,做好记录 观察病人的生命体征、意识、尿量及其他临床变化,并做好病情动态的护理记录。病人在脱离危险期之前不宜搬动。

(五)青霉素过敏反应的预防

1. 使用各种剂型的青霉素之前,必须详细询问用药史、过敏史、家族史,青霉素过敏试验阴性者方可用药。有青霉素过敏史,禁做过敏试验。已接受青霉素治疗者,停药 3 d 后再用或使用中更换批号时,须重新做过敏试验。

2. 青霉素皮试液应现配现用,青霉素水溶液极不稳定,在常温下易分解产生降解产物,引起过敏反应发生,同时还可导致药物污染和效价降低。此外,配制青霉素试验液应用 0.9% 氯化钠溶液。

3. 首次注射后嘱病人勿离开,严密观察 30 min,注意倾听病人主诉,观察局部和全身反应,以免发生迟缓性过敏反应。同时,备好 0.1% 盐酸肾上腺素和注射器、氧气及其他急救药物和器械。

4. 严格执行三查七对制度,正确实施药物过敏试验,准确判断试验结果。

二、链霉素过敏试验

由于链霉素本身的毒性作用(表现在对听神经的损害和低钙引起的急性毒性反应)及其所含杂质(链霉素胍和二链霉胺)具有释放组胺的作用,能引起毒性反应和过敏反应。所以在使用前应做药物过敏试验,用药过程中和用药后应加强观察,以防不良反应的发生。

(一)链霉素过敏试验

1. 链霉素过敏试验液的配制 以含链霉素 2 500 U/mL 的试验液为标准,以一瓶链霉素(1 g,100 万 U)为例,配制方法见表 12-20。

表 12-20 链霉素过敏试验液的配制

链霉素	加 0.9% 氯化钠溶液(mL)	链霉素含量(U/mL)	操作要点
100 万 U	3.5	25 万	充分溶解
取 0.1 mL 上液	0.9	2.5 万	混匀
取 0.1 mL 上液	0.9	2 500	混匀

2. 试验方法、结果判断　同青霉素。

(二)过敏反应的临床表现及急救措施

链霉素过敏反应临床上较少见,其表现同青霉素过敏反应,过敏性休克的发生率不高,但死亡率很高。处理措施与青霉素过敏反应的处理方法相同。链霉素的毒性反应较其过敏反应更常见、更严重,有全身麻木、抽搐、肌肉无力、眩晕、耳鸣、耳聋等症状,若发生中毒症状,可静脉注射葡萄糖酸钙或氯化钙,因链霉素可与 Ca^{2+} 络合,减轻毒性症状。

三、破伤风抗毒素过敏试验

破伤风抗毒素(tetanus antitoxin,TAT)是一种免疫马血清,对人体是一种异性蛋白,具有抗原性,能够中和破伤风杆菌产生的毒素,使机体产生被动免疫,起到预防疾病和有效控制病情发展的目的。但注射后易出现过敏反应,因此用药前应先做过敏试验,以前曾用过破伤风抗毒素,停药1周者再次使用时需重新做过敏试验。

(一)破伤风抗毒素过敏试验

1. 破伤风抗毒素过敏试验液的配制　以含 TAT 150 IU/mL 的试验液为标准,以一支破伤风抗毒素(1 mL,1 500 IU)为例,配制方法见表 12-21。

表 12-21　破伤风抗毒素过敏试验液的配制

TAT(1500 IU/mL)	加0.9%氯化钠溶液(mL)	TAT 含量(IU/mL)	操作要点
取0.1 mL 上液	0.9	150	混匀

2. 试验方法　同"青霉素过敏试验"。

3. 试验结果的判断

(1)阴性　局部无变化,全身无反应。

(2)阳性　局部皮丘红肿,硬结直径大于 1.5 cm,红晕直径超过 4 cm,有时出现伪足,瘙痒。全身过敏反应、血清病型反应同"青霉素过敏试验"。

(二)破伤风抗毒素脱敏注射法

TAT 过敏试验阴性者,可遵医嘱进行注射;阳性者则通常采用 TAT 小剂量多次脱敏注射法。脱敏注射法是将破伤风抗毒素小剂量多次注入体内的方法。其机制是小量抗原进入人体后,与吸附于肥大细胞或嗜碱性粒细胞上的 IgE 结合,使其逐步释放出少量的组织胺等血管活性物质,不至于对机体产生严重的损害,临床上病人可以不出现症状。经过多次小量的反复注射后,可将细胞表面的 IgE 抗体大部分甚至全部被结合而消耗,最后可以全部注入所需的药量而不会发生过敏反应。

TAT 脱敏注射的步骤见表 12-22。每隔 20 min 注射一次,每次注射后应密切观察病人反应。如病人出现气促、发绀、荨麻疹等严重反应或发生过敏性休克,应立即停止注射,并迅速处理。若反应轻微,待症状消退后酌情增加注射次数,减少注射剂量,严密观察注入余量,以达到给药目的。

表 12-22　破伤风抗毒素脱敏注射法

次数	抗毒血清	生理盐水	注射方法
第一次	0.1 mL	0.9 mL	肌内注射
第二次	0.2 mL	0.8 mL	肌内注射
第三次	0.3 mL	0.7 mL	肌内注射
第四次	余量	稀释至 1 mL	肌内注射

四、头孢菌素类药物过敏试验

头孢菌素类药物是一类高效、低毒、广谱、应用广泛的抗生素。因可致过敏反应,故用药前需做药物过敏试验,结果阴性方可使用。头孢菌素类药物和青霉素之间呈现不完全交叉过敏反应,对头孢菌素类药物过敏者,绝大多数对青霉素过敏,对青霉素过敏者有 10%~30% 对头孢菌素类药物过敏。头孢菌素类药物过敏反应的机制与青霉素相似。

1. 头孢菌素类药物过敏试验液的配制　以含先锋霉素Ⅵ 500 μg/mL 的试验液为标准,以一瓶头孢菌素(0.5 g)为例,配制方法见表 12-23。

表 12-23　头孢菌素类药物过敏试验液的配制

先锋霉素Ⅵ	加 0.9% 氯化钠溶液	先锋霉素含量	操作要点
0.5 g	2 mL	250 mg/mL	充分溶解
取 0.2 mL 上液	0.8 mL	50 mg/mL	混匀
取 0.1 mL 上液	0.9 mL	5 mg/mL	混匀
取 0.1 mL 上液	0.9 mL	500 μg/mL	混匀

2. 试验方法、结果的判断、过敏试验的注意事项及过敏反应的处理同"青霉素过敏试验"。

五、普鲁卡因过敏试验

普鲁卡因是一种麻醉剂,可做局部浸润麻醉、传导麻醉,使用时偶有轻重不同的过敏反应。凡首次应用普鲁卡因或注射普鲁卡因青霉素者均应做药物的过敏试验,结果阴性方可使用。

1. 普鲁卡因过敏试验液的配制　以 0.25% 普鲁卡因的试验液为标准,即每 1 mL 含普鲁卡因 2.5 mg。

2. 试验方法、结果判断及过敏反应处理同"青霉素过敏试验"。

六、碘过敏试验

临床上碘化物可以作为造影剂做心脑血管、周围血管、泌尿系及其他脏器、各种腔道、瘘管的造影,还常用于 CT 增强扫描。此类药物可使人发生过敏反应,因此在造影前

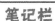

1~2 d 须做过敏试验,结果阴性者方能进行碘造影检查。试验方法及结果判断如下:

1. 口服法　检查前 3 d 口服 5%~10% 碘化钾 5 mL,每日 3 次,连服 3 d,观察结果。服药后出现口麻、头晕、心慌、恶心呕吐、流泪、流涕、荨麻疹等症状为阳性反应。

2. 皮内注射法　取碘造影剂 0.1 mL 进行皮内注射,20 min 后观察结果。局部出现红肿、硬结,直径大于 1 cm 为阳性反应。

3. 静脉注射　取碘造影剂 1 mL 缓慢静脉注射,密切观察 15 min,有血压、脉搏、呼吸和面色等改变为阳性反应。

在静脉注射造影前,必须先做皮内试验,然后再做静脉注射试验。结果均为阴性者方可进行碘剂造影。少数病人试验结果阴性,但在注射碘造影剂时仍可能发生过敏反应,所以造影时需备好急救药品。如发生过敏反应,处理措施同"青霉素过敏试验"。

七、细胞色素 C 过敏试验

细胞色素 C 是一种细胞呼吸激活剂,在细胞的呼吸过程中起重要作用,是体内进行物质代谢所必需的辅酶,常用于组织缺氧治疗的辅助用药。由于它是一种含铁的蛋白质,可引起过敏反应,注射前应做过敏试验。

1. 细胞色素 C 试验液的配制　以每毫升含细胞色素 C 0.75 mg 为标准,以一支细胞色素 C 2 mL 含 15 mg 为例,配制方法为:取 0.1 mL,用生理盐水稀释至 1 mL,混匀后即得试验液(每毫升含细胞色素 C 0.75 mg)。

2. 过敏试验法

(1)皮内注射法　取细胞色素 C 试验液 0.1 mL(含细胞色素 C 0.075 mg)进行皮内注射,20 min 后观察结果。

(2)划痕试验法　在前臂掌侧下段,用 70% 乙醇消毒局部皮肤,待干后,取细胞色素 C 原液(每毫升含 7.5 mg)1~2 滴滴于局部,左手绷紧皮肤,右手持无菌针头在表皮上划痕,长度约 0.5 cm,深度以渗出组织液不出血为原则。将划痕局部的皮肤反复放松,绷紧 1~2 次,使药液充分渗入皮内,20 min 后观察结果。

3. 结果判断和过敏反应的处理同"青霉素过敏试验"。

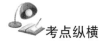 **考点纵横**

A1 型题

1. 英语缩写"biw"的中文译意是(　　)

A. 每月 1 次　　　　　　　　　　　　　B. 每日 1 次

C. 每周 2 次　　　　　　　　　　　　　D. 每月 2 次

E. 每天 2 次

2. 指导病人用药时做法错误的是(　　)

A. 服用强心苷类药物前要测量呼吸　　　B. 服用铁剂忌饮茶

C. 服磺胺及发汗药应多饮水　　　　　　D. 止咳糖浆在最后服用

E. 服用铁剂时可与盐酸同服以增强其吸收

3. 无菌注射器及针头,手可接触的部位是(　　)

A. 针梗、活塞　　　　　　　　　　　　B. 针栓、活塞

C. 针栓、空筒   D. 针尖、活塞轴

E. 针尖

4. 注射定位,正确的是( )

A. 皮内注射:前臂掌侧上段

B. 皮下注射:肩峰下 3 指

C. 臀中肌注射:髂前上棘外侧 3 横指处

D. 臀大肌注射:臀裂顶点画水平线,髂嵴最高点作垂线,取外上 1/4 处

E. 三角肌注射:肩峰下 1 横指处

5. 皮下注射普通胰岛素,操作不妥的是( )

A. 饭前 30 min 注射   B. 用 5 mL 注射器抽吸药液

C. 注射部位可选用腹部   D. 用碘酊、乙醇消毒皮肤

E. 针头与皮肤呈 30° 角进针

6. 超声波雾化器在使用过程中,要注意观察水槽内的水温,当超过何温度时,要及时调换冷蒸馏水( )

A. 30 ℃   B. 40 ℃

C. 50 ℃   D. 60 ℃

E. 70 ℃

A2 型题

7. 病人,男性,29 岁。因高热、畏寒、咳嗽、流涕而住院治疗。医生开出以下口服药,护士在指导用药时嘱咐病人宜最后服用的是( )

A. 止咳糖浆   B. 利巴韦林

C. 维 C 银翘片   D. 对乙酰氨基酚

E. 阿莫西林胶囊

8. 病人女,因感染需青霉素治疗,青霉素皮试结果,局部皮肤红肿,直径 1.2 cm,无自觉症状,下列处理正确的是( )

A. 可以注射青霉素   B. 可以注射青霉素,但剂量减少,准备急救药品

C. 暂停该药,下次使用重新试验   D. 禁用青霉素

E. 在对侧肢体做对照试验

A3/A4 型题(9~10 题共用题干)

病人,男性,65 岁。因"直肠癌"拟行手术治疗。医嘱"青霉素皮内试验",护士配制青霉素皮试液后给病人注射。

9. 注射的剂量应是( )

A. 1 500 U   B. 200 U

C. 150 U   D. 20 U

E. 15 U

10. 注射前应询问病人的情况不包括( )

A. 既往是否使用过青霉素

B. 最后一次使用青霉素的时间

C. 有无其他药物或食物过敏

D. 是否对海鲜、花粉过敏

E. 家属有无青霉素过敏

参考答案: 1~5. DACCB   6~10. CADDD

(史云菊 张秋君)

第十三章

静脉输液与输血

学习目标

1. 能够正确阐述静脉输液和输血的目的及原则；常用溶液和血制品的种类及生理作用；中心静脉、输液泵及 PICC 的插管操作流程。
2. 正确实施周围密闭式静脉输液技术、静脉留置针穿刺技术及静脉输血技术。
3. 能够熟练进行常见输液故障的判断和排除。
4. 明确常见的输液反应和输血反应的临床表现及防治措施。

静脉输液和输血是临床治疗和抢救的重要措施之一。由于疾病和创伤等原因导致机体的水、电解质紊乱及酸碱平衡失调，如不及时纠正，将会危及生命。通过静脉输液和输血可以及时快速地补充体液、电解质，增加血容量，维持内环境的稳定。此外，通过静脉输注药物还可以达到治疗疾病的目的。因此，护理人员必须熟练掌握有关输液、输血的理论知识和操作技能，以保证病人的治疗安全有效。

第一节 静脉输液

静脉输液是利用大气压和液体静压原理将大量无菌液体、电解质、药物由静脉输入体内的方法。

一、静脉输液目的

1. 补充水和电解质，以调节或维持人体内水、电解质及酸碱的平衡。常用于脱水、酸碱平衡紊乱等病人。
2. 供给营养物质，促进组织修复，增加体重，维持正氮平衡。常用于慢性消耗性疾病、胃肠道吸收障碍及不能经口进食等病人。
3. 增加循环血量，改善微循环，维持血压及微循环的灌注量。用于严重烧伤、大出血、休克等病人。
4. 输入药物，治疗疾病。如输入抗生素控制感染、输入脱水剂降低颅内压等。

二、常用溶液及作用

（一）晶体溶液

晶体溶液的分子量小,在血管内存留时间短,对维持细胞内外水分的相对平衡有重要作用,能有效纠正体内的水、电解质失衡。常用的晶体溶液包括：

1. 葡萄糖溶液　供给热能和水分,减少蛋白质的消耗。通常用作静脉给药的载体和稀释剂。临床常用的溶液有 5% 的葡萄糖溶液和 10% 的葡萄糖溶液。

2. 等渗电解质溶液　用于补充水分和电解质,维持体液和渗透压平衡。常用的溶液有 0.9% 氯化钠溶液、复方氯化钠溶液和 5% 葡萄糖氯化钠溶液。

3. 碱性溶液　用于纠正酸中毒,调节酸碱平衡失调。常用溶液有 5% 碳酸氢钠溶液、11.2% 乳酸钠溶液。

4. 高渗溶液　用于利尿脱水,可以在短时间内提高血浆渗透压,回收组织水分进入血管,消除水肿。同时还可以降低颅内压,改善中枢神经系统的功能。临床上常用的高渗溶液有 20% 甘露醇、25% 山梨醇和 25%～50% 葡萄糖溶液。

（二）胶体溶液

胶体溶液的分子量大,其溶液在血管内存留时间长,能有效维持血浆胶体渗透压,改善微循环,增加血容量,提高血压。

1. 右旋糖酐　为水溶性多糖类高分子聚合物。常用的有中分子右旋糖酐和低分子右旋糖酐,前者有提高血浆胶体渗透压和扩充血容量的作用;后者的主要作用是降低血液黏稠度,减少红细胞聚集,改善血液循环和组织灌注量,防止血栓形成。

2. 羧甲淀粉　作用与低分子右旋糖酐相似,扩容效果良好,输入后可以使循环血量和心输出量显著增加。急性大出血时可与全血共用。常用溶液有羟乙基淀粉（706羧甲淀粉）、氯化聚明胶、聚维酮等。

3. 血液制品　输入后能提高胶体渗透压,扩大和增加循环血量,补充蛋白质和抗体,有助于组织修复和提高机体免疫力。常用的血液制品有 5% 的白蛋白和血浆蛋白等。

（三）静脉高营养液

供给病人热能,补充蛋白质,维持正氮平衡。其主要成分包括氨基酸、脂肪酸、维生素、无机盐、高浓度葡萄糖及水分。常用溶液有复方氨基酸、脂肪乳等。

三、静脉输液的原则

（一）安全输液

保证安全输液时护士应该做到：①正确地使用静脉输液装置;②正确地选择静脉注射的部位,选择相应的静脉输液方式;③熟知输注药物的作用以及不良反应;④严格执行"三查七对";⑤输液过程中加强巡视,严格控制输液速度。

（二）补液原则

输入溶液的种类和量应根据病人体内水、电解质及酸碱平衡紊乱的程度来确定,通常遵循：

1. 先晶后胶,先盐后糖　血容量不足时通常先输入晶体溶液,待病人情况查明后再补充胶体溶液。

2. 先快后慢　为了纠正体液平衡,早期输液速度应快,待病情基本稳定后逐步减慢。一般在开始 4 ~ 8 h 内输入补液总量的 1/3 ~ 1/2,余量 24 ~ 48 h 内补足。

3. 宁少勿多,宁酸勿碱　一般情况下,初步纠正失液后的 1 ~ 2 d 内,继续补液直到完全纠正。监测每小时尿量和尿比重,估计补液量是否足够。

4. 补钾四不宜　不宜过浓(浓度不超过 0.3%),不宜过快(30 ~ 40 滴/min),不宜过多(成人每日不超过 5g;小儿 0.1 ~ 0.3 g/kg 体重),不宜过早(见尿补钾,一般以尿量超过 40 mL/h 或 500 mL/d 为标准)。

四、静脉输液法

(一)周围静脉输液法

【目的】

同"静脉输液目的"。

【评估】

1. 病人状况　包括年龄、病情、意识状态及营养状况及自理能力,目前的医疗诊断、病情,评估肝肾功能、胃肠功能有无异常。

2. 病人的用药史和目前的用药情况　包括病人既往用药情况及效果、有无药物过敏史与其他不良反应。

3. 病人的心理社会状态及配合程度　包括病人的文化程度、职业、经济状况、配合程度及社会支持系统。

4. 穿刺部位皮肤、血管状况及肢体活动度。

【计划】

1. 护士准备　衣帽整齐,洗手,熟悉药物的用法及药理作用,向病人解释静脉输液的目的及注意事项。

2. 用物准备

(1)注射盘内备无菌持物钳、无菌纱布缸、皮肤消毒液、无菌棉签,按医嘱准备液体及药物、消毒止血带、开瓶器、砂轮、加药用注射器、治疗巾、小垫枕、灭菌敷贴、一次性静脉输液器。

(2)治疗盘外备小夹板和绷带(必要时)、输液卡、输液架、洗手液、小毛巾、弯盘、污物缸、利器盒。

3. 环境准备　温湿度适宜、清洁安静、光线适中。

4. 病人准备　病人理解输液的目的,能积极配合输液,排空大小便,取舒适卧位。

【实施】

1. 密闭式静脉输液法　密闭式静脉输液法是利用原装密封瓶插入输液器进行静脉输液的方法。

(1)操作流程　见表 13-1。

表 13-1　密闭式静脉输液法

操作步骤	操作要点
1. 评估病人	●评估病人的身体状况,穿刺部位的皮肤、血管状况及肢体活动度,解释此操作的相关事项
2. 核对检查	●洗手、戴口罩,核对医嘱单、输液瓶贴、输液巡视卡,查对药液瓶签(药名、浓度、剂量、有效期)、病人的床号、姓名。清洁瓶身,检查瓶体有无裂痕、瓶盖有无松动、液体有无混浊、沉淀或絮状物、变质等。倒贴瓶贴于输液瓶上
3. 准备药液	●打开瓶盖中心部分;常规消毒瓶塞至瓶颈,待干后加药。检查输液器型号、包装是否完好、是否在有效期内,打开输液器,将输液管针头插入瓶塞直至针头根部,输液器袋套在药瓶上,将用物按顺序置于治疗车上,快速洗手
4. 核对解释	●携用物至病人床旁,核对床号、姓名、性别;告知病人所用药物及配合要点;协助病人取合适卧位
5. 初步排气	●核对输液卡,将输液瓶挂于输液架上,反折滴管下端输液管,当药液平面达茂菲氏滴管 1/2～2/3 时,缓慢放低滴管下端输液管,一次性排净输液管内气体(图 13-1),关闭调节器备用,准备敷贴
6. 皮肤消毒	●肢体下垫小枕,在穿刺点上方约 6 cm 处扎止血带,使尾端向上,常规消毒皮肤
7. 二次核对	●核对病人的床号、姓名,所用药液的药名、浓度、剂量及给药时间和给药方法
8. 静脉穿刺	●再次核对,排气,关闭调节夹,检查针头及输液管内无气泡,取下护针帽,行静脉穿刺,见回血后将针头再平行送入少许
9. 固定	●固定针柄,松止血带,嘱病人松拳,松调节器,待液体流入通畅,病人无不适后,用敷贴固定
10. 调节滴速	●根据病人的病情、年龄和药物性质调节滴速,保证药物疗效,减少或避免发生输液反应
11. 再次查对	●操作后查对,避免差错事故的发生
12. 整理嘱咐	●取出止血带,撤去治疗巾,整理床单位,协助病人取舒适卧位,向病人交代输液过程中的注意事项,不可随意调节滴速,并将呼叫器放在易取处
13. 记录签名	●整理用物,洗手,记录输液时间、滴速、病人全身及局部情况并签名,将输液巡视卡挂在输液架上
14. 更换液体	●需更换液体时,核对后常规消毒第二瓶瓶塞,从第一瓶中拔出输液管针头插入第二瓶中,调节输液滴速,并记录
15. 及时拔针	●输液完毕,轻轻揭开胶布,轻压穿刺点上方敷贴,快速拔针,按压片刻至不出血
16. 整理记录	●整理床单位,清理用物,洗手,记录输液结束时间、液体总量、病人反应,护士签名

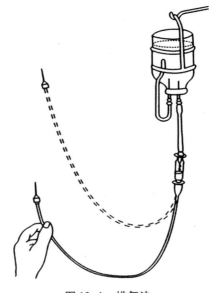

图 13-1 排气法

(2)注意事项 ①操作过程中严格执行查对制度和无菌操作原则。②应该选择粗直、弹性好、相对固定轮流管,避开关节和静脉瓣。长期输液者,注意保护和合理使用静脉,一般从远端小静脉开始,交替使用(抢救时可例外)。③注意药物配伍禁忌,根据用药原则、病人病情及药物性质合理安排输液顺序。④确保针头在血管内后方可输入药物,合理安排药物输入顺序,尽快达到治疗效果。⑤严格掌握输液的速度。对于年老体弱、婴幼儿、心、肺、肾功能不良者以及输注刺激性较强的药物时速度宜慢;对严重脱水、血容量不足且心肺功能良好者输液速度可适当加快。一般成人 40~60 滴/min,儿童 20~40 滴/min。⑥连续输液 24 h 以上者,须每日更换输液器或输液瓶。

2. 静脉留置针输液法 静脉留置针输液法适用于需长期输液,静脉穿刺困难者。静脉留置针输液法有以下优点:①保护病人静脉,避免反复穿刺的痛苦;②随时保持静脉通道,便于急救和给药;③减轻护士的穿刺工作量。用物准备同密闭式静脉输液技术,另需备静脉留置针、无菌透明敷贴一套,封管液(无菌生理盐水或稀释肝素溶液)。

(1)操作流程 见表 13-2。

表 13-2 静脉留置针输液法

操作步骤	操作要点
1. 同密闭式静脉输液法	●第 1~5 步骤,严格执行查对制度和无菌操作
2. 准备留置针和敷贴	●检查留置针和无菌透明敷贴的型号、有效期及包装是否完好
3. 皮肤消毒	●选择穿刺部位,肢体下垫小枕,在穿刺点上方 10 cm 处扎止血带,常规消毒皮肤,直径为 6~8 cm

续表 13-2

操作步骤	操作要点
4. 连接留置针	●戴好手套,取出静脉留置针,将输液器上的头皮针插入留置针的肝素帽内至针头根部,取下留置针针套,旋转针芯,松动外套管,调整针头斜面,排尽套管针内空气,注意严格无菌操作
5. 二次核对	●核对病人的床号、姓名,所用药液的药名、浓度、剂量及给药时间和给药方法
6. 静脉穿刺	●嘱病人握拳,绷紧皮肤,右手拇、示指持留置针针翼以 15°~30° 角进针,见回血后,降低穿刺角度,顺静脉走向再将穿刺针推进约 0.5 cm,将外套管送入静脉,再撤出全部针芯,松止血带,嘱病人松拳,打开调节器
7. 固定	●用无菌透明敷贴固定留置针,注明置管日期、时间、护士签名,胶布固定留置针延长管,脱手套
8. 调节滴速	●根据病人年龄、病情、药物性质调节滴速
9. 再次核对	●操作后查对,避免差错事故的发生
10. 整理记录	●填写输液卡,整理床单位,交代有关注意事项,洗手,记录
11. 暂停输液	●输液完毕关闭调节器,拔出部分针头,仅留下针尖斜面在肝素帽内,向静脉内推注封管液,边推注边拔针确保正压封管,直至针头完全退出。常用的封管液有两种,无菌生理盐水和肝素稀释液
12. 再次输液	●核对小胶布上的置管时间和日期,若置管仍在有效期内,常规消毒肝素帽的橡胶塞,再将静脉输液针插入肝素帽内输液
13. 停止输液	●除去胶布和敷贴,关闭调节器,将无菌棉签放于穿刺点上方,迅速拔出套管针,按压穿刺点至无出血为止
14. 整理记录	●协助病人取舒适体位,整理用物与床单位,一次性用物按医疗废物处理原则进行处理,洗手、记录

(2)注意事项 ①留置针一般可保留 3~5 d,不要超过 7 d,不进行输液时,避免肢体呈下垂姿势;②封管可以保证静脉输液管道的通畅,并可将残留的刺激性药液冲入血流,避免刺激局部血管;③常用的封管溶液有无菌生理盐水,每次使用 5~10 mL,稀释肝素溶液,每毫升生理盐水含肝素 10~100 U,每次使用 2~5 mL。

【评价】

1. 正确执行无菌操作和查对制度,无差错发生。

2. 操作程序规范,静脉穿刺一次成功,无局部、全身不适和不良反应。

3. 病人理解输液的目的,了解有关用药知识,能积极配合治疗。

(二)经外周中心静脉置管输液法

经外周中心静脉置管输液(peripherally inserted central catheter, PICC)是从周围静脉导入且导管末端位于中心静脉的深静脉置管技术。此法适应证广、创伤小、操作简单、保留时间长、并发症少,便于护士操作,尤其适用于中、长期静脉输液及治疗的病人,深静脉留置导管的时间一般为 7 d~1 年。

笔记栏

【目的】

1.适用于不同年龄的病人,是重要的急救途径。

2.为监测中心静脉压和进行完全胃肠外营养的重要通道。

3.适用于长期静脉化疗、输入高渗性液体和刺激性药物的病人,可保护血管不受损伤。

【评估】

1.病人的年龄、性别、体重、生命体征、意识状态及自理能力等。

2.病人的用药史、目前的用药情况及病人的心理社会因素。

3.穿刺部位皮肤有无瘢痕、感染等,肢体活动度,血管状况包括静脉弹性、粗细、长短、静脉瓣等。

常选择的静脉有贵要静脉、肘正中静脉、头静脉等。①贵要静脉:该静脉粗、直、静脉瓣较少,经腋静脉、锁骨下无名静脉,到达上腔静脉,为 PICC 置管的首选。②肘正中静脉:次选,此静脉粗直,但个体差异较大,静脉瓣较多。肘正中静脉经贵要静脉最终达上腔静脉,为 PICC 置管的次选静脉。③头静脉:此静脉前粗后细,且高低起伏。在锁骨下方汇入腋静脉,有分支与锁骨下静脉或颈静脉相连,最后至上腔静脉,为 PICC 置管的第三选择。

【计划】

1.护士准备 洗手、戴口罩,熟悉操作程序及要点,了解病人的用药史,向病人解释 PICC 的操作目的及注意事项。

2.用物准备

(1)中心静脉导管 1 套、输液器 1 套、皮尺、20 cm 注射 0.9%氯化钠溶液。

(2)注射盘 1 套,注射器、无菌敷贴、止血带、胶布、小垫枕、开瓶器、无菌手套、一次性手术衣 2 件、肝素帽 1 个、按医嘱准备的液体及药物。

(3)输液卡、输液架。

3.环境准备 环境整洁、安静,光线明亮,符合无菌操作要求。

4.病人准备 病人理解置管的目的,能够积极配合,做好输液前的准备。

【实施】

1.操作流程 见表 13-3。

表 13-3 经外周中心静脉置管输液法

操作步骤	操作要点
1.同密闭式静脉输液法	●第 1~5 步骤,严格执行查对制度和无菌操作原则,防止差错事故的发生
2.选择穿刺点	●病人取平卧位,手臂外展 90°充分暴露注射部位,穿刺点首选肘窝下 2 横指处
3.测量长度	●测量臂围的方法:为从穿刺点沿静脉走向至右胸锁关节处再向下测量至第三肋间;测量臂围的方法为肘关节上 4 横指

续表 13-3

操作步骤	操作要点
4. 穿刺点消毒	●操作者穿好手术衣,打开无菌包,戴无菌手套,铺治疗巾于手臂下,以穿刺点为中心用 70% 乙醇环形消毒皮肤范围 10 cm×10 cm,再用碘伏消毒待干,更换手套、铺无菌孔巾于穿刺部位上,铺第二块治疗巾扩大无菌区
5. 预冲导管并修剪导管	●用 0.9% 氯化钠溶液预冲导管,撤出导丝至比预计长度短 0.5 ~ 1 cm 处;按预计导管长度减去多余部分
6. 穿刺	●请助手在上臂扎止血带使静脉充盈,活动外套管,以 15° ~ 30° 角实施穿刺,见回血后放低穿刺角度再进少许
7. 从导引管内取出穿刺针	●松开止血带,用左手示指固定导引管避免移位,中指压在套管尖端所在的血管上以减少血液流出,从导引管内取出穿刺针
8. 置入 PICC 导管	●用镊子夹住导管或用手轻轻捏住保护套,将导管送入静脉。当导管进入肩部时,嘱病人转向穿刺侧下颌靠肩,以防导管进入颈静脉
9. 退出并撤离导引套管	●置入导管 10 ~ 15 cm 时退出套管,指压套管端静脉以固定导管,继续缓慢送入导管至预计长度
10. 移去导引丝	●轻柔、缓慢的移去导丝,连接注射器,抽吸回血并注入生理盐水,确定导管是否通畅
11. 固定导管,覆盖无菌敷料	●连接输液装置,观察点滴通畅后,再次消毒导管入口及周围皮肤,固定导管,覆盖无菌敷料
12. 整理用物、记录	●整理用物,观察病人有无不适反应,记录导管名称、型号、编号、置入长度,穿刺过程是否顺利及穿刺日期
13. 封管	●输液完毕使用 3 ~ 5 mL 的封管液连接头皮针,边缓慢推注边退出,进行正压封管
14. 拔管	●拔管时沿静脉走向,缓慢拔出,并对照穿刺记录以确定有无残留,防止导管残留静脉内引起栓塞等

2.注意事项

(1)送管过程中,如遇送管不畅,表明静脉有阻塞或导管位置有误,可向后撤出少许再继续送管,不可强行置入。

(2)穿刺后 24 h 需更换敷料,以后每周常规更换 2 ~ 3 次,揭去敷料时应顺着导管方向往上撕,以免将导管拔出。

(3)注意观察密封情况,有无导管堵塞和导管破裂等异常情况。

(4)保护穿刺侧肢体,避免剧烈运动和用力过度;在不输液时尽量避免肢体下垂防止由于重力作用造成回血堵塞导管;注意不能压迫穿刺的血管。

(5)注意观察有无并发症的发生,PICC 常见的并发症有静脉炎、导管感染、过敏反应等。

【评价】

1.病人理解 PICC 的目的及药物作用的相关知识,了解 PICC 的优点,接受积极配合、积极治疗。

2.插管过程顺利,无并发症发生。

(三)小儿头皮静脉输液法

小儿头皮静脉输液法在儿科护理工作中非常广泛,是最基本的治疗手段之一。

【目的】

同"静脉输液的目的"。

【评估】

1.患儿的病情、年龄、营养状况、心理状态。

2.用药目的,患儿及家长对输液的认知程度。

3.穿刺部位皮肤及血管的情况,小儿头皮静脉分支甚多,交错成网,且浅表易见,不易滑动,便于固定。常选用颞浅静脉、额静脉、耳后静脉、枕静脉。

【计划】

1.护士准备 洗手、戴口罩,熟悉操作程序及要点,掌握输液中常见问题的处理方法。

2.用物准备 同周围静脉输液术,另需要准备4~5½号头皮针、剃须刀、肥皂。

3.环境准备 清洁、安静,操作前半小时停止清扫工作。

4.患儿准备 排尿、为其更换尿布、顺头发方向剔净局部毛发。

【实施】

1.操作流程 见表13-4。

表13-4 小儿头皮静脉输液法

操作步骤	操作要点
1.同密闭式静脉输液法	●第1~5步骤,严格执行查对制度和无菌操作原则
2.取体位	●将针头放于床沿,使患儿横卧于床中央,操作者立于患儿的头部,选择静脉,必要时剔去头发
3.消毒局部皮肤	●选用75%的乙醇消毒,减少对局部皮肤刺激
4.穿刺血管	●用左手拇指、示指分别固定静脉两端,右手持头皮针沿静脉向心方向平行刺入,避免穿破血管,见回血后推液少许
5.固定针头	●如无异常,用胶布固定
6.调节滴速	●根据病情、药物性能、年龄等调节滴速,一般为20滴/min
7.其余同密闭式静脉输液法	

2.注意事项

(1)穿刺过程中观察患儿的面色及一般情况。

(2)合理调节输液速度。

(3)正确处理输液中的各种异常情况。

【评价】

1. 正确执行无菌技术操作和查对制度,避免差错发生。静脉穿刺一次成功,无不良反应。

2. 病人家属理解输液目的,能积极配合。

(四)颈外静脉置管输液法

颈外静脉为颈部最大浅静脉,由下颌后静脉的后支、耳后静脉和枕静脉汇合而成,在下颌角后方垂直下降,越过胸锁乳突肌后缘,于锁骨上方穿过深筋膜,最后汇入锁骨下静脉。颈外静脉行经表浅且位置恒定,易于穿刺。

【目的】

1. 适用于需长期输液而周围静脉不宜穿刺者。

2. 周围循环衰竭,需监测中心静脉压者。

3. 长期静脉内滴注高浓度、刺激性强的药物或行静脉内高营养治疗的病人。

【评估】

1. 病人的病情、意识状态、活动能力,询问普鲁卡因过敏史,并做过敏试验。

2. 病人心理状态,对疾病的认识、合作程度。

3. 穿刺部位的血管、皮肤情况。

【计划】

1. 护士准备　衣帽整洁,修剪指甲,洗手,戴口罩。

2. 用物准备

(1)同密闭式静脉输液法。

(2)无菌穿刺包　内置穿刺针 2 根(长约 6.5 cm,内径 2 mm,外径 2.6 mm)、硅胶管 2 条(长 25 ~ 30 cm,内径 1.2 mm,外径 1.6 mm)、5 mL 和 10 mL 注射器各 1 副、6 号针头 2 枚、平针头 1 个、尖头刀片 1 个、镊子 1 把、无菌纱布 2 ~ 4 块、洞巾 1 块、弯盘 1 个。

(3)另备　无菌生理盐水、1% 普鲁卡因注射液、无菌手套、无菌敷贴、0.4% 枸橼酸钠生理盐水或肝素稀释液。

3. 环境准备　整洁、安静、舒适、安全。

4. 病人准备　了解静脉输液的目的、方法、注意事项,做普鲁卡因过敏试验,输液前排尿或排便。

【实施】

1. 操作流程　见表 13-5。

表 13-5　颈外静脉置管输液法

操作步骤	操作要点
1.同密闭式静脉输液法	●第 1～5 步骤,防止差错事故的发生
2.取体位	●协助病人去枕平卧,头偏向对侧,肩下垫一薄枕,使病人头低肩高,颈部平直,充分暴露穿刺部位
3.定位消毒	●操作者站于床头或穿刺部位对侧,选择穿刺点并定位。穿刺点为下颌角与锁骨上缘中点连线之上 1/3 处,颈外静脉外侧缘(图 13-2),常规消毒皮肤,直径大于 10 cm
4.开包铺巾	●打开无菌穿刺包,戴无菌手套,铺洞巾
5.局部麻醉	●抽吸 1% 普鲁卡因液,在穿刺部位行局部麻醉,用 10 mL 注射器吸取无菌生理盐水,以平针头连接硅胶管,排尽空气备用
6.穿刺	●先用刀片尖端在穿刺点上刺破皮肤做引导,以减少进针时的阻力。操作者左手绷紧穿刺点上方皮肤,右手持穿刺针与皮肤呈 45° 角进针,入皮后成 25° 角沿静脉方向穿刺
7.插管	●见回血后,立即抽出穿刺针内芯,左手拇指用纱布堵住栓孔,右手持备好的硅胶管送入针孔内 10 cm 左右
8.连接输液器输液	●确定硅胶管在血管内后,缓慢退出穿刺针,再次抽回血,注入生理盐水,确认导管在血管内,无误后撤去洞巾,接输液器及肝素帽,输入液体
9.固定	●用无菌透明敷贴覆盖穿刺点并固定硅胶管;硅胶管与输液管接头处用无菌纱布包扎并用胶布固定在颌下
10.调节滴速	●同密闭式周围静脉输液技术
11.暂停输液	●同静脉留置针输液法封管
12.再次输液	●先确认导管在静脉内,常规消毒肝素帽,接上输液器即可
13.拔管	●硅胶管末端接输液器,边抽吸边拔出硅胶管,切忌把血凝块推入血管,拔管动作应轻柔,避免折断硅胶管。拔管后局部加压数分钟,用 70% 乙醇消毒穿刺局部,无菌纱布覆盖

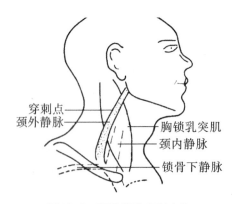

图 13-2　颈外静脉穿刺定位

2.注意事项

(1)严格执行无菌操作及查对制度,预防感染及差错事故的发生。

(2)穿刺点定位应准确。穿刺点过高因近下颌骨而妨碍操作,过低则易损伤锁骨下胸膜及肺尖而导致气胸。

(3)硅胶管内如有回血,应及时用肝素稀释液冲注,以免血凝块堵塞硅胶管。

(4)防止硅胶管内发生凝血,每天暂停输液时,用0.4%枸橼酸钠生理盐水1~2 mL或肝素稀释液2 mL注入硅胶管内进行封管。若硅胶管内有凝血,应用注射器将血凝块抽出,切忌将血凝块推入血管内造成栓塞。

(5)每日更换敷料,碘伏消毒穿刺点及周围皮肤,不可用乙醇擦拭硅胶管以免其老化。更换敷料时应注意观察局部皮肤有无红肿,一旦出现红、肿、热、痛等炎症表现,应做相应的抗炎处理。

【评价】

1.病人理解静脉插管的目的,接受治疗积极配合。

2.插管顺利,无并发症发生。

(五)锁骨下静脉置管输液法

穿刺部位是在胸锁乳突肌锁骨头外侧缘与锁骨上缘所形成夹角的平分线上距顶角约0.5~1 cm处为穿刺点(图13-3),除穿刺部位不同外,各项准备及操作方法与颈内静脉置管输液术相同。

(六)输液泵的使用

输液泵是机械或电子的输液控制装置,它通过作用于输液导管达到控制输液速度的目的。常用于需要严格控制输液速度和药量的情况,如使用抗心律失常药物、升压药物及婴幼儿静脉输液和静脉麻醉时。

1.电脑微量输液泵(图13-4)输液法

(1)用物准备 同密闭式静脉输液法,另备输液泵、泵管、按医嘱准备药液。

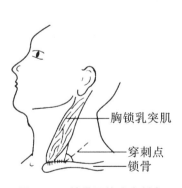

图13-3 锁骨下静脉穿刺点

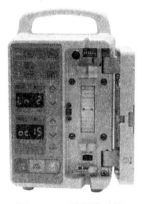

图13-4 微量输液泵

(2)操作要点 ①将输液泵固定在输液架上;②接通电源,打开电源开关;③按常规排尽输液管内的空气;④打开"泵门",将输液管呈"S"形放置在输液泵的管道槽中,关闭"泵门";⑤设定每毫升滴数以及输液量连接;⑥按常规穿刺静脉后,经输液针与输液泵连接;⑦确定输液泵设置无误后,按压"开始/停止"键,启动输液;⑧当输液量接近预先设定值时,输液量显示键闪烁,提示输液即将结束;⑨需终止输液时,再次按压"开始/停止"键,停止输液;⑩按压"开关"键,关闭输液泵,打开泵门,取出输液管;⑪输液泵消毒处理。

2. 静脉注射泵(图 13-5)注射法

(1)用物准备 微量注射泵一台、一次性注射器(50 mL)、无菌棉签、砂轮、碘伏、遵医嘱所需药物、延长线(泵管/线)、弯盘、启瓶器、治疗单。

(2)操作要点 ①核对,按照医嘱配置药液,用注射器抽吸药液,注明名称、浓度;②连接输液器及注射泵管,排净空气;③将注射器安装在输液泵上;④携用物至病人床旁,核对床号、姓名;⑤打开输液泵开关,遵医嘱设定输液量、速度及所需的其他参数,确认运行正常;⑥将输液泵管与病人输液通道相连,并妥善固定;⑦密切观察,做好记录,发现异常及时与医师沟通;⑧整理用物。

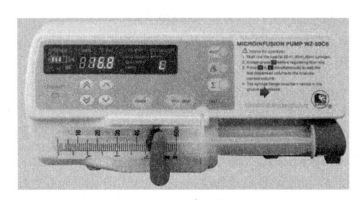

图 13-5 静脉注射泵

五、常见输液故障及排除技术

(一)溶液不滴

1. 针头滑出血管外 液体注入皮下组织,表现为局部肿胀并伴有疼痛。处理:应拔出针头,更换针头重新穿刺。

2. 针头斜面紧贴血管壁 液体不滴或滴入不畅。处理:应调整针头位置或适当变换肢体位置,至点滴畅通为止。

3. 针头阻塞 轻轻挤压靠近针头的输液管,感到有阻力,放松后若无回血则表示针头已堵塞。处理:更换针头另选静脉穿刺,切忌强行挤压导管或冲洗,以免血凝块进入静脉内造成栓塞。

4. 压力过低 因输液瓶位置过低、病人肢体抬举过高或病人周围循环不良所致。处理:可适当抬高输液瓶位置或放低病人肢体位置。

5. 静脉痉挛 由于穿刺肢体暴露在冷的环境中时间过长或输入的液体温度过低所致。处理:局部进行热敷以缓解痉挛。

(二)滴管液面过高

1. 滴管侧壁有调节孔时,可夹住滴管上端的输液管,打开调节孔,滴管内液体会缓缓下降,降至滴管的 1/2 ~ 2/3 时,再关闭调节孔,松开滴管上端的输液管。

2. 滴管侧壁无调节孔时,可将输液瓶取下,倾斜输液瓶,使插入瓶内的针头露出液面,滴管内液面会缓缓下降,当下降至滴管的 1/2 ~ 2/3 时,再将输液瓶挂回输液架上继续输液。

(三)滴管液面过低

当液面过低时,不管滴管侧壁时候有调节孔,均可折叠滴管下端的输液管,用手挤压滴管,迫使输液瓶内液体流至滴管内,当液面升至 1/2 ~ 2/3 高度时,停止挤压,松开滴管下端输液管即可。

(四)滴管内液面自行下降

输液过程中,如果滴管内液面自行下降,可能是滴管上端输液管与滴管的衔接松动、滴管有漏气或裂隙,应当仔细检查,必要时应予以更换。

六、输液速度与时间的计算

在输液过程中指每毫升溶液的滴数称该输液器的滴系数。不同的输液器点滴系数不同,目前常用静脉输液器的点滴系数有 10、15、20,具体见输液器包装说明书。输液速度和时间可按下列公式计算。

1. 已知液体总量与计划输液所需时间,计算每分滴数。

$$每分滴数(滴 gtt)= 液体总量(mL)×滴系数/输液时间(min)$$

2. 已知每分钟输液滴数与液体总量,计算输液所需时间。

$$输液时间(min)= 液体总量(mL)×滴系数/每分钟滴数$$

七、输液反应与护理

(一)发热反应

1. 原因　因输入致热物质所致。多由于输液瓶清洁消毒不彻底或被污染,输入的溶液或药物制品不纯,消毒保存不良所致,输液器消毒不严或被污染,输液过程中未能严格执行无菌技术操作等原因所致。

2. 症状　是输液反应中最常见的一种反应。多发生于输液后数分钟至 1 h,表现为发冷、寒战、发热。轻者发热常在 38 ℃ 左右,严重者初起寒战,继之高热达 40 ℃ 以上,并有恶心、呕吐、头痛、脉速等症状。

3. 预防与处理措施

(1)输液前严格检查药液质量与有效期;输液器外包装有无破损、漏气,生产日期和有效期;严格执行无菌操作原则。

(2)反应轻者可减慢点滴速度或停止输液,重者应立即停止输液,及时通知医生,同时注意观察体温变化。

(3)对症处理:寒战者给予保暖,高热者给予物理降温。

(4)遵医嘱给予抗过敏药物或激素治疗。

(5)做好记录,保留剩余溶液和输液器送检验室做细菌培养,查找引起发热反应的原因。

笔记栏

(二)急性肺水肿

1.原因

(1)短时间内输入过多液体,使循环血容量急剧增加,心脏负担过重所致。

(2)病人原有心肺功能不良。

2.症状　在输液过程中病人突然出现呼吸困难、胸闷、咳嗽、呼吸急促、出冷汗、面色苍白,咯粉红色泡沫样痰,严重时可由口鼻涌出。病人心前区有压迫感或疼痛,听诊肺部有广泛湿啰音,心率快,心律不齐。

3.预防与护理措施

(1)严格控制输液速度与输液量,对年老体弱、婴幼儿、心肺功能不良的病人需要慎重并密切观察。

(2)立即停止输液,通知医生进行紧急处理。

(3)病情允许可让病人取端坐位,两腿下垂,以减少下肢静脉血液的回流,减轻心脏的负担。

(4)给予高流量 6~8 L/min 氧气吸入,以提高肺泡内氧分压,减少毛细血管渗出液的产生,增加氧的弥散,改善低氧血症。同时,湿化瓶内加入 20%~30% 的乙醇以降低肺泡内泡沫的表面张力,使泡沫破裂消散,气体交换得到改善,缺氧症状减轻。

(5)按医嘱给予镇静剂、扩血管药物、强心、利尿、平喘等药物,以舒张周围血管,加速体液排出,减少回心血量,减轻心脏负荷。

(6)必要时进行四肢轮扎,用止血带或血压计袖带在四肢适当加压,以阻止静脉回流。每 5~10 min 轮流放松一个肢体上的止血带,可有效减少静脉回心血量。必要时也可进行静脉放血 200~300 mL,但贫血的病人禁忌使用该方法。

(7)做好心理护理,安慰病人,以解除其紧张情绪。

(三)静脉炎

1.原因　长期输入浓度较高、刺激性较强的药物,或静脉内放置刺激性较大的留置管过久,引起局部血管壁发生化学性炎症反应。另外,在输液过程中未严格遵循无菌操作原则也可引起局部静脉感染。

2.症状　沿静脉走向出现条索状红线,局部组织有红、肿、热、痛,有时伴有畏寒、发热等全身症状。

3.预防与护理措施

(1)严格执行无菌操作,对血管刺激性强的药物应充分稀释后使用,同时减慢点滴速,避免药物漏至血管外。同时应有计划地更换输液部位,保护静脉。

(2)出现静脉炎后,停止在局部输液,将患肢抬高并制动,用 50% 硫酸镁或 95% 乙醇行湿热敷。

(3)超短波物理疗法,每日 1 次,每次 15~20 min。

(4)中药治疗:将如意金黄散加醋调成糊状,局部外敷,每日 2 次,可起到清热、止痛、消肿的作用。

(5)如合并全身感染症状,根据医嘱给予抗生素治疗。

（四）空气栓塞

1. 原因

（1）输液前，输液管内空气未排尽，或输液管连接不紧密漏气。连续输液过程中更换溶液瓶不及时或输液完毕未及时拔针。

（2）加压输液、输血时无人守护，液体输完未及时更换药液或拔针，导致空气进入静脉发生空气栓塞。

空气进入静脉后形成空气栓子。气栓随血流经右心房到达右心室，如空气量较少，则随着心脏收缩从右心室压入肺动脉并分散到肺小动脉内，最后经毛细血管吸收，因而损害较小。如空气量大，则空气在右心室内，阻塞肺动脉的入口（图13-6），由于空气的可压缩性，使血液不能进入肺内，引起机体严重缺氧甚至死亡。

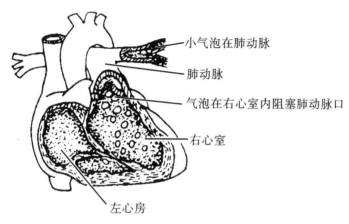

图13-6　空气在右心室内阻塞肺动脉入口

2. 症状　病人感到胸部异常不适或胸骨后疼痛，随即出现呼吸困难和严重发绀，有濒死感。听诊心前区可闻及响亮的、持续的"水泡声"，心电图呈心肌缺血和急性肺心病的改变。

3. 预防与护理措施

（1）输液前输液导管内空气要绝对排尽；输液过程中加强巡视，及时发现故障，连续输液时及时更换输液瓶；加压输液、输血时应有专人守护；深静脉插管输液结束拔除导管时，必须严密封闭穿刺点。

（2）发生空气栓塞立即通知医生并配合抢救。立即置病人于左侧头低脚高卧位。左侧卧位可使肺动脉的位置处于低位，利于气泡浮向至右心室尖部，从而避开肺动脉入口（图13-7）。随着心脏的舒缩，较大的气泡被碎成泡沫，可分次小量进入肺动脉内，最后逐渐被吸收。

（3）给予高流量氧气吸入，提高机体的血氧浓度，纠正严重缺氧状态。

（4）有条件者，通过中心静脉导管抽出空气。

（5）密切观察病人病情变化，如发现异常及时对症处理。

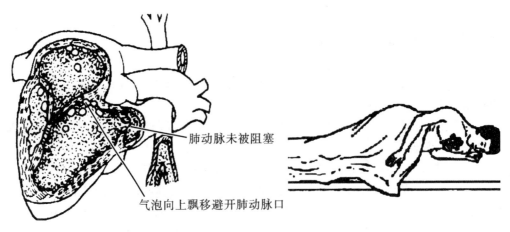

图 13-7　置病人于左侧头低足高卧位,使气泡避开肺动脉入口

八、输液微粒污染及预防

(一)输液微粒的概念

输液微粒是指在输液过程中输入人体的非代谢性的颗粒杂质。其直径一般在 $1\sim15~\mu m$,肉眼只能见到 $50~\mu m$ 以上的微粒。这些微粒在溶液中存在的多少决定着液体的透明度,可判断液体的质量。输液微粒污染指在输液过程中,输液微粒随液体进入体内,对机体造成严重危害的过程。

(二)输液微粒的来源

1.药物生产制作,如制作工艺环节不完善或管理不严格,水、空气、原材料受到污染。

2.盛装药液容器、输液器及注射器不洁净,保存不良。

3.输液环境不洁净,加药液的过程污染,如切割安瓿、开瓶塞、反复穿刺瓶塞等。

(三)输液微粒污染的危害

输液微粒危害主要取决于微粒的大小、形状、化学性质以及堵塞的血管、血运阻断的程度和人体对微粒的反应。最易受微粒损害的脏器有肺、脑、肝、肾等。

1.堵塞血管:造成局部组织血液循环障碍,组织缺血缺氧甚至坏死。

2.形成血栓:微粒随液体进入血管后,红细胞聚集于微粒上形成血栓,导致血管栓塞和静脉炎发生。

3.形成肺内肉芽肿:如微粒进入肺毛细血管,可引起巨噬细胞增殖包围微粒,形成肺内肉芽肿。

4.引起过敏反应和血小板减少症。

5.微粒刺激组织而发生炎症或形成肿块。

(四)输液微粒污染的预防措施

1.制剂生产　严格管理制剂以及输液器生产过程中的各个环节,如改善车间环境、必须有空气净化装置,防止空气中浮尘与细菌污染;选用优质原材料;采用先进生产工艺;工作人员要穿工作服,工作鞋,戴口罩,必要时戴手套,认真执行制剂操作规程等;提高检验技术,确保药液质量。

2.临床操作要求

(1)采用一次性密闭式医用输液(血)器,不断改进输液器的通气装置。

(2)净化操作环境空气;建立静脉药物配制中心或空气净化操作台操作;在治疗室安装空气净化装置,定期消毒。

(3)严格执行操作规程和无菌操作技术;认真检查溶液瓶有无裂痕,瓶盖有无松动,溶液的有效期,药液的质量、透明度等。

第二节　静脉输血

静脉输血是将血液通过静脉输入体内的方法。输血是临床上常用的急救和治疗的重要措施之一。

一、静脉输血目的

1.补充血容量　增加有效循环血量,改善心肌功能和全身血液灌流,提升血压,增加心排出量,促进循环。常用于失血、失液所致的血容量减少或休克病人。

2.补充血红蛋白　促进携氧能力,常用于贫血病人。

3.补充各种凝血因子和血小板　改善凝血功能,有助于止血。用于凝血功能障碍及大出血的病人。

4.补充抗体、补体　增强机体免疫力,提高机体抗感染的能力。用于严重感染的病人。

5.补充白蛋白　增加蛋白质,改善营养状态,维持血浆胶体渗透压减轻组织渗出与水肿。用于低蛋白血症及大出血、大手术的病人。

二、血液制品种类

(一)全血

1.新鲜血　指在4℃环境下常用抗凝保养液中保存1周以内的血液。新鲜血基本上保留了血液的所有成分,可以补充各种血细胞、血浆、凝血因子和血小板等,适用于血液病病人。

2.库存血　指在4℃环境下保存2~3周。库存血虽含有血液的各种成分,但随着保存的时间延长,白细胞、血小板、凝血酶原等成分破坏较多,钾离子含量增多,酸性增高。大量输注时,可引起高钾血症和酸中毒。主要适用于各种原因引起的大出血。

(二)成分血

成分输血指依据不同的血液比重,将血液中的各种成分进行分离提纯,分别制成高浓度的制品,并根据病人的需要分别输入相关血液成分。其优点为:一血多用,针对性强,节约血源,制品浓度高,疗效好,不良反应少,利于保存和运输。

1.红细胞

(1)浓缩红细胞　即新鲜全血经分离血浆后的剩余部分,含少量血浆。适用于携氧能力缺陷和血容量正常的贫血病人,如急慢性失血,高钾血症者,肝、肾、心功能障碍者。

(2)红细胞悬液 提取血浆后的红细胞加入等量红细胞保养液制成。适用于战地急救及中小手术者。

(3)洗涤红细胞 红细胞经生理盐水洗涤数次后,再加适量生理盐水,含抗体物质少,适用于器官移植术后病人及免疫性溶血性贫血病人。

2.血浆 即全血经分离后所得的液体部分。其主要成分为血浆蛋白,不含血细胞,无凝集原。

(1)新鲜液体血浆 含正常量的全部凝血因子,适用于凝血因子缺乏的病人。

(2)保存血浆 适用于血容量及血浆蛋白较低的病人。

(3)冰冻血浆 在-30 ℃的环境下保存,有效期为 1 年,使用前需将其放在 37 ℃的温水中融化,并于 6 h 内输入。

3.白细胞浓缩悬液 新鲜全血经离心后取其白膜层的白细胞,保存于 4 ℃环境下,48 h 内有效。常用于粒细胞缺乏伴严重感染者。

4.血小板浓缩悬液 新鲜全血离心所得,22 ℃保存,24 h 内有效。适用于血小板减少或功能障碍性出血的病人。

5.各种凝血制剂 可针对性地补充某些凝血因子,如凝血酶原复合物,适用于各种原因引起的凝血因子缺乏的出血性疾病。

6.其他血液制品

(1)血浆白蛋白 从血浆中提取所得,能提高机体血浆蛋白及胶体渗透压。用于治疗各种原因引起的低蛋白血症的病人,如外伤、肝硬化者等。

(2)纤维蛋白原 适用于纤维蛋白缺乏症、弥散性血管内凝血的病人。

(3)抗血友病球蛋白浓缩剂 适用于血友病病人。

(三)自体输血

自体输血是指采集病人自己的血液或术中失血再回输给本人的方法。其优点包括:节约血源,防止发生输血反应;不必做血型鉴定和交叉配血试验;避免血源传播性疾病和免疫抑制。自体输血来源有三种形式:

1.术前预存自体血 术前一定时间采集病人自身的血液进行保存,在手术期间输用。

2.术中失血回输 指利用血液回收装置,将病人体腔积血、手术失血及术后引流血液进行回收、抗凝、滤过等处理,然后回输给病人。

3.术前稀释血液回输 指为使术中实际丢失的红细胞及其他血液成分减少,于术前采集病人血液同时输入晶体或胶体溶液稀释体内血液,术后将采集血液回输给病人。

三、血型和交叉相容配血试验

(一)血型

血型是指红细胞膜上特异性抗原的类型。根据红细胞所含的凝集原不同,将人类的血液分为若干类型。临床上主要应用的有 ABO 血型系统及 Rh 血型系统。

1.ABO 血型系统　人类红细胞含有 A、B 两种凝集原,依据所含凝集原的不同,将血液分为 O、AB、A、B 四型。血清中含有与凝集原相对抗的物质,称为凝集素,分别含有抗 A 和抗 B 凝集素(表 13-6)。

表 13-6　ABO 血型系统

血型	凝集原	凝集素
A	A	抗 B
B	B	抗 A
AB	A、B	无
O	无	抗 A、抗 B

2.Rh 血型　人类红细胞除 A、B 抗原外,还有 C、c、D、d、E、e 六种抗原,这六种抗原属于遗传性抗原。红细胞含 D 抗原者称为 Rh 阳性血。不含 D 抗原者为 Rh 阴性血。当 Rh 阳性血输入 Rh 阴性者体内,亦可引起抗原-抗体反应,造成红细胞凝集和溶血。

(二)交叉相容配血试验

为了确保输血安全,输血前除做血型鉴定外,还必须做交叉配血试验,其目的是检查两者之间有无不相容抗体。

1.直接交叉相容配血试验　即供血者红细胞与受血者血清进行配合试验。目的是检查受血者血清中有无破坏献血者红细胞的抗体。检验结果要求绝对不可以有凝集或溶血现象。

2.间接交叉相容配血试验　即供血者血清与受血者红细胞进行配合试验。目的是检查输入的血浆中有无破坏受血者红细胞的抗体。

如果直接交叉和间接交叉相容试验均没有凝集反应,即为配血相容,才可进行输血。具体方法见表 13-7。

表 13-7　交叉相容配血试验

对象	直接交叉相容配血试验	间接交叉相容配血试验
供血者	红细胞	血清
受血者	血清	红细胞

四、输血前准备

1.备血　认真填写输血申请单,抽取病人血标本 2 mL,与已填写完整的输血申请单及血型交叉配血检验单送血库做血型鉴定和交叉配血。采血时禁忌同时采集两个病人的血标本,以免发生混淆。

2.取血　根据输血医嘱,凭提血单取血,并和血库人员共同认真做好三查八对。三查:血的有效期、血的质量、输血装置是否完好。八对:姓名、床号、住院号、血瓶

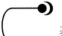

(袋)号、血型、交叉配血试验结果、血的种类、剂量。核对完毕,确认血液没有过期,血袋完整无破漏或裂缝,血液分为明显的两层(上层为浅黄色的血浆,下层为暗红色的红细胞,两者边界清楚,无红细胞溶解),血液无变色、混浊,无血凝块、气泡或其他物质。护士在交叉配血试验单上签上核对者姓名后取回。

3.取血后　血液从血库取出后,勿剧烈震荡,以免红细胞大量破坏而引起溶血。切勿将血液加温,防止血浆蛋白凝固变性而引起输血反应,应在室内放置 15~20 min 后再输入。取出后的血液应在 4 h 内输入完毕。

4.输血前　须与另一名护士再次进行核对,确定无误后方可进行输血。

五、静脉输血

目前临床均采用密闭式静脉输血法,密闭式静脉输血法有间接静脉输血法和直接静脉输血法两种。

【目的】

同"静脉输血目的"。

【评估】

1.身体状况,全面收集病人的病史、症状、体征及实验室检查结果等资料,综合分析病人的治疗情况、心肺功能等。

2.病人的血型、输血史及过敏史,作为输血时查对、用药的参考。

3.根据病人的病情、输血量、年龄选用静脉。一般采用四肢浅静脉,急需输血时多采用肘部静脉。

4.评估病人心理、社会状态,为心理护理和健康教育提供依据。

【计划】

1.护士准备　洗手、戴口罩,熟悉备血、取血和输血的操作程序,向病人解释输血的目的及注意事项。

2.用物准备

(1)间接静脉输血法　同密闭式输液法,另备一次性输血器,血液制品(根据医嘱准备)、生理盐水。

(2)直接静脉输血法　同静脉注射,另备 50 mL 注射器数具、3.8% 枸橼酸钠溶液。

3.病人准备　病人了解输血目的及相关知识,取舒适体位并暴露注射部位。

4.环境准备　环境清洁、整洁、光线充足。

【实施】

1.操作流程　见表13-8。

表 13-8　静脉输血

操作步骤	操作要点
▲间接输血法	
（1）核对解释	●洗手,戴口罩,备齐用物携至病人床旁,严格执行无菌操作和三查八对,无误后,戴手套
（2）建立静脉通道	●按密闭式静脉输液法穿刺,先输入少量生理盐水
（3）摇匀血液	●以手腕旋转动作将血袋内的血液轻轻摇匀,避免剧烈震荡,防止红细胞破坏
（4）连接血袋进行输血	●打开储血袋封口,常规消毒开口处塑料管,将输血器针头从生理盐水瓶上拔下,插入输血器的接口,缓慢将储血袋倒挂于输液架上
（5）控制和调节滴速	●开始输入时速度宜慢,滴速不要超过 20 滴/min,观察 15 min 左右,如无不良反应后再根据病情及年龄调节滴速,成人一般 40～60 滴/min,儿童酌减
（6）操作后的处理	●脱手套,向病人或家属交代输血过程中的有关注意事项,并将呼叫器置于易取处。输血过程中加强巡视,严密观察
（7）续血时的处理	●如需输入两袋以上的血液时,应在第一袋血即将滴尽时,消毒生理盐水瓶塞,将针头从储血袋中拔出,插于生理盐水瓶中,输入少量生理盐水后,再输入第二袋血液
（8）拔针	●血液输完时,再输入少量生理盐水,保证输血器内的血液全部输入病人体内
（9）洗手、记录	●协助病人取舒适体位,整理用物与床单位,空血袋装入原塑料袋中,再置于纸盒内,置 4 ℃冰箱内保存 24 h。记录输血时间、种类、量、血型、血袋号及有无输血反应
▲直接输血法	
（1）备抗凝剂	●洗手、戴口罩,备齐用物;将备好的注射器内加入抗凝剂,50 mL 中加入 3.8% 枸橼酸钠溶液 5 mL
（2）核对、解释	●认真核对供血者和病人的姓名、血型、交叉配血相容试验结果,向供血者和病人做好解释工作,以取得合作
（3）准备卧位	●嘱供血者和病人分别卧于床上,露出一侧手臂;将血压计袖带缠于供血者上臂并充气,压力维持在 100 mmHg 左右
（4）抽、输血液	●一般选择肘正中静脉为穿刺点,常规消毒皮肤;操作时需三人协作,一人采血,一人传递,另一人输血;连续抽血时,不必拔出针头,只需更换注射器,在抽血间期放松袖带,并用手指压迫穿刺部位前端静脉,以减少出血
（5）拔针	●输血毕,拔出针头,用无菌纱布按压穿刺点至无出血
（6）整理、记录	●协助病人取舒适体位,整理用物与床单位;医疗垃圾分类处理,洗手、记录

2.注意事项

(1)严格执行无菌操作及查对制度,输血前两名护士认真核对交叉配血报告单及血袋标签各项内容,避免差错事故的发生。

(2)血液内不可随意加入其他药品,防止发生凝集或溶解。输血前后及两袋血之间需要滴注少量生理盐水。

(3)输血过程中,应加强巡视,倾听病人主诉,严密观察有无输血不良反应,如有异常情况应及时处理。

(4)输成分血时须注意:如需同时输注全血和成分血时,应首先输入成分血(尤其是浓缩血小板),其次是新鲜血,最后是库血,保证成分血新鲜输注。成分血除红细胞外须在24 h内输完;除白蛋白制剂、血浆外均需做交叉配血相容试验。若一次性输入多个献血者的成分血时,应遵医嘱给予抗过敏药物,防止发生过敏反应。

【评价】

1.病人理解输血的目的,愿意接受。

2.正确执行无菌操作和查对制度,操作规范,静脉穿刺一次成功。

3.输血过程顺利,输血部位无渗出、肿胀,未发生感染及其他输血反应。

六、常见输血反应及护理

(一)发热反应

发热反应是输血过程中常见的反应。

1.原因　与输入致热原有关。

(1)血液、保养液、储血袋和输血器被致热原污染或操作时违反无菌原则造成污染。

(2)受血者多次输血后,受血者体内产生白细胞抗体和血小板抗体,再次输血时会发生抗原-抗体反应而引起发热。

2.症状　发热反应可出现在输血过程中或输血结束后1~2 h内,病人有畏寒、发热,严重者体温可高达38~41 ℃,伴有皮肤潮红、头痛、恶心、呕吐等全身症状,严重者还可出现呼吸困难、血压下降、抽搐,甚至昏迷。

3.预防与护理措施

(1)严格管理血液制品和输血用具,去除致热原;严格执行无菌操作原则,防止污染。

(2)反应轻者减慢滴速或暂停输血,一般症状可自行减轻;重者应立刻停止输血,通知医生,给予对症处理。高热者给予物理降温,并严密观察生命体征。

(3)按医嘱给予异丙嗪或肾上腺皮质激素等解热镇痛药和抗过敏药。

(4)保留余血与输血装置送检,查明原因。

(二)过敏反应

1.原因

(1)病人为过敏体质,对输入血液中的某些成分过敏。

(2)输入血中含致敏物质,如供血者在采血前服用过可致敏的药物和食物。

(3)多次输血者,血浆中产生了过敏性抗体,当再次输血时,抗原抗体相互作用引起过敏反应。

2.症状　病人反应程度轻重不一,大多数在输血后期或即将结束时发生,症状出现越早,反应越重。

(1)反应轻者有皮肤瘙痒、荨麻疹、轻度血管水肿,表现为眼睑、口唇水肿。

(2)中度反应者可发生神经性水肿,多见于颜面部水肿,表现为颜面部、口唇高度水肿。也可发生喉头水肿,表现为呼吸困难、支气管痉挛、两肺可闻及哮鸣音。

(3)严重者可出现过敏性休克。

3.预防与护理措施

(1)选用无过敏史的供血者;献血者在采血前 4 h 内不宜吃高蛋白、高脂肪食物;对有过敏史的病人,输血前根据医嘱给予抗过敏药物。

(2)根据过敏反应的程度给予对症处理:反应轻者减慢滴速,密切观察;重者立即停止输血,通知医生,根据医嘱给 0.1% 肾上腺素 0.5 ~ 1 mL 皮下注射,给予异丙嗪、地塞米松等抗过敏药物,并保留余血和输血装置送检,查明原因。

(3)严密观察病情变化,呼吸困难者给予氧气吸入、严重喉头水肿者行气管插管或气管切开、循环衰竭时给予抗休克治疗。

(三)溶血反应

溶血反应是受血者或供血者的红细胞发生异常破坏或溶解引起的一系列临床症状,是输血最严重的反应。

1.原因

(1)输入异型血　供血者和受血者血型不符而造成血管内溶血,反应发生快,一般输入 10 ~ 15 mL 血液即可出现症状,后果严重。

(2)输入了变质的血　输血前红细胞已经被破坏溶解,如血液储存过久、保存温度过高、血液污染或受到剧烈震荡、血液中加入低渗或高渗的溶液等,均可导致红细胞破坏溶解。

(3)Rh 系统不合　Rh 阴性病人首次接受 Rh 阳性血液后不会立即发生溶血反应,但 2 ~ 3 周后其血清中会产生抗 Rh 阳性抗体。在第二次或多次再输入 Rh 阳性血液时,即可发生抗原-抗体反应,输入的红细胞会被破坏而发生溶血。

2.症状　轻重不一,轻者与发热反应相似,重者在输入 10 ~ 15 mL 血液时即可出现,死亡率高,其临床表现可分为以下三个阶段:

(1)第一阶段　受血者血浆中的凝集素与输入血中红细胞表面的凝集原发生凝集反应,使红细胞凝集成团,阻塞部分小血管。病人表现为头部胀痛,面色潮红,胸闷,恶心呕吐,腰背部剧痛,四肢麻木等症状。

(2)第二阶段　凝集的红细胞溶解后,大量血红蛋白释放到血浆中,出现黄疸和血红蛋白尿,同时伴有寒战、高热、呼吸困难、发绀和血压下降等。

(3)第三阶段　大量的血红蛋白从血浆中进入到肾小管,遇有酸性物质形成结晶体,阻塞肾小管;另外由于抗原抗体的相互作用,又可导致肾小管内皮缺血、缺氧而坏死脱落,进一步加重肾小管阻塞,病人可出现少尿、无尿等急性肾功能衰竭症状,严重者可迅速死亡。

3.预防与护理措施

(1)认真做好血型鉴定和交叉配血相容试验;严格执行查对制度和操作规程,不可使用变质的血液。

(2)出现症状立即停止输血,保留静脉通道,通知医生紧急处理。保留余血,采集病人血标本送检验室重做血型鉴定和交叉配血相容试验。

(3)给予氧气吸入,双侧腰部封闭,用热水袋敷双侧肾区,解除肾小管痉挛和保护肾脏。

(4)遵医嘱给药:静脉注射碳酸氢钠溶液,以碱化尿液,增加血红蛋白在尿液中的溶解度,避免阻塞肾小管;给予抗生素治疗,避免感染发生。

(5)严密观察、记录生命体征和尿量,对少尿、无尿者按急性肾功能衰竭处理。出现休克症状者,应进行抗休克治疗。

(6)心理护理:安慰病人,消除其紧张、恐惧心理。

(四)与大量输血有关的反应

大量输血是指 24 h 内紧急输血量超过或相当于病人血液的总量。常见的反应有肺水肿、出血倾向和枸橼酸钠中毒反应等。

1. 肺水肿　其原因、症状及预防和护理措施同"静脉输液反应"。

2. 出血倾向

(1)原因　长期反复输血或输血量超过病人血液总量,由于库存血中的血小板已基本被破坏,凝血因子减少而引起出血。

(2)症状　皮肤黏膜瘀点或瘀斑,穿刺部位、手术切口、伤口处渗血,牙龈出血等。

(3)防治　①短期内大量输入库血时,应密切观察病人的意识、血压、脉搏等变化,尤其注意皮肤、黏膜或手术切口有无出血;②严格掌握输血量,每输入 3 ~ 5 个单位库血,补充 1 个单位新鲜血或根据凝血因子缺乏情况补充有关成分。

3. 枸橼酸钠中毒反应

(1)原因　大量输血使枸橼酸钠大量进入体内,如果病人肝功能不全,枸橼酸钠未完全氧化和排出,而与血中游离钙结合使血钙降低。

(2)症状　病人表现为手足抽搐、血压下降、出血倾向,心电图出现 Q-T 间期延长,心率缓慢甚至心搏骤停。

(3)防治　如无禁忌,每输入库血 1 000 mL,可遵医嘱静脉注射 10% 葡萄糖酸钙或氯化钙 10 mL,防止发生低血钙,同时严密观察病人的情况。

(五)其他反应

如空气栓塞,细菌污染反应,体温过低以及通过输血传染各种疾病(病毒性肝炎、艾滋病、疟疾和梅毒)等。因此,预防输血反应的关键措施是严格把握采血、储血和输血等各环节的管理,确保病人输血安全。

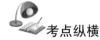

考点纵横

A1 型题

1.输液发生肺水肿,立即使病人采取端坐位,两腿下垂并轮流结扎四肢的目的是(　　)

A.纠正缺氧　　　　　　　　　　　　B.减少肺泡内毛细血管渗出液产生

C.减少回心血量　　　　　　　　　　D.增加病人舒适

E.增加肺部氧的压力

2.关于输血,正确的是(　　)

A.输血将完时,直接滴入治疗药液　　B.血液中可加入药物同时输入

C.为节省时间,可以不间隔地输入两袋血液 D.查对时只需做"三查七对"

E.输成分血也需进行血型鉴定和交叉配血试验

3.小儿头皮静脉输液如误入动脉,局部表现为(　　)

A.局部无变化　　　　　　　　　　B.沿静脉走向呈条索状红线

C.呈树枝状分布苍白　　　　　　　D.局部发绀、水肿

E.全身瘙痒

4.输液过程中发现针头阻塞的处理方法是(　　)

A.抬高输液架增加压力　　　　　　B.调整针头位置

C.用手挤压使针头通畅　　　　　　D.更换针头重新穿刺

E.用热水袋局部热敷

A2型题

5.病人高某,输大量库血后心率缓慢,手足抽搐,血压下降,伤口渗血,其原因是(　　)

A.血钾升高　　　　　　　　　　　B.血钾降低

C.血钙升高　　　　　　　　　　　D.血钙降低

E.血钠降低

6.王某,因一氧化碳中毒收入院,王某适合输入的血液制品种类是(　　)

A.新鲜血　　　　　　　　　　　　B.白细胞浓缩悬液

C.浓缩红细胞　　　　　　　　　　D.血小板浓缩液

E.新鲜血浆

7.护士巡视病房,发现李某输液不滴,注射部位无肿胀、疼痛,有回血,根据此情况,应采取的措施是(　　)

A.拔针,用原针头立即另选血管穿刺　　B.拔针,更换针头,重新穿刺

C.用力挤压输液管,直至输液通畅　　　D.调整针头位置

E.重新更换输液器管道部分

A3/A4型题(8~10题共用题干)

林某,因房颤待查收入院,在输液过程中病人突感心前区憋闷,随机出现呼吸困难,发绀,查BP:150/90 mmHg,HR:140 次/min,听诊双肺底有湿啰音,尤以心前区更明显,可闻及持续、响亮的水泡音。

8.此病人发生了什么情况(　　)

A.急性肺水肿　　　　　　　　　　B.急性左心衰

C.急性右心衰　　　　　　　　　　D.空气栓塞

E.肺水肿

9.护士应该协助此病人采取什么卧位(　　)

A.右侧卧位　　　　　　　　　　　B.左侧头低脚高卧位

C.端坐位　　　　　　　　　　　　D.平卧位

E.中凹位

10.发生该情况可能的原因是(　　)

A.药物的副作用　　　　　　　　　B.输入致敏性的药物

C.输液速度过快　　　　　　　　　D.输液器连接不紧密

E.为严格按照无菌技术操作进行穿刺

参考答案:1~5. CECDD　6~10. CDDBD

(张红艳)

第十四章

标本采集

1. 能够正确阐述标本采集的原则;静脉血标、尿标本、粪便标本、痰标本及咽拭子标本采集的目的。
2. 正确采集静脉血标本、动脉血标本、尿标本、粪便标本、痰标本及咽拭子标本。
3. 明确各类标本采集的注意事项。

运用实验室的检验技术和方法对病人的各种标本进行检验获得其功能状态、病因、病理变化或治疗结果的客观资料,是诊断疾病不可缺少的重要检查方法之一。检验结果的准确与否直接影响到疾病的诊断、治疗及抢救工作,而检验结果是否准确与标本的采集有着密切关系。因此,护士应掌握正确采集标本的方法,这是保证检验结果准确的重要环节。

第一节 标本采集的意义和原则

标本是指采集病人一定量的血液、排泄物、分泌物、呕吐物和体液等物质,通过物理、化学和生物学等实验室技术和方法进行检验,将检验结果与正常值予以比较,作为临床诊断和治疗的依据。

一、标本采集的意义

临床上经常送验的标本有排泄物(尿、粪)、分泌物(痰、鼻分泌物)、呕吐物、血液、体液(胸水、腹水)和脱落细胞(食道、阴道)等。通过对这些标本的实验室检查,能获取反映机体正常生理现象和病理改变的客观资料,结合病人其他临床资料进行综合分析判断,对确定诊断、观察病情、制订治疗方案和判断预后等均有重要意义。

二、标本采集的原则

1.遵医嘱采集标本

(1)遵医嘱采集各种标本,医生填写检验申请单,字迹要清楚,目的明确,并签全名。

(2)护士核实检验申请单,若对检验申请单有疑问,应核实清楚后再执行。

2.采集前准备充分

(1)采集标本前应明确检验项目、检验目的、标本采集量、采集方法及注意事项。

(2)向病人及家属耐心解释,以取得配合。

(3)根据检验目的选择适当容器,容器外贴上标签,注明病人科室、病室、床号、姓名、住院号、检查目的、送检日期等。

(4)操作前护士做好准备,如衣帽整洁、剪指甲、洗手、戴口罩、戴手套等。

3.严格执行查对制度　采集前应认真查对医嘱,核对申请项目、病人姓名、床号、科室、住院号等。采集完毕及送检前应再次查对。

4.确保标本质量

(1)为了确保采集标本的质量,必须保证标本及时留取,按时送检,采集量、采集方法正确。如做妊娠试验要留晨尿,因为晨尿内绒毛膜促性腺激素的含量较高,容易获得阳性检验结果。

(2)采集细菌培养标本时,应严格执行无菌操作技术,标本置于无菌容器内,容器应无裂缝,瓶塞干燥,培养基足量,无混浊变质,标本采集时不可混入防腐剂、消毒剂或药物,在使用抗生素前采集,如已经使用抗生素,在血药浓度最低时采集,并在检验单上注明。

5.标本采集后及时送检

(1)为了避免标本被污染或变质影响检验结果,标本采集后应及时送检,不可久置。

(2)特殊标本应注明采集时间。

第二节　各种标本的采集

一、血标本的采集

血液标本是临床最常用的检验项目,血液标本的检验是判断机体各种功能及异常变化的最重要的指标之一,可以协助疾病的诊断,判断病人病情的转归,为疾病的治疗提供依据。

根据采集血液标本的途径不同,血液标本采集的方法可分为毛细血管采血法、静脉采血法和动脉采血法。

(一)毛细血管采血法

毛细血管采血法用于血常规检查,通常由检验人员采集。

（二）静脉血标本采血法

静脉血标本包括全血标本、血清标本和血培养标本。

【目的】

1. 全血标本　检查红细胞沉降率、血常规,测定血液中某些物质的含量,如血糖、血氨、血肌酐、尿素氮、肌酸、尿酸等。

2. 血清标本　测定血清酶、脂类、电解质、肝功能等。

3. 血培养标本　查找血液中的病原体。

【评估】

1. 病人的一般情况、诊断和目前治疗情况、认知情况、心理状态、合作程度。

2. 病人的检查项目、目的、采血量及采血前准备情况。

3. 病人采集部位皮肤、静脉血管的情况。

【计划】

1. 护士准备　衣帽整齐,洗手,戴口罩,向病人解释标本采集的目的及采集前的注意事项。

2. 用物准备　注射盘、止血带、一次性注射器、标本容器(抗凝管、干燥试管或血培养瓶)或一次性双向采血针和真空定量采血试管、检验单。

3 环境准备　宽敞、整洁、明亮,适合无菌操作。

4. 病人准备　明确采血的目的及注意事项,局部皮肤清洁。

【实施】

1. 操作流程　见表14-1。

表14-1　静脉血标本采血法

操作步骤	操作要点
1. 注射器采血技术	
(1)核对化验单	●根据检验目的,选择容器,贴上化验单附联,注明科别、姓名、床号、检验目的和送检日期
(2)核对解释	●携用物至床前,根据检验单核对病人床号、姓名,再次解释采血的目的以及配合方法,取得病人合作
(3)选择静脉	
(4)扎止血带	●在穿刺点上方约6 cm处
(5)消毒皮肤	●常规消毒皮肤,嘱病人握拳
(6)抽取血液	●戴手套,行静脉穿刺,见回血后抽取所需血量
(7)松止血带	
(8)松拳、拔针	●嘱病人干棉签按压穿刺点1~2 min
(9)注血液于标本容器	

续表 14-1

操作步骤	操作要点
▲全血标本	●取下针头,将血液沿管壁缓慢注入盛有抗凝剂的试管内,立即轻轻摇动,使血液与抗凝剂充分混匀,防止血液凝固
▲血清标本	●取下针头,将血液沿管壁缓缓注入干燥试管内,弃去泡沫,勿震荡,以免红细胞破裂而造成溶血
▲血培养标本	●注入盛有培养基的血培养瓶内。先除去铝盖中心部分,消毒瓶塞,更换针头后将抽出的血液注入瓶内,轻轻摇匀,防污染。一般血培养采集血标本5 mL,亚急性细菌性心内膜炎病人,为了提高细菌培养的阳性率,采血量可以增至 10 ~ 15 mL
(10)血液注入后	●将注射器连同针头放入密闭容器内,脱去手套,洗手,按照消毒隔离原则进行处理
(11)舒适卧位	●检查病人穿刺部位,协助病人取舒适卧位
(12)及时送检	●将标本连同化验单及时送检,以免影响检验结果。特殊标本应注明采集时间
2. 真空采血器采血技术	●同注射器采血法(1) ~ (5),注意试管盖头的颜色(表 14-2)
(1)抽取血液	●打开采血针头包装小袋,取出采血针,取下针头保护帽,手持采血针头行静脉穿刺,见回血后,将瓶塞穿刺针刺入真空储血管内,管内负压状态可使
(2)其他同注射器采血法	所需量的血液流入储血管,也可按管壁上的刻度控制采血量(图 14-1)

表 14-2　真空定量采血试管盖颜色及用途

试管盖颜色	添加剂	用途
红色或黄色	促凝剂	生成血清,用于生化实验、免疫检查、各种病毒检测及血库等
金黄色	促凝剂+分离胶	生成血清,用于快速血清生化及血清学实验等
绿色	肝素	生成血浆,用于大多数生化实验及血液流变学测定等
淡紫色	乙二酸四乙酸-K2或乙二酸四乙酸-K3	生成全血,用于血细胞计数、交叉配血、某些激素测定、血脂测定等
淡蓝色	枸橼酸钠	生成全血或血浆,用于凝血试验等
黑色	枸橼酸钠	生成全血,用于血沉测定
灰色	氟化钠和草酸钾	生成血浆,用于血糖、葡萄糖耐量试验等

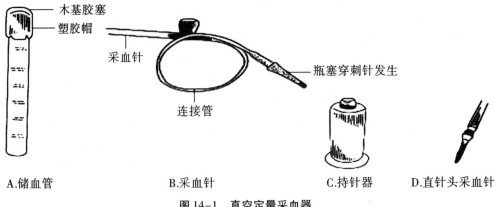

A.储血管　　　　　　　　B.采血针　　　　　　　C.持针器　　　D.直针头采血针

图 14-1　真空定量采血器

2.注意事项

(1)做血生化标本检验,要清晨空腹采血,应事先通知病人禁食。

(2)根据不同的检验目的正确选择容器、计算采血量。

(3)采集血清标本时应防止溶血,采血用的注射器及试管应干燥;针头型号合适;确保静脉穿刺血流顺畅;向试管内推注血液时用力不可过猛,应弃去泡沫,避免过度震荡。

(4)采集全血标本时应防止血液凝固,采血后血液应注入加有抗凝剂的容器,并立即轻轻摇动试管,使血液与抗凝剂混匀。一次性真空定量采血器采血后立即颠倒6~8次。

(5)采集血培养标本时应防止污染,采血前应检查培养基是否符合要求,瓶身有无裂缝、瓶塞是否干燥,培养液是否足够。血培养标本应在使用抗生素前采集,如已使用抗生素,应在检验单上注明。

(6)同时抽取几个项目的静脉血标本,注入容器的顺序为:血培养瓶→抗凝管→干燥试管,动作需迅速准确。

(7)严禁在输液、输血的针头处抽取标本,必须另换肢体采集。

(8)尽可能使用真空定量采血器采集血标本。

【评价】

1.严格按照无菌操作采集标本。

2.采集的血标本符合检查项目要求。

3.能与病人有效沟通,取得合作。

(三)动脉采血法

【目的】

常用于做血液气体分析。

【评估】

1.病人的一般情况,诊断和目前治疗情况、认知情况、心理状态、合作程度。

2.病人的检查项目、目的、采血量及采血前准备情况。

3.病人采集部位皮肤、动脉血管的情况,桡动脉穿刺点位于前臂掌侧腕关节上

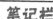
2 cm,动脉搏动明显处;股动脉穿刺点见股静脉定位法。

【计划】

1.护士准备　衣帽整齐,洗手,戴口罩,向病人解释标本采集的目的及采集前的注意事项。

2.用物准备　注射盘内备无菌2 mL或5 mL一次性注射器、肝素、无菌纱布、软木塞。必要时备无菌手套。

3.环境准备　宽敞、整洁、明亮,适合无菌操作。

4.病人准备　明确采血的目的及注意事项,局部皮肤清洁。

【实施】

1.操作流程　见表14-3。

表14-3　动脉采血法

操作步骤	操作要点
1.核对化验单	●备齐用物携至床前,根据检验单核对病人床号、姓名,向病人解释标本采集的目的及要求,以取得病人合作
2.选择动脉并消毒	●首选桡动脉,其次选股动脉 ●股动脉穿刺点在腹股沟,取仰卧位,下肢伸直略外展 ●常规消毒皮肤,直径为6～8 cm
3.准备注射器	●抽吸肝素0.5 mL使注射器内壁湿润后,余液全部弃去
4.操作者准备	●戴无菌手套或常规消毒左手的示指、中指,以固定穿刺的动脉
5.穿刺采血	●右手持注射器,在左手的示指、中指间垂直或与动脉走向呈40°刺入动脉,见有鲜红色血液涌进注射器,左手抽取所需血量
6.按压止血	●采血完毕,迅速拔出针头,同时用无菌纱布加压按压5～10 min
7.封闭针孔	●立即将针尖斜面刺入软木塞,以隔绝空气,揉搓针管使血液与肝素混匀,以免凝血
8.整理、记录、送检	●协助取舒适卧位,整理床单位,再次核对,清理用物,脱手套,洗手,记录,及时送检 ●将注射器连同针头放入密闭容器内,脱去手套,洗手,按照消毒隔离原则进行处理 ●标本连同检验单立即送检

2.注意事项

(1)严格执行无菌技术,以防感染。

(2)采集动脉血后应立即封闭针孔,避免空气进入,影响检验结果的准确性。

(3)有出血倾向的病人,谨慎使用。

【评价】

1.严格按照无菌操作采集标本。

2.采集的血标本符合检查项目要求。

3.能与病人有效沟通,取得合作。

附:血糖仪的使用

【目的】

1.血糖监测可以了解病人血糖的变化,知道其合理饮食、适当活动及合理用药。

2.血糖监测的结果可以反映病人饮食控制,运动治疗和药物治疗的效果,对于治疗方案的调整具有指导意义。

3.实时血糖监测可以达到控制血糖,降低糖尿病并发症的发生率,改善病人身体状况,提高病人生活质量的目的。

【评估】

1.病人的一般情况、诊断和目前治疗情况、认知情况、心理状态、合作程度。

2.病人的检查项目、目的、采血量及采血前准备情况。

3.病人采集部位皮肤的情况。

【计划】

1.护士准备　衣帽整齐,洗手,戴口罩,向病人解释采血的目的、方法及注意事项。

2.用物准备　注射盘、75%乙醇、血糖仪、血糖试纸、一次性采血针。

3 环境准备　宽敞、整洁、明亮,适合无菌操作。

4.病人准备　明确采血的目的及注意事项,局部皮肤清洁干燥。

【实施】

1.操作流程　见表14-4。

表14-4　血糖仪的使用

操作步骤	操作要点
1.核对	●备齐用物携至床前,根据检验单核对病人床号、姓名,向病人解释标本采集的目的及要求,以取得病人合作
2.选择手指并消毒	●病人彻底清洗和干燥双手,按摩指端以增加血液循环 ●取血点在手指偏侧面,这里的神经分布较手指正中少,痛感较轻。但也不要太接近指甲边缘,不便于消毒,通常选取无名指、中指和小指 ●使用75%乙醇由内向外擦拭指端,待干,注意不能使用碘伏进行消毒
3.准备血糖试纸	●将血糖试纸插于血糖仪内,并核对血糖仪代码与试纸是否一致,注意不要污染血糖试纸反应区
4.采血	●取出采血针勿污染针尖,左手拇指顶紧要采血的指间关节,右手持采血针稍用力迅速刺破病人指端皮肤,并将采血针弃于利器盒内
5.取血样	●轻压指端,血样靠近血糖试纸虹吸端口处,由于虹吸原理,血样被自动吸入试条反应区内
6.读数	●血糖仪上显示的读数即为此时的血糖值(图14-2)
8.整理、记录	●取下血糖试纸弃于医疗垃圾袋内,再次核对病人,协助其取舒适卧位,整理床单位,整理用物,洗手,记录

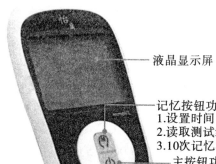

测试条插孔

液晶显示屏

记忆按钮功能
1.设置时间
2.读取测试结果
3.10次记忆功能
主按钮功能
1.电源开关
2.调整试条校正码
3.辅助调整时间

图14-2 血糖仪

2.注意事项

(1)严格执行无菌技术,以防污染血糖试纸条的测试区及采血针头。

(2)取血时勿加力挤压指端,以免组织液混入血样,造成检测结果偏差。

(3)目前各医院使用的血糖仪品牌不尽相同,使用方法上略有差异。

【评价】

1.严格按照无菌操作采集血标本。

2.采集的血标本符合检查项目要求。

3.能与病人有效沟通,取得合作。

二、尿液标本的采集

尿液是血液经由肾小球滤过,肾小管和集合管重吸收、排泄、分泌产生的终末代谢产物,其理化性质和成分的改变,不仅与泌尿系统疾病直接相关,而且受机体各种功能的影响。临床上收集尿标本做物理、化学、细菌学和显微镜等检查,以了解病情,协助诊断和观察疗效。

尿标本分为三种:常规标本、培养标本以及12 h或24 h标本。

【目的】

1.常规标本 用于检查尿液的颜色、透明度、有无细胞及管型,测定尿比重,并做尿蛋白及尿糖定性检测。

2.培养标本 用于做尿液的细菌学检查。

3.12 h或24 h标本 用于做尿的定量检查,如钠、钾、氯、17-羟类固醇、17-酮类固醇、肌酸、肌酐及尿糖定量或尿浓缩查结核杆菌等。

【评估】

1.病人的病情、诊断、治疗情况、排尿情况。

2.病人的意识、心理状态、合作程度、认知情况、自理能力。

3.病人的检查项目、目的。

【计划】

1.护士准备　衣帽整齐,洗手,戴口罩,向病人解释标本采集的目的及采集前的注意事项。

2.用物准备　检验单、手套,根据检验目的准备:

(1)常规标本　一次性尿常规标本容器,必要时备便盆或尿壶。

(2)培养标本　无菌标本试管、无菌手套、无菌棉签、消毒液、长柄试管夹、便器、便盆、火柴、酒精灯、屏风,必要时备导尿包。

(3)12 h 或 24 h 标本　集尿瓶(容量 3 000 ~ 5 000 mL)、防腐剂(表 14-5)。

表 14-5　常用防腐剂的作用及用法

名称	作用	用法
甲醛	固定尿中有机成分、防腐	常用于爱迪氏计数(12 h 尿细胞计数)等,每 30 mL 尿液中加 40 % 甲醛 1 滴
浓盐酸	保持尿液在酸性环境中,防止尿中激素被氧化,防腐	常用于内分泌系统的检查,如 17-羟类固醇、17-酮类固醇的检查,24 h 尿中共加浓盐酸 5 ~ 10 mL
甲苯	保持尿液的化学成分不变	常用于尿蛋白定量,尿糖定量,钠、钾、氯、肌酐、肌酸的定量检查,第一次尿液倒入后,每 100 mL 尿液加入 0.5 % ~1% 甲苯 2 mL,使之形成薄膜覆盖在尿液表面

3.环境准备　宽敞、整洁、明亮、安全、隐蔽。

4.病人准备　明确采集标本的目的、方法及注意事项,做好准备。

【实施】

1.操作流程　见表 14-6。

表 14-6　尿液标本的采集

操作步骤	操作要点
1.核对化验单	●根据检验目的,选择容器,贴上化验单附联,注明科别、姓名、床号、检验目的和送检日期
2.核对解释	●携用物至床旁,核对病人,解释留取标本的目的和其配合方法
3.屏风遮挡	●遮挡病人,保护病人隐私,消除病人的紧张情绪,以便于配合
4.收集尿标本	
▲常规标本	●留取晨起第一次尿,晨尿浓度较高,且未受饮食的影响,检验结果较准确 ●能自理的病人,嘱病人自行留取晨起第一次尿。测定尿比重需留取 100 mL,其余检验留取 50 mL;行动不变的病人可协助其在床上使用便盆或尿壶留尿后倒于尿杯中;留置导尿的病人,于集尿袋下方引流出口处收集尿液

续表 14-6

操作步骤	操作要点
▲尿培养标本	●常通过导尿术或留取中段尿法,采集未被污染的尿液标本 ●采用导尿术留取尿液标本 ●留取中段尿时,另加消毒外阴用物、试管夹
(1)取合适卧位	●协助病人取合适的卧位,置便盆于臀下
(2)消毒外阴	●按导尿术要求清洁消毒外阴,从上至下,从外至内,一次一个棉球,防止外阴部细菌污染标本
(3)留取标本	●确认病人有尿意,嘱其自行排尿,弃去前段尿液,接取中段尿 5 mL,留取标本前后均应在酒精灯上消毒试管口
(4)清洁外阴	
(5)协助病人穿裤	
▲12 h 或 24 h 尿标本	●容器外贴好标签,注明起止时间
(1)核对检验单 (2)正确留取标本	●留 24 h 尿标本,于晨 7 时排空膀胱(弃去尿液)后开始留尿至次晨 7 时排最后一次尿,将 24 h 全部尿液留于容器中送检;留 12 h 尿标本,则自晚 7 时至次晨 7 时止。容器置于阴凉处,按检验要求加入防腐剂避免尿液久放变质。做好交接班,以督促检查病人正确留取尿标本
5.清理用物	●用物按照隔离要求处理
6.洗手记录	
7.及时送检标本	

2.注意事项

(1)会阴部分泌物较多时,应该先清洁或冲洗再收集,另外女病人月经期间不宜留取尿标本。

(2)留取尿培养标本时,应严格执行无菌操作,避免污染标本影响检验结果。

(3)向病人解释说明正确留取尿标本对检验结果的重要性,指导留取方法,确保检验结果的准确性。

【评价】

1.根据检查项目,正确采集尿液标本。

2.与病人进行良好的交流,取得合作。

三、粪便标本的采集

正常粪便是由已消化和未消化的食物残渣、消化道分泌物、大量细菌和水分组成。根据不同的检验目的,正确采集粪便标本对粪便进行检查,有助于评估病人的消化系统功能,协助诊断、治疗疾病。粪便标本分为四种:常规标本、培养标本、隐血标本和寄生虫或虫卵标本。

【目的】

1.常规标本 用于检查粪便的性状、颜色、混合物及寄生虫等。

笔记栏

2.培养标本　用于检查粪便中的致病菌。

3.隐血标本　用于检查粪便内肉眼不能观察到的微量血液。

4.寄生虫或虫卵标本　用于检查寄生虫成虫、幼虫及虫卵。

【评估】

1.病人的诊断、病情、治疗情况、排便情况。

2.病人的意识、心理状态、合作程度、认知情况、自理能力。

3.病人的检查项目、目的。

【计划】

1.护士准备　衣帽整齐,洗手,戴口罩,向病人解释标本采集的目的及采集前的注意事项。

2.用物准备　检验单、手套,根据检验目的准备:

(1)常规标本　检验盒(内附棉签或检便匙)、清洁便盒。

(2)培养标本　无菌培养瓶、无菌棉签、消毒便盆。

(3)隐血标本　检便盒(内附棉签或检便匙)、清洁便盆。

(4)寄生虫或虫卵标本　检便盒(内附棉签或检便匙)、透明胶带及载玻片(查找蛲虫)、清洁便盆。

3.环境准备　宽敞、整洁、明亮、安全、隐蔽。

4.病人准备　明确采集标本的目的、方法及注意事项,做好准备。

【实施】

1.操作流程　见表12-7。

表12-7　粪便标本的采集

操作步骤	操作要点
1.核对化验单	●根据检验目的,选择容器,贴上化验单附联,注明科别、姓名、床号、检验目的和送检日期
2.核对解释	●携用物至床旁,核对病人,解释留取标本的目的及其配合方法
3.屏风遮挡	●遮挡病人,保护病人隐私,消除病人的紧张情绪,以便于配合
4.排空膀胱	●避免排便时尿液排出,大小便混合,影响检验结果
5.收集粪便标本	
▲常规标本	●嘱病人排便于清洁便盆内,用竹签取少量异常粪便(约蚕豆大小)放入蜡纸盒内,腹泻者应取黏液部分;水样便应盛于容器中送检
▲培养标本	●嘱病人排便于消毒便盆内,用无菌棉签取粪便中央部分或黏液脓血部分2~5g置于培养瓶内,塞紧瓶塞送检;如病人无便意,可用无菌长棉签蘸生理盐水,由肛门插入6~7cm,顺一个方向轻轻旋转后退出,将棉签置于培养瓶内,盖紧瓶塞。
▲隐血标本	●嘱病人在检查前3d禁食肉类、肝脏、血类食品、含铁剂药物及绿色蔬菜等,以免产生假阳性反应。第4天,按照粪便常规标本留取法采集

续表 12-7

操作步骤	操作要点
▲寄生虫或虫卵标本	
（1）查寄生虫卵	●嘱病人排便于便盆内，用检便匙取不同部位带血或黏液粪便 5～10 g 送检
（2）服驱虫剂后或做血吸虫孵化检查	●留取全部粪便送检
（3）查阿米巴原虫	●应在采集前将容器用热水加温，便后连同容器立即送检，以免阿米巴原虫在低温下失去活力而难以找到
（4）检查蛲虫	●请病人睡觉前或清晨未起床前，将透明胶带贴在肛门周围处。起床时取下并将黏膜有虫卵的透明胶带面贴在载玻片上或将透明胶带对贴，立即送检验室做显微镜检查。因为蛲虫常在午夜或清晨爬到肛门处产卵，必要时连续数天采集
6. 清理用物	●用物按消毒、隔离要求处理，避免交叉感染
7. 及时送检	●记录粪便的性状、颜色、气味等
8. 洗手记录	

2. 注意事项

（1）粪便标本应新鲜，不可混入尿液。

（2）检查阿米巴原虫，在采集标本前几天，病人不可服用钡剂、油剂或含金属的泻剂，以免金属制剂影响阿米巴原虫卵或胞囊的显露。

（3）如为水样便，应盛于容器中送检。

【评价】

1. 根据检查项目，正确采集粪便标本。

2. 与病人进行良好的交流，取得合作。

四、痰标本的采集

痰液是肺泡、气管或支气管内的分泌物。正常情况下呼吸道内分泌物很少，当呼吸系统发生病变，呼吸道黏膜受到刺激后痰量增加，有痰咳出。痰液主要是由黏液和炎性渗出物组成，唾液和鼻咽分泌物虽可混入痰内，但并非痰液的组成成分。临床上为协助呼吸系统某些疾病的诊断，常采集痰标本，观察痰的颜色、气味、性质、量，检查痰内细胞、细菌、寄生虫等。临床上常用的痰标本有三种：常规痰标本、痰培养标本和 24 h 痰标本。

【目的】

1. 常规痰标本　采集痰标本做涂片，经特殊染色以检查细菌、虫卵或癌细胞（如涂片可找到革兰氏阳性肺炎球菌、肺吸虫虫卵或癌细胞）。

2. 痰培养标本　检查痰液的致病菌。

3. 24 h 标本　用于检查 24 h 的痰量，并观察痰液的性状，协助诊断。

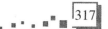

【评估】

1.病人的诊断、病情、治疗情况、排痰情况。

2.病人的意识、心理状态、合作程度、认知情况、自理能力。

3.病人的检查项目、目的。

【计划】

1.护士准备 衣帽整齐,洗手,戴口罩,向病人解释标本采集的目的及采集前的注意事项。

2.用物准备 检验单,根据检验目的准备:

(1)病人能自行留痰者:常规痰标本备痰盒;痰培养标本备无菌容器、漱口溶液;24 h痰标本备容积约500 mL的清洁广口集痰容器。

(2)病人无法咳痰或不合作者:备集痰器、吸痰用物(吸引器、吸痰管)、生理盐水、手套,痰培养标本须备无菌用物。

3.环境准备 宽敞、整洁、明亮、安全、隐蔽。

4.病人准备 明确采集标本的目的、方法及注意事项,做好准备。

【实施】

1.操作流程 见表12-8。

表12-8 痰标本的采集

操作步骤	操作要点
1.核对化验单	●根据检验目的,选择容器,贴上化验单附联,注明科别、姓名、床号、检验目的和送检日期
2.核对解释	●携用物至床旁,核对病人,解释留取标本的目的、其配合方法
▲常规标本	
(1)病人能自行留痰者	
1)晨起漱口	●晨起漱口,去除口腔中杂质
2)咳出痰液	●深呼吸后用力咳出气管深处痰液
3)收集痰液送检	●将痰液收集于痰盒内,如查找癌细胞,应立即送检,也可用10%甲醛或95%乙醇固定后送检
(2)病人无法咳痰或不合作者	
1)取适当体位	●协助病人取适当体位
2)叩击背部	●自外向内,自下而上,叩击病人背部,帮助其咳痰
3)吸取痰液	●戴手套,将集痰器(图14-3)开口小管低的一端接吸痰管,开口小管高的一端连接吸引器,开动吸引器后痰液即被吸进集痰器内,吸取痰液2~5 mL,加盖

续表 12-8

操作步骤	操作要点
▲培养标本	
（1）病人能自行留痰者	●请病人晨起后漱口,先用漱口液漱口,再用清水漱口,深吸气后用力咳出气管深处的痰液于无菌集痰器内,盖好瓶盖。
（2）病人无法咳痰或不合作者	●同常规标本收集,物品均须无菌
▲24 h 标本	●从晨起未进食前(上午 7 点)漱口后开始留取第一口痰,至次晨(上午 7 点)未进食前漱口后留取第一口痰,注意不可将唾液、漱口水、鼻涕等混入,24 h 的全部痰液收集于容器内 ●为了避免痰液黏附在容器壁上,可在收集器内加少量水,但记录时应扣除加水的量
4. 清理用物	●按消毒、隔离要求处理,避免交叉感染
5. 及时送检,洗手、记录	

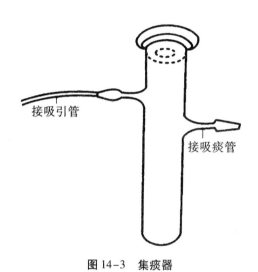

接吸引管

接吸痰管

图 14-3　集痰器

2. 注意事项

（1）标本采集前要了解检验目的、病人病情及合作程度,检查容器有无破损,是否符合检验目的。

（2）标本采集操作要规范,采集方法、采集时间和采集量要准确。如为痰培养标本,应严格无菌操作。

（3）采集痰液标本时勿混入唾液、漱口水、鼻涕。

（4）如伤口疼痛无法咳嗽,可用软枕或手掌轻压伤口,减轻肌肉张力,减轻咳嗽时疼痛。

（5）标本采集后要及时送检。

【评价】

1. 根据检查的项目,正确采集痰标本。

2. 采集痰培养标本应严格执行无菌操作。

3. 能够与病人进行交流,取得合作。

五、咽拭子标本的采集

【目的】

采取咽部及扁桃体上的分泌物做细菌培养或病毒分离。

【评估】

1. 病人的诊断、病情、治疗情况。

2. 病人的意识、心理状态、合作程度、认知情况、自理能力。

3. 取咽拭子培养的目的。

4. 病人进食的时间,避免在进食后 2 h 内采集标本,以防引起呕吐。

【计划】

1. 护士准备　衣帽整齐,洗手,戴口罩,向病人解释标本采集的目的及采集前的注意事项。

2. 用物准备　检验单,根据检验目的准备无菌咽拭子培养管、酒精灯、火柴、压舌板、手电筒、手套、无菌生理盐水。

3. 病人准备　明确采集标本的目的、方法及配合事项。

4. 环境准备　宽敞、整洁、明亮。

【实施】

1. 操作流程　见表 12-9。

表 12-9　咽拭子标本的采集

操作步骤	操作要点
1. 核对化验单	●根据检验目的,选择容器,贴上化验单附联,注明科别、姓名、床号、检验目的和送检日期
2. 核对解释	●携用物至床旁,核对病人,解释留取标本的目的、配合方法
3. 采集咽拭子标本	●点燃酒精灯备用,戴手套,暴露咽喉部,请病人张口发"啊"音,必要时用压舌板压舌用培养管内的无菌长棉签擦拭腭弓两侧和咽、扁桃体上的分泌物
4. 消毒	●将试管口在酒精灯火焰上消毒,将棉签插入试管塞紧
5. 洗手、记录、送检	●若做病毒分离,应将标本保存于冰箱内

2. 注意事项

(1)严格无菌操作,防止标本污染,采集用无菌棉签不能触及其他部位。

(2)做真菌培养时,应在口腔溃疡面采集分泌物。

(3)为了防止呕吐,应避免在饭后 2 h 内进行。采集咽拭子标本时动作应轻稳、敏

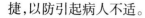

捷,以防引起病人不适。

(4)标本采集后要及时送检,防止标本污染。

【评价】

采集方法正确,病人无恶心、呕吐等不适。

六、呕吐物标本的采集

检查呕吐物有无病理改变。病人呕吐时,用弯盘或痰杯接留后及时送验。

考点纵横

A1 型题

1. 不符合标本采集原则的是(   )

A. 按医嘱送检各种标本   B. 采集前重新认真核对

C. 常规注明采集时间   D. 培养标本须放无菌容器中

E. 掌握正确的采集方法

2. 下列除哪项外均是留常规痰标本的目的(   )

A. 检查痰的一般性状   B. 查找虫卵

C. 查找细胞   D. 确定病菌

E. 协助呼吸道疾病的诊断

3. 做尿妊娠试验时,需留取何时尿标本(   )

A. 晨尿   B. 12 h 尿量

C. 24 h 尿量   D. 上午 10 点尿液

E. 与时间无关

A2 型题

4. 病人,男性,14 岁。晨起眼睑水肿,排尿不适,疑为急性肾小球肾炎,须做尿蛋白定量,在标本中应加入的防腐剂为(   )

A. 甲醛   B. 冰醋酸

C. 甲苯   D. 浓硫酸

E. 浓盐酸

5. 病人,男性,20 岁。高热 5 d,可疑败血症,医嘱做血培养,其目的是(   )

A. 查血中白细胞数量   B. 查血中红细胞数量

C. 测转氨酶活性   D. 查心肌酶活性

E. 找致病菌

6. 病人,女性,29 岁,白血病,化疗过程中因口腔溃疡须做咽拭子培养,采集标本的部位应选(   )

A. 两侧腭弓   B. 扁桃体

C. 悬雍垂   D. 溃疡面

E. 咽部

参考答案:1~6. CDACED

(张红艳)

第十五章
病情观察与危重病人抢救

学习目标

1. 能够正确叙述吸氧法、洗胃法的操作方法;抢救工作的管理及抢救设备;病情观察的方法及内容。
2. 明确吸氧法、吸痰法、洗胃法的定义;吸氧法、洗胃法的注意事项。
3. 能够正确实施吸氧法、洗胃法。

病情观察是指护理人员通过感觉器官或辅助工具获得有关病人信息的过程,是护理危重病人的先决条件。通过观察,对病人的病史和现状进行全面系统的评估,对病情做出综合分析和判断,为病人的诊断治疗护理和并发症的预防提供依据。

危重病人是指病情严重,随时可能发生生命危险的病人。危重病人的病情严重而危急,变化迅速,随时可能出现危及生命的征象,如大出血、突然昏迷、心搏骤停、窒息等病人。因此,抢救与配合治疗是护理危重病人的关键,抢救的质量直接关系到病人的生命和生存质量。护理人员必须熟练掌握心肺复苏、吸氧、吸痰、洗胃、人工呼吸等常用的抢救技术,熟悉抢救程序,以确保抢救工作及时、准确、有效地进行。同时还要及时准确、认真地记录好病人的病情和抢救过程。

第一节　病情观察

一、病情观察的目的

1. 为疾病的诊断、治疗和护理提供科学依据　疾病对机体的损害达到一定程度后,机体便会产生一定的反应,即产生不同症状和体征。护理人员通过对这些表现及其发展过程的观察,进行综合分析,为诊断、治疗提供依据,也为确定护理诊断和制订护理计划提供可靠的依据。

2. 有助于判断疾病的发展趋向和转归　病情的轻重与病人的表现有一定关系,借助于病情观察,可预测疾病的发展趋向和转归。

3. 了解治疗效果和用药反应 在疾病治疗过程中,病情的好转常表示治疗护理有效,反之,为无效。用药后常可出现不良反应,甚至中毒反应。如用青霉素可产生过敏反应,使用化疗药物可产生肝、肾的毒性反应。护理人员必须密切观察这些反应。

4. 及时发现危重症病人病情变化的征象 病人的病情可随疾病治疗过程发生变化,常可出现突变或并发症,应严密观察并随时捕捉其先兆。例如,腹部手术后病人出现体温升高、腹胀、腹痛,就要观察有无炎症、瘘或梗阻等病情变化。如观察细致,可及时发现和处理,使病人转危为安。

二、病情观察的内容

(一)一般情况的观察

1. 面容与表情 疾病可使人的面容和表情发生变化,观察病人的面部表情有助于了解疾病的性质、病情的轻重缓急和病人的精神状态。正常人表情自然,神态安逸。疾病可以改变人的表情和面容,当疾病发展到一定程度时可以表现出特征性的表情与面容。

(1)急性面容 病人表现为面色潮红、呼吸急促、兴奋不安、口唇干裂、表情痛苦等,见于急性热病的病人。

(2)慢性病容 病人表现为面色苍白或灰暗、面容憔悴、精神萎靡、双目无神等,见于肺结核、慢性肝病、恶性肿瘤等慢性消耗性疾病的病人。

(3)病危面容 表现为面色苍白或铅灰,面容枯槁,表情淡漠,双目无神、眼眶凹陷、鼻骨嵴耸,常见于严重休克、大出血、脱水、急性腹膜炎等病情严重的病人。

(4)贫血面容 表现为面色苍白,唇舌及结膜色淡,表情疲惫乏力,见于各种类型的贫血病人。

(5)二尖瓣面容 表现为双颊紫红,口唇发干,见于风湿性心脏病的病人。

2. 饮食与营养 危重病人机体分解代谢增强,能量消耗大,应注意观察病人的食欲、进食量以及饮食习惯、进食后反应、有无特殊饮食嗜好或偏食等,并通过皮肤、毛发、皮下脂肪和肌肉发育情况来综合判断其营养状况。

3. 体位 体位是指个体在卧位时所处的一种状态,分为主动体位、被动体位、强迫体位三种。病人的体位与疾病密切相关,对某些疾病的诊断具有一定的指导意义。多数病人可采取主动体位;极度衰竭或昏迷的病人呈被动体位;急性腹痛病人常双腿卷曲,以减轻腹部疼痛,呈被迫体位。

4. 姿势与步态 姿势即举止的状态,步态是指走动式所表现的姿态。观察病人,如突然出现步态改变则提示是病情变化的征兆之一。

5. 皮肤与黏膜 应注意评估病人皮肤的颜色、弹性、温度、湿度及完整性,观察有无发绀、黄疸、出血、水肿、皮疹、皮下结节、囊肿、压疮等情况。

6. 休息与睡眠 观察病人休息的方式、睡眠的习惯,有无睡眠形态、时间的变化,是否有难以入睡、易醒、失眠、梦游、嗜睡等现象。

7. 呕吐 注意观察呕吐的时间、方式、次数及呕吐物的颜色、量、性质、气味等,必要时留取标本,及时送检。

8. 排泄物 包括尿液、粪便、痰液、汗液等,应注意观察其性状、颜色、量、次数、气味等。

(二)生命体征的观察

动态观察生命体征,及时发现并处理其异常变化,对危重病人的护理具有重要意义。

1.体温的变化　体温突然升高,多见于急性感染的病人;体温低于 35.0 ℃,见于休克和极度衰竭的病人;持续高热、超高热、体温持续不升均表示病情严重。

2.脉搏的变化　应注意观察病人脉搏的频率、节律、强弱的变化,如出现脉率低于 60 次/min 或高于 140 次/min,以及间歇脉、脉搏短绌、细脉等,均表示病情有变化。

3.呼吸的变化　应注意观察病人呼吸的频率、节律、深浅度、音响等的变化,如出现呼吸频率高于 40 次/min 或低于 8 次/min,以及潮式呼吸、间停呼吸等,均是病情危重的表现。

4.血压的变化　应注意监测病人的收缩压、舒张压、脉压的变化,特别是观察高血压及休克病人的血压具有重要意义。如收缩压持续低于 70 mmHg 或脉压低于 20 mmHg,多见于休克病人;如收缩压持续高于 180 mmHg 或舒张压持续高于 110 mmHg,是重度高血压的表现。

(三)中心静脉压的观察

中心静脉是指胸腔内上、下腔静脉的压力。与静脉张力和右心功能有关,不能反映左心功能。正常值:5～12 cmH_2O(1 cmH_2O=0.1 kPa);小于 2～5 cmH_2O 表示右心房充盈不佳或血容量不足;大于 15～20 cmH_2O 表示右心功能不良。

(四)意识的观察

意识是大脑高级神经中枢功能活动的综合表现,即对环境的知觉状态。正常意识为语言清楚,思维合理,对时间、地点、人物判断正确。意识障碍是指个体对外界环境的刺激缺乏正常反应的精神状态。凡影响大脑功能活动的疾病均会引起不同程度的意识改变。根据其轻重程度可分为:嗜睡、意识模糊、昏睡、昏迷。

1.嗜睡　病理性的持续睡眠,能被轻度刺激和语言所唤醒,醒后能正确答话及配合体格检查,但刺激停止后又复入睡。是最轻度的意识障碍。

2.意识模糊　其程度较嗜睡深,病人表现为思维语言不连贯,对自己和周围环境漠不关心,答话简短迟钝,表情淡漠,对时间、地点、人物的定向力完全或部分发生障碍,可出现错觉、幻觉、躁动不安、谵妄等。

3.昏睡　是中度意识障碍,病人处于熟睡状态,不易唤醒,只有通过强烈刺激如压迫眶上神经或摇动身体才能唤醒,醒后答话含糊不清,答非所问,停止刺激后很快入睡。

4.昏迷　是最严重的意识障碍,也是病情危重的信号按其程度可分为:

(1)浅昏迷　随意运动丧失,对周围事物及声光刺激均无反应,但对强烈的刺激,如压迫眶上切迹可出现痛苦表情;角膜、瞳孔、吞咽、咳嗽等反射均存在;呼吸、血压、脉搏等一般无明显改变;二便潴留或失禁。

(2)深昏迷　意识完全丧失,对任何强烈刺激均无反应,腱反射、吞咽、咳嗽、瞳孔等反射均丧失,四肢肌肉松软,大小便失禁,生命体征亦出现不同程度的障碍,呼吸不规则,有暂停或叹息样呼吸,血压下降。

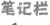
（五）瞳孔的观察

瞳孔的变化是颅内疾病、药物中毒等病情变化的一个重要指征。观察瞳孔应注意两侧的形状、大小、边缘对称性及对光反应等。

1. 瞳孔的形状及大小

（1）正常瞳孔在自然光线下为 2~5 mm，圆形，两侧等大、等圆，边缘整齐。

（2）病理情况下直径小于 2 mm 称为瞳孔缩小，小于 1 mm 为针尖样瞳孔；双侧瞳孔缩小见于有机磷农药、吗啡、氯丙嗪等药物中毒；单侧瞳孔缩小常提示同侧小脑幕裂孔疝。直径大于 5 mm 为瞳孔扩大，见于颅内压增高、颅脑损伤、颠茄类药物中毒及濒死状态；一侧瞳孔扩大、固定常提示同侧颅内病变，见于颅内血肿、脑肿瘤等引起的小脑幕裂孔疝。

2. 瞳孔对光反应

（1）正常瞳孔对光反应灵敏，光亮处缩小，昏暗处扩大。

（2）瞳孔大小不随光线的刺激而发生变化时，称对光反应消失，常见于深昏迷或危重病人。

（六）自理能力的观察

自理能力是指人们进行自我照顾的能力。观察病人的自理能力时需要观察病人的活动能力及活动耐力，有无医疗、疾病的限制以及是否借助轮椅或义肢等辅助器具。根据病人进食、个人卫生、行走、如厕、上下床等日常生活活动的自理程度将自理能力分为完全依赖、协助、自理三个等级。

（七）心理状态

危重病人由于病情危重、采取多种急救措施等，常会产生多种心理反应。心理状态的观察包括病人语言和非语言行为、思维能力、认知能力、情绪状态、感知情况、对疾病的认识、价值观和信念等，危重病人的情绪反应常有焦虑、恐惧与忧郁。主要观察如有无记忆力减退、思维混乱、反应迟钝、语言、行为怪异等情况以及有无焦虑、忧郁、恐惧、绝望等情绪状态。

（八）其他

其他如常见症状（疼痛、咳嗽、咯血等）、特殊检查、治疗反应的观察等。

三、病情观察的方法

1. 沟通　病人的心理状态和精神面貌与疾病的治疗及愈后的结果有密切的关系，不良的心理状态会导致其他身心疾病的产生。与病人有效沟通，观察病人非语言行为；会谈中注意其言谈内容和病人语言的表达方式及语音、语调；还可直接提问以了解精神状况；必要时进行心理测试和智力测验。

2. 护理体检　常用视、触、叩、听方法，但在腹部检查是按视、听、叩、触步骤，格拉斯哥昏迷评分、肌力评分及日常生活能力评分。

第二节 危重病人的抢救及护理

危重病人的抢救是护理工作中一项重要而紧急的任务,护士必须从思想上、组织上、物质上、技术上做好充分准备,遇有危重病人应当争分夺秒、当机立断、全力以赴地进行抢救。危重病人身体极度虚弱,抵抗力差,必要时应设专人护理,并将观察结果和治疗经过,详细记录于护理记录单上,以供医生做诊疗参考和采取相应的护理措施。

一、抢救工作的管理与抢救设备

(一)抢救工作的管理

1.组织管理　抢救工作应有严密的组织、合理的分工和必要而完善的设备,建立严格的抢救组织和管理制度是保证高质量、高效率地抢救病人的重要措施之一。

(1)立即指定抢救负责人,组成抢救小组。

(2)即刻制订抢救方案,医生、护士共同参与制订,使危重病人能及时、迅速得到抢救。护士应根据病人的情况制订抢救护理计划,明确护理诊断与预期目标,确定护理措施,解决病人现存的或潜在的健康问题。

(3)认真做好核对工作,各种急救药物须经两人核对,核对正确方可使用。执行口头医嘱时,需向医生复述一遍,双方确认无误后方可执行,抢救完毕需及时由医生补写医嘱和处方。

(4)做好抢救记录和查对工作,要求字迹清晰、及时准确、详细全面,注明执行时间与执行者。做好交接班制度,保证抢救和护理措施的落实。

(5)安排护士随医生参加每次查房、会诊、病例讨论,了解危重病人的抢救过程,配合治疗和护理。

2.急救设备的管理

(1)专人保管　各类物品有专人负责保管。

(2)五定　各种物品须定点存放,严格执行物品"五定制度",即定数量品种、定人保管、定点安置、定期消毒灭菌、定期检查维修,做好交接班工作。

(3)分类放置　急救药品按其作用分类定位放置,标签和安瓿上的药品含量必须醒目,每日补足规定的备用量。

(4)定期检查　定期检查和修设备,定期清洁和消毒,保证应急使用性能完好。

(5)班班清点　重要物品和麻醉药品应清点交班。

(6)熟练掌握　抢救室护士应能熟练掌握各种设备、机器的使用,操作方法及排除简单故障。

(二)抢救设备及用物

1.急救设备　包括吸氧设备、电吸引器、电除颤器和心脏起搏器、呼吸机和简易呼吸器、心电图机和心脏监护仪、多头插销盘(接电源用)、心肺脑复苏用板、洗胃机、人工气胸器和闭式引流装置、抢救车。

2.抢救车物品

（1）各种急救用药如中枢兴奋药、升压药、强心药、抗心律失常药、止血药、止痛镇静药、解毒药、激素类药、脱水剂等（表15-1）。

（2）无菌物品，如各种无菌急救包(气管切开包、胸腔及腹腔穿刺包、导尿包、心脏按摩包、气管插管包)；各种注射器；各种型号气管插管、导管及针头；橡胶手套、刀、剪等。

（3）消毒用物、开口器、压舌板、舌钳、手电筒、喉镜、止血带、绷带、夹板、宽胶布、吸痰管。

3.其他　用物如火柴、酒精灯、立灯、多头电插座盘、输液架及紫外线灯等。

表 15-1　常用急救药品

类别	药物
中枢兴奋药	尼可刹米、山梗菜碱等
升压药	去甲肾上腺素、盐酸肾上腺素、间羟胺、多巴胺等
降压药	利血平、肼屈嗪、硫酸镁注射液等
强心剂	去乙酰毛花苷丙(西地兰)、毒毛旋花子苷 K 等
抗心律失常药	利多卡因、维拉帕米、普鲁卡因胺
血管扩张药	甲磺酸酚妥拉明、硝酸甘油、硝普钠、氨茶碱等
止血药	卡巴克洛(安络血)、酚磺乙胺(止血敏)、维生素 K_1、氨甲苯酸、垂体后叶素、巴曲酶等
止痛镇静药	哌替啶(杜冷丁)、苯巴比妥(鲁米那)、氯丙嗪(冬眠灵)、吗啡等
解毒药	阿托品、解磷定、氯解磷定、亚甲蓝(美蓝)、二硫基丙醇、硫代硫酸钠等
抗过敏药	异丙嗪、苯海拉明、氯苯钠、阿司咪唑
抗惊厥药	地西泮(安定)、异戊巴比妥钠、苯巴比妥钠、硫喷妥钠、苯妥英钠、硫酸镁等
脱水利尿药	20% 甘露醇、25% 山梨醇、尿素、呋塞米(呋喃苯胺酸、速尿)、依他尼酸钠等
碱性药	5% 碳酸氢钠、11.2% 乳酸钠
其他	氢化可的松、地塞米松、0.9% 氯化钠、各种浓度的葡萄糖溶液、低分子右旋糖酐、平衡液、10% 葡萄糖酸钙、氯化钾、氯化钙等

二、常用抢救技术

(一)氧气吸入法

氧是生命活动所必需的物质,如果组织得不到足够的氧或不能充分利用氧,组织的代谢、功能甚至形态结构都可能发生异常改变,这一过程称为缺氧。氧气吸入技术是指通过给氧,提高机体动脉血氧分压和血氧饱和度,增加动脉血氧含量,纠正各种原因造成的缺氧状态,促进组织新陈代谢,维持机体生命活动的一种治疗方法。

1.缺氧的分类

(1)低张性缺氧　由于吸入气体中氧分压过低、肺通气障碍、静脉血分流入动脉引起。主要特点为动脉血氧分压降低,使动脉吸氧含量减少,组织供氧不足。常见于慢性阻塞性肺疾病、先天性心脏病。

(2)血液性缺氧　由于血红蛋白数量减少或性质改变,造成血氧含量降低或血红蛋白结合的氧不易释放所致。常见于贫血、一氧化碳中毒、高铁血红蛋白症等。

(3)循环性缺氧　由于组织血流量减少,组织供氧量也减少所致。常见于休克、心力衰竭等。

(4)组织性缺氧　由于组织细胞利用氧异常所致,常见于氰化物中毒等。

以上四种缺氧中,低张性缺氧的效果最好。

2.适应证　血气分析检查是给氧的最客观的指标,动脉血氧分压(PaO_2)正常值为 80~100 mmHg,动脉血二氧化碳分压($PaCO_2$)正常值为 35~45 mmHg,当病人PaO_2低于 50 mmHg 时,应给予吸氧。

3.缺氧程度的判断　根据缺氧的临床表现及血气分析检查判断缺氧的程度(表15-2)。

表 15-2　缺氧程度与症状

程度	$PaCO_2$(mmHg)	PaO_2(mmHg)	发绀	呼吸困难	神志
轻度	>50	50~70	轻度	不明显	清楚
中度	>70	35~50	明显	明显	正常或烦躁不安
重度	>90	35 以下	显著	严重、三凹明显	昏迷或半昏迷

(1)轻度低氧血症　PaO_2>50 mmHg,SaO_2>80%,无发绀,一般无须给氧。若有呼吸困难,可给予低浓度(氧流量 1~2 L/min)氧气。

(2)中度低氧血症　PaO_2 30~50 mmHg,SaO_2 60%~80%,有发绀,呼吸困难,需氧气治疗。

(3)重度低氧血症　PaO_2<30 mmHg,SaO_2<60%,显著发绀,呼吸极度困难,出现三凹征,是氧疗的绝对适应证。

4.氧疗的种类　临床用氧时,常根据缺氧及是否伴有二氧化碳分压升高来决定氧疗种类。

(1)低中浓度氧疗　又称控制性氧疗,吸氧浓度<40%,适用于低氧血症伴二氧化碳潴留的病人,如慢性阻塞性肺疾病、慢性呼吸衰竭的病人。呼吸中枢对二氧化碳增高的反应很弱,呼吸的维持主要依靠缺氧刺激外周化学感受器。如果给予高浓度的氧吸入,低氧血症迅速解除,同时也解除了缺氧兴奋呼吸中枢的作用,导致进一步呼吸抑制,加重二氧化碳的潴留,甚至发生二氧化碳麻醉;另外,由于缺氧的消除,通气低下部位的血流反而增加,使已失调的通气灌注比例障碍更为严重,导致$PaCO_2$进一步增高。所以,这类病人需采用控制性氧疗。

(2)中等浓度氧疗　吸氧浓度为 40%~60%,适用于有明显通气血流比例失调或显著弥散障碍的病人,如肺水肿、心肌梗死、休克等。

（3）高浓度氧疗　吸氧浓度>60%,适用于单纯缺氧而无二氧化碳潴留的病人,如成人呼吸窘迫综合征、心肺复苏后。

（4）高压氧疗　指在高压氧舱内,以 0.2～0.3 MPa 的压力,给予 100% 氧浓度的氧吸入,适用于一氧化碳中毒、气性坏疽等。

氧浓度与氧流量的换算:氧浓度（%）= 21+4×氧流量（L/min）。

5. 供氧装置

（1）氧气筒及其装置

1）氧气筒　氧气筒为柱形无缝钢筒,筒内可耐高压达 14.7 MPa,容纳氧约 6 000 L（图 15-1）。在氧气筒的顶部有总开关,可控制氧气的放出,使用时,将总开关向逆时针方向旋转 1/4 周,即可放出足够的氧,不用时可顺时针方向将总开关旋紧。在氧气筒颈部的侧面,有一气门与氧气表相连,是氧气自筒中输出的途径。

2）氧气表　①压力表:从表上的指数能测知筒内氧气的压力,压力越大,则说明氧气储存量越多;②减压器:是一种弹簧自动减压装置,将来自氧气筒内的压力减低至 0.2～0.3 MPa,使流量平衡,保证安全,便于使用;③流量表:用于测量每分氧气流出量,流量表内装有浮标,当氧气通过流量表时,浮标上浮,浮标上端平面所指刻度为每分钟氧气的流出量;④湿化瓶:用于湿润氧气,以免呼吸道黏膜干燥。瓶内装入 1/3 或 1/2 的冷蒸馏水,通气管浸入水中;⑤安全阀:由于氧气表的种类不同,安全阀有的在湿化瓶上端,有的在流量表的下端,当氧气流量过大、压力过高时,内部活塞即自行上推,使过多的氧气由四周小孔流出,以保证安全。

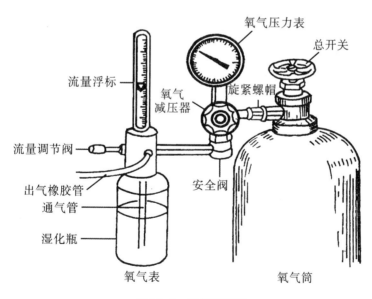

图 15-1　氧气筒装置

（2）氧气管道化装置（中心供氧装置）　医院氧气集中由供应站负责供给,设管道至病房、门诊、急诊等。供应站有总开关控制,各用氧单位配流量表,连接流量表即可使用。

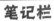
（3）其他

1）氧立得　是一种便携式制氧器,于1990年问世。原理为制剂A和催化剂B在反应仓中与水产生化学反应制造出氧气。优点是:①制氧纯度高,完全符合医用标准,纯度>99.0%;②供养快,立用立得,方便快捷;③易操作:制氧器结构简单,易学易会;④好携带:制氧器小巧轻灵(加水后仅500 g),便于携带。缺点是:维持时间短(一次反应制出氧气仅维持20 min),因此病人如需要反复用氧,要不断更换制剂。

2）小型氧气瓶　小型瓶装医用氧,同医院用氧一样,系天然纯氧。具有安全、小巧、经济、实用、方便等特点。有各种不同容量的氧气瓶,如2 L、2.5 L、4 L、8 L、10 L、12 L、15 L等尤其适用于冠心病、肺心病、哮喘、支气管炎、肺气肿等慢性疾病病人的家庭氧疗。

3）氧气枕　氧气枕是一长方形橡胶枕,枕的一角有一橡胶管,上有调节器可调节氧流量,氧气枕充入氧气,接上湿化瓶即可使用。此法可用于家庭氧疗、危重病人的抢救或转运途中,以枕代替氧气装置。

4）高压氧舱　为一圆筒形耐压舱体,分手术舱、治疗舱和过渡舱三部分,舱内充满高压氧气。利用特殊的加压舱,使病人处于高于一个大气压的环境中吸入高浓度氧。

6.氧气吸入法　氧疗技术包括鼻导管给氧技术、鼻塞吸氧技术、面罩吸氧技术、头罩吸氧技术等。

（1）鼻导管吸氧技术　有单侧鼻导管给氧法和双侧鼻导管给氧法两种。①单侧鼻导管给氧法:是将一根细氧气鼻导管插入一侧鼻孔,经鼻腔到达鼻咽部,末端连接氧气的供养方法。鼻导管插入长度为鼻尖至耳垂的2/3(图15-2)。此法病人不易耐受,且导管对鼻腔产生压力而易被分泌物堵塞。因而目前不常用。②双侧鼻导管给氧法:是将双侧鼻导管插入鼻孔内约1 cm,导管环固定稳妥即可(图15-3)。此法使用简单,对病人刺激性小,适用于长期吸氧者。

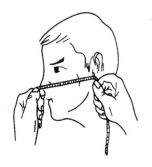

图15-2　单侧鼻导管给氧法
鼻导管插入长度为自鼻尖至耳垂的2/3

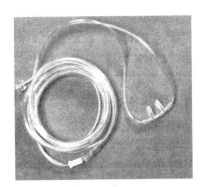

图15-3　双侧鼻导管

（2）鼻塞吸氧技术　鼻塞是一种用塑料制成的球状物,有单侧和双侧鼻塞,将鼻塞塞入鼻前庭内给氧。此法刺激性小,病人较为舒适,且两侧鼻孔可交替使用。

（3）面罩吸氧技术　将面罩置于病人的口鼻部供氧,氧气自下端输入,呼出的气体从面罩两侧孔排除。氧流量要求是6 L/min。

笔记栏

（4）头罩吸氧技术　将病人头部置于头罩里,罩面上有多个孔,可以保持罩内一定的氧浓度、温度和湿度。头罩与颈部之间要保持适当的空隙,防止二氧化碳潴留及重复吸入。此法主要用于小儿。

（二）氧疗监测

1.实验室检查　主要观察氧疗后,PaO_2、$PaCO_2$、SaO_2可作为氧疗监测的客观指标。

2.缺氧症状　病人由烦躁不安转为安静、心率变慢、血压上升、呼吸平稳、皮肤红润湿暖、发绀消失,说明缺氧症状改善。

3.氧气装置　检查氧气装置无漏气,各部分连接紧密。

4.氧疗副作用　当氧浓度高于60%、持续时间超过24 h,可能出现氧疗副作用。常见的副作用有:

（1）氧中毒　其特点是肺实质的改变,主要表现为胸骨下不适,疼痛,灼热感,继而出现呼吸增快、恶心、呕吐、干咳、气管支气管炎。预防措施为避免长时间、高浓度吸氧,动态观察吸氧疗效,定时进行血气分析,及时发现和对症处理。

（2）肺不张　吸入高浓度氧气后,肺泡内的氮气被置换,一旦支气管有阻塞时,其所属肺泡内的氧气被肺循环血液吸收,造成肺泡塌陷,引起吸入性肺不张。主要症状为烦躁、心率及呼吸增快、血压上升,严重时出现呼吸困难、发绀,甚至昏迷。预防措施为控制吸入氧浓度,防治呼吸道感染,吸氧同时鼓励病人做深呼吸,咳嗽,经常翻身,叩背,防止分泌物滞留。

（3）呼吸道分泌物干燥　氧气为干燥气体,如持续吸入未经湿化且浓度较高的氧气,可致呼吸道黏膜干燥分泌物黏稠,不易咳出,且有损纤毛运动。预防的关键是应加强吸入氧气的湿化,定期做雾化吸入。

（4）晶状体后纤维组织增生　仅见于新生儿,以早产儿多见。其发生机制是由于吸入高浓度氧,导致视网膜血管收缩,视网膜纤维化,继而出现不可逆转的失明。因此,在氧疗时应控制氧浓度和吸氧时间。

（5）呼吸抑制　鉴于Ⅱ型呼吸衰竭病人,由于$PaCO_2$长期处于高水平,呼吸中枢失去了对二氧化碳的敏感性,呼吸的调节主要依靠缺氧对周围化学感受器的刺激来维持,吸入高浓度氧,解除了缺氧对呼吸的刺激作用,使呼吸中枢抑制加重,甚至呼吸停止。因此,对Ⅱ型呼吸衰竭病人,应给予低浓度、低流量(1～2 L/min)给氧,维持PaO_2在60 mmHg即可。

【目的】

纠正各种原因造成的缺氧状态,促进组织的新陈代谢,维持机体生命活动。

【评估】

1.病人年龄、病史、意识、治疗等情况。

2.病人缺氧程度、血气分析结果。

3.病人鼻腔有无分泌物堵塞、有无鼻中隔偏曲等情况。

4.病人心理状态、合作程度。

【计划】

1.护士准备　衣帽整洁,修剪指甲,洗手,戴口罩。

2.用物准备

(1)供氧装置　氧气筒及氧气表或流量表(管道氧气装置)。

(2)治疗盘内备　鼻导管、纱布、棉签、治疗碗、弯盘、别针、胶布、扳手、用氧记录单、笔。

3.环境准备　整洁、安静、舒适。

4.病人准备　了解操作目的,愿意合作,有安全感。体位舒适,情绪稳定。

【实施】

1.操作流程　见表15-3。

表15-3　氧气吸入法

操作步骤	操作要点
▲装表	
(1)检查	●将氧气筒置于氧气架上,检查"空"、"满"标识
(2)吹尘	●打开总开关,使小量氧气从气门冲出,清洁气门,随即关闭总开关
(3)装表	●将氧气表与氧气筒的气门连接并旋紧,使氧气表直立于氧气筒旁
(4)连接湿化瓶及橡胶管	●连接湿化瓶并旋紧,连接出气橡胶管
(5)检查	●检查流量开关并确认为关闭状态,打开总开关,检查氧气装置无漏气、流出通畅,关闭流量开关,推至病房备用。
▲吸氧	
(1)单侧鼻导管法	
1)核对解释	●携用物至床旁,核对姓名、床号向病人解释,以便取得合作
2)评估并清洁鼻腔	●评估鼻腔并用湿棉签清洁
3)连接	●将鼻导管与氧气表的出气管相连
4)测量长度	●单侧鼻导管吸氧,鼻导管插入长度为自鼻尖至耳垂的2/3;双侧鼻导管吸氧插入病人鼻腔1 cm
5)调节氧流量	●根据病情调节氧流量。给氧时应先调流量后插管
6)检查并湿润鼻导管	●导管置于小水杯内,湿润鼻导管并检查鼻导管是否通畅
7)插管	●将鼻导管自鼻孔轻轻插至鼻咽部(双鼻导管或鼻塞可插至鼻前庭)
8)固定	●将鼻导管固定于鼻翼及面颊部,用别针将氧气橡胶管定固于病人上衣的肩部(双鼻导管将导管环绕病人耳部向下放置,根据情况调整松紧度)
9)记录	●记录开始吸氧的时间、氧流量、护士签全名
10)观察吸氧情况	●缺氧症状、实验室指标、氧气装置是否漏气、有无出现氧疗副作用

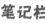

续表 15-3

操作步骤	操作要点
（2）双侧鼻导管法	
用棉签清洁病人双侧鼻腔,将双侧鼻导管与输氧管连接,调节氧流量,检查鼻导管是否通畅,再将鼻导管插入病人两侧鼻腔内并加以固定。其余同单侧鼻导管法	●此法使用简单,对病人刺激性小,适用于长期吸氧者
▲停氧	●评估病人缺氧改善情况,并向病人解释
（1）评估、解释	●取下别针和胶布,用纱布包住鼻导管,拔出时并清洁鼻部
（2）拆除固定	●停氧时应先拔管后关闭氧气流量开关。
（3）关闭流量开关	●记录停止吸氧的时间、氧流量、护士签全名
（4）记录	●整理床单位
（5）安置病人	●一次性用物消毒后集中处理,防止交叉感染
（6）整理用物	●氧气压力表指针降至 0.5 MPa 时不可再用,应卸表
▲卸表	
（1）关闭总开关	
（2）开流量开关	●放出余气
（3）关闭流量开关	●当压力表和流量表指针均归零时再关闭流量开关
	●卸湿化瓶和通气管放入消毒液中浸泡
	●将"空"标识悬挂于氧气筒上
（4）卸湿化瓶和氧气橡胶管	
（5）悬挂标识	

【注意事项】

1. 安全用氧　使用氧气过程中要严格遵守操作规程,注意用氧安全,做到四防,即防震、防油、防火、防热。氧气筒内的压力很高,为 14.7 MPa,在搬运时避免倾倒撞击,防止爆炸。氧气筒应放在阴凉处,在氧气筒周围严禁烟火和易燃品,至少距明火 5 m,暖气 1 m。氧气表及螺旋口上勿涂油,也不用带油的手拧螺旋,避免引火燃烧。

2. 注意观察吸氧过程中病人的脉搏、血压、精神状态、皮肤颜色、温度与呼吸方式及测定氧饱和度、动脉血气分析判断疗效,选择适当的用氧浓度。还要注意观察氧气装置是否通畅,有无漏气,有无氧疗副作用。

3. 调节流量　正确使用氧气,给氧时应先调流量后插管,停氧时应先拔管后关闭氧气开关,用氧过程中若改变流量应先分离鼻导管,再调流量,以免开错开关,使大量氧气冲入呼吸道会损伤肺组织。

4. 定时更换　持续鼻导管给氧的病人,鼻导管应每日更换 2 次以上,双侧鼻孔交替插管,以减少鼻黏膜刺激,要及时清除鼻腔分泌物以防堵塞鼻导管;鼻塞给氧应每日更换;面罩给氧应 4~8 h 更换 1 次。

5.不可用尽　氧气表压力指针降至 0.5 MPa 时不可再用,以防灰尘进入,再次充气时发生爆炸。

6.悬挂标志　对已用空和未用的氧气筒应分别注明"空"或"满"的标志,便于及时储备和避免急需时错取而影响抢救。

【评价】

1.病人愿意配合、有安全感。

2.病人及家属了解用氧的相关知识。

3.病人缺氧症状改善。

4.未见呼吸道损伤及其他意外发生。

（三）吸痰法

吸痰法是利用机械吸引的方法,经口腔、鼻腔、人工气道将呼吸道分泌物吸出,以保持呼吸道通畅,预防吸入性肺炎、肺不张、窒息等并发症发生的一种方法。临床上用于年老体弱、危重、昏迷、麻醉未清醒前等各种原因引起的不能有效咳嗽者。常用方法有咽喉部麻醉后直接用导管或气管插管、气管切开后用导管连接电动吸引器或负压吸引系统吸痰。

临床上常用的吸痰装置有中心负压吸引装置、电动吸引器两种。中心负压吸引装置是将吸引器管道连接到各病床床单位,使用时只需接上吸痰瓶装置和吸痰导管,开启开关,即可吸取,十分方便。

电动吸引器装置是由马达、偏心轮、气体过滤器、压力表、安全瓶、储液瓶组成。安全瓶和储液瓶可储液 1 000 mL,瓶塞上有两个玻璃管,并有橡胶管相互连接。接通电源后,可使瓶内呈负压,将痰吸出。

【目的】

清除呼吸道分泌物,保持呼吸道通畅,预防并发症发生。

【评估】

1.病人年龄、病情、意识、治疗等情况。

2.病人呼吸、痰量、口腔、鼻腔情况、痰液黏稠度。

3.病人心理状态、合作程度。

【计划】

1.护士准备　衣帽整洁,洗手,戴口罩。

2.用物准备

(1)吸痰装置　电动吸引器或中心负压吸引装置

(2)治疗盘内备　有盖罐 2 只(1 只盛无菌生理盐水、1 只盛 12~14 号消毒吸痰管数根)、弯盘、消毒纱布、无菌血管钳及镊子、手套,必要时备压舌板、开口器、舌钳、电插板等。

(3)环境准备　整洁、安静、安全。

(4)病人准备　愿意合作,有安全感。

笔记栏

【实施】

1. 操作流程　见表 15-4。

表 15-4　吸痰法

操作步骤	操作要点
1. 核对解释	●向病人(清醒者)或家属(昏迷病人)解释取得合作
2. 开吸引器,调节负压	●一般成人 300 ~ 400 mmHg;儿童<30 mmHg
3. 检查病人口腔、鼻腔	●若口腔吸痰有困难,可由鼻腔吸引
4. 体位	●病人头部转向　侧,面向操作者
5. 打开吸痰管	●暴露末端,右手戴上手套保持无菌
6. 连接	●右手持吸痰管与吸引管连接
7. 试吸	●用左手拇指控制吸引阀门,吸痰管浸入生理盐水中试吸
8. 吸痰	●一手反折吸痰导管末端,另一手用无菌血管钳(镊)持吸痰管前端,插入口咽部(10 ~ 15 cm),然后放松导管末端,快速地开启吸引阀门做间歇性吸引,旋转手法边吸边退,先吸口咽部分泌物,再吸气管内分泌物,若气管切开吸痰,注意无菌操作,先吸气管切开处,再吸口(鼻)部。吸氧或休息片刻(约 3 min)后可再次吸引,但最多不过 4 次。切忌上下多次抽动,以免缺氧,一般单次吸引时间为 5 ~ 8 s,不宜超过 15 s
9. 抽吸	●吸痰管退出时,用生理盐水抽吸,以免分泌物堵塞吸痰导管
10. 观察	●气道是否通畅,病人的反应
11. 安置病人	●擦净脸部分泌物,体位舒适,整理床单位
12. 整理用物	●将吸引管头浸泡于消毒液中,手套及吸痰管按一次性物品处理
13. 记录	●洗手后记录

2. 注意事项

(1)严格执行无菌操作,吸痰用物每天更换 1 ~ 2 次,吸痰导管每次更换,做好口腔护理。

(2)操作时注意观察病情,观察气道是否通畅,病人的面色、呼吸、心率、血压,吸出痰液的色、质、量等并记录。

(3)选择粗细适宜的吸痰管,吸痰管不宜过粗,特别是小儿吸痰时。

(4)插管时不可用负压,吸痰动作要轻,避免损伤呼吸道黏膜。

(5)每次吸痰时间<15 s,吸痰前后可增加氧气的吸入,以免造成缺氧。

(6)痰液黏稠时,可配合叩击、雾化吸入等方法稀释痰液。

【评价】

1. 病人愿意配合,有安全感。

2. 病人呼吸道痰液及时吸出、气道通畅、呼吸功能改善。

3. 呼吸道黏膜未发生机械性损伤。

(四)洗胃法

洗胃法是指将胃管由口腔或鼻腔插入胃内,反复灌入洗胃溶液而达到冲洗并排出胃内容物目的的一种方法。

【目的】

1. 解毒:用于清除急性服毒或食物中毒病人的胃内毒物或刺激物,减少毒物吸收。在服毒后 6 h 内洗胃效果最佳。

2. 减轻幽门梗阻病人的胃黏膜水肿。幽门梗阻病人饭后常有滞留现象,引起上腹胀满、恶心、呕吐等不适症状,通过洗胃将胃内滞留食物洗出,可减轻胃黏膜水肿和炎症,以减轻病人的痛苦。

3. 为某些手术或检查的病人做准备,如胃肠道手术前。

【评估】

1. 病人中毒情况,如摄入毒物的种类、剂型、浓度、量、中毒时间及途径等,是否曾经呕吐过以及是否采取其他处理措施。如遇病情危重者,应首先进行维持呼吸循环的抢救,然后再洗胃。

适应证:非腐蚀性毒物中毒,如有机磷、安眠药、重金属类与生物碱等及食物中毒的病人。

禁忌证:强腐蚀性毒物(如强酸、强碱)中毒、肝硬化伴食管胃底静脉曲张、胸主动脉瘤、近期内有上消化道出血及胃穿孔病人禁忌洗胃;上消化道溃疡、癌症病人不宜洗胃。

2. 病人生命体征。

3. 意识、瞳孔的变化。

4. 病人心理状态及合作程度。

【计划】

1. 护士准备　衣帽整洁,洗手,戴口罩。

2. 用物准备

(1)灌洗液　根据毒物性质准备拮抗性溶液(表15-5),毒物性质不明时,可备温开水或等渗盐水,量 10 000 ~ 20 000 mL,温度 25 ~ 38 ℃。

表 15-5　各种药物中毒的灌洗溶液(解毒剂)和禁忌药物

中毒药物	解毒用灌洗液	禁忌药物
酸性物	镁乳、蛋清水、牛奶	强酸药物
碱性物	5%醋酸、白醋、蛋清水、牛奶	强碱药物
氰化物	饮3%过氧化氢溶液后引吐,1:(15 000 ~ 20 000)高锰酸钾	
敌敌畏	2% ~ 4%碳酸氢钠、1%盐水,1:(15 000 ~ 20 000)高锰酸钾洗胃	
DDT、666	温开水或生理盐水洗胃 50%硫酸镁导泻	油性泻药

续表 15-5

中毒药物	解毒用灌洗液	禁忌药物
1605、1059 4049(乐果)	2%～4%碳酸氢钠洗胃	高锰酸钾
美曲膦酯	1%盐水或清水洗胃,1∶(15 000～20 000)高锰酸钾洗胃	碱性药物
酚类	用温开水、植物油洗胃至无酚味为止	
煤酚皂	洗胃后多次服用牛奶、蛋清保护胃黏膜	
苯酚(石炭酸)	1∶(15 000～20 000)高锰酸钾洗胃	
巴比妥类(安眠药)	1∶(15 000～20 000)高锰酸钾洗胃,硫酸钠导泻	
异烟肼	1∶(15 000～20 000)高锰酸钾洗胃,硫酸钠导泻	
灭鼠药(磷化锌)	1∶(15 000～20 000)高锰酸钾洗胃,0.1%硫酸铜洗胃;0.5%～1%硫酸铜溶液每次 10 mL,每 5～10 min 服一次,配合用压舌板等刺激舌根引吐	鸡蛋、牛奶、脂肪及其他油类食物

①蛋清水可黏附于黏膜或创面上,从而起保护作用,并可使病人减轻疼痛。②1605、1059、乐果(4049)等中毒者禁用高锰酸钾洗胃,否则可氧化成毒性更强的物质。③美曲膦酯遇碱性药物可分解出毒性更强的敌敌畏,其分解过程中随碱性的增强和温度的升高而加速。④巴比妥类药物采用硫酸钠导泻,是利用其在肠道内形成的高渗透压,而阻止肠道水分和残存的巴比妥类药物的吸收,促其尽早排出体外。硫酸钠对心血管和神经系统没有抑制作用,不会加重巴比妥类药物的中毒。⑤磷化锌中毒时,口服硫酸铜可使其成为无毒的磷化铜沉淀,阻止吸收,并促进其排出体外,磷化锌易溶于油类物质,忌用脂肪性食物,以免促使磷的溶解吸收

(2)口服催吐法用物　①治疗车上放置量杯、压舌板、水温计、弯盘、塑料围裙或橡胶单;②洗胃溶液:根据毒物性质准备拮抗性溶液,毒物性质不明时,可备温开水或等渗盐水,量 10 000～20 000 mL,温度 25～38 ℃;③水桶 2 只(一只盛洗胃液,一只盛污水);④必要时准备洗漱溶液。

(3)胃管洗胃法用物　①治疗盘铺治疗巾内放置无菌洗胃包(内有胃管、镊子、纱布)、棉签、量杯;外放置橡胶单、治疗巾、胶布、润滑油、弯盘、水温计,必要时备无菌压舌板、开口器、牙垫、舌钳、检验标本容器或试管、毛巾等。②洗胃溶液同口服催吐法,水桶 2 只(一只盛洗胃液,一只盛污水)。③漏斗胃管洗胃法需另备漏斗胃管。④电动吸引器洗胃法另备:电动吸引器、"Y"形三通管、调节夹或止血钳、输液架、输液瓶、输液导管。

3.环境准备　病人床单位周围要宽敞,必须时围帘或屏风遮挡。

4.病人准备

(1)向病人解释操作目的和程序,是清醒且合作病人知道怎样配合操作,以减轻病人痛苦。

(2)若有活动义齿应先取出。

【实施】

1.操作流程　见表 15-6。

表 15-6　洗胃法

操作步骤	操作要点
▲口服催吐法	●常用于病情较轻,能主动配合的病人
（1）体位	●协助病人取合适坐位,围好围裙污物桶置坐位前
（2）准备	●围好围裙、取下义齿、置污物桶于病人座位前或床旁
（3）自饮灌洗液	●嘱病人自饮大量洗胃液,一次饮液量为 300~500 mL
（4）催吐	●自呕或使用压舌板压其舌根催吐
（5）结果	●反复进行,直至吐出的液体澄清无味为止,表示毒物或胃内容物基本洗净
▲胃管洗胃法——漏斗胃管洗胃法	●口腔有疾患、不能张口等由鼻腔插入,昏迷者按昏迷病人插管术进行
（1）体位	●协助病人取适合卧位,围好围裙或铺好橡胶单及治疗巾,弯盘置于口角旁,污物桶之床旁。中毒较轻者取半卧位;中毒较重者取左侧卧位;昏迷病人取平卧位,头偏向一侧并用压舌板、开口器撑开口腔,置牙垫于上下磨牙之间,如有舌后坠,可用舌钳将舌拉出
（2）插入胃管	●插入长度为前额发际至剑突的距离,润滑胃管前 1/3 段,由口腔插入 45~55 cm 证实胃管在胃内后,胶布固定。插管动作轻、稳、准,尽量减少对病人的刺激
（3）灌洗	●置漏斗低于胃部水平的位置,挤压橡皮球,先抽尽胃内容物尔后举漏斗高过头部 30~50 cm,将洗胃液缓慢倒入漏斗内 300~500 mL,当漏斗内剩余适量溶液时,速将漏斗降至胃部位置以下,并倒向污水桶内
（4）结果	●如此反复灌洗直至洗出液澄清无味为止
▲胃管洗胃法——电动吸引器洗胃法(图 15-4)	●利用负压吸引原理,吸出胃内容物
（1）接通电源	●检查负压吸引功能
（2）连接	●输液管与"Y"形管主管相连,洗胃管及储液瓶的引流管分别与"Y"形管两个分支相连,夹紧输液管,检查各连接处有无漏气。将灌洗液倒入输液瓶内,挂于输液架上
（3）插管	●同漏斗胃管洗胃法
（4）开动吸引器	●吸引器负压保持在 100 mmHg 左右,以免过高损伤胃黏膜,中毒物质不明时,留取胃内容物送检,已确定毒物性质
（5）关闭吸引器	●夹紧储液瓶的引流管,开放输液管,使洗胃液流入胃内 300~500 mL
（6）夹紧输液管	●开放引流管,开动吸引器,吸出灌洗液
（7）结果	●反复灌洗直至洗出澄清无味为止

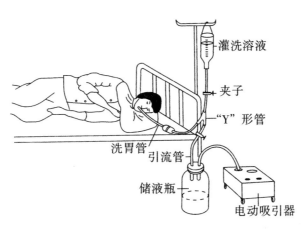

灌洗溶液

夹子

"Y"形管

洗胃管
引流管

储液瓶

电动吸引器

图 15-4　电动吸引器洗胃法

2. 注意事项

（1）急性中毒病人,应先迅速采用口服催吐法,必要时进行胃管洗胃,以减少毒物吸收。

（2）中毒物质不明时,先抽吸胃内容物送检,以确定毒物性质,然后选用温开水或生理盐水洗胃,待毒物性质明确后,再用对抗剂洗胃。

（3）中毒较轻者取坐位或半坐卧位,较重者取左侧卧位,昏迷病人取平卧位,头偏向一侧。

（4）洗胃液的温度控制在 25~38 ℃之间,因随着温度增高,毒物吸收也会增快。

（5）每次灌入量以 300~500 mL 为宜,如灌入量过多引起急性胃扩张,胃内压增加,加速毒物吸收;突然的胃扩张还可兴奋迷走神经,反射性地引起心搏骤停。过少则延长洗胃时间,不利于抢救的进行。

（6）若病人误服强酸或强碱等腐蚀性药物,则禁忌洗胃,以免导致胃穿孔。可遵医嘱给予药物解毒或物理对抗剂,如豆浆、牛奶、米汤、蛋清水等,以保护胃黏膜。

（7）肝硬化伴食管胃底静脉曲张、近期曾有上消化道出血、胃穿孔的病人,禁忌洗胃;食管阻塞、消化性溃疡、胃癌等病人不宜洗胃;昏迷病人洗胃应谨慎,可采用去枕平卧位,头偏向一侧,以防窒息。

（8）为幽门梗阻病人洗胃,宜在饭后 4~6 h 或空腹时进行,并记录胃内潴留量,以便了解梗阻情况,为静脉输液提供参考。

（9）洗胃过程中,应随时观察病人病情变化,注意有无洗胃并发症,发现异常,应立即停止洗胃,并采取相应急救措施。

【评价】

1. 病人胃内毒物得到最大程度的清除。

2. 病人无误吸和急性胃扩张发生。

3. 病人中毒症状得以缓解或控制,健康信心增强。

（五）人工呼吸器的使用

人工呼吸器是进行人工呼吸的最有效的方法之一,采用人工或机械装置产生通

笔记栏

气,用以代替、控制或改变病人的自主呼吸运动,达到维持和增加机体通气量、改善换气、减轻呼吸机做功,纠正低氧血症的目的。

常用于各种原因所致的呼吸停止或呼吸衰竭的抢救以及麻醉期间的呼吸管理。

【目的】

1.维持和增加机体通气量。

2.纠正威胁生命的低氧血症。

【用物】

1.简易呼吸器 由呼吸囊、呼吸活瓣、面罩及衔接管等组成。

2.人工呼吸机 分定容型、定压型、混合型(现大医院多用多功能人工呼吸机)等。

【实施】

1.操作流程 见表15-7。

表15-7 人工呼吸器的使用

操作步骤	操作要点
1.核对解释	●将用物携至床边。认真核对病人并做好解释
2.检查性能	●检查简易呼吸器或人工呼吸机性能
3.清理气道	●清理呼吸道分泌物
4.辅助呼吸	
▲简易呼吸器人工呼吸法	●用于各种原因所致的呼吸骤停(简易呼吸器见图15-5)
(1)开放气道	●解开衣领、腰带,使病人平卧,头向后仰,托起下颌,扣紧面罩
(2)挤压通气	●挤压呼吸囊,使空气自气囊进入肺部;放松气囊,肺内气体经活瓣排出,反复有规律地挤压与放松 ●挤压频率以 16～20 次/min 为宜
▲人工呼吸机人工呼吸法	●用于危重病人需长期进行循环、呼吸支持者
(1)检查	●通电开机、开氧气阀门,检查机器有无漏气和启动运转情况
(2)调节参数	●根据需要调节各预置参数(表15-8)
(3)连接气道	●呼吸机与病人气道紧密相连
(4)观察	●观察病情及呼吸机运行情况,若病人两侧胸壁运动对称,呼吸音一致且机器与病人的呼吸同步,则提示呼吸机已进入正常工作。通气量不足:病人可出现烦躁不安、多汗、血压升高、脉搏加速;通气量适宜:病人安静、呼吸合拍、血压、脉搏正常
(5)停机准备	●自主呼吸恢复,准备停用呼吸机前,先要适当减少呼吸机通气量,呼气末正压降至最低水平 ●根据病情循序渐进延长脱机时间

续表 15-7

操作步骤	操作要点
(6)撤离呼吸机	●撤离呼吸机后,呼吸机和急救物品应暂留置床边,以备急用
5. 整理	●整理床单位及用物、洗手
6. 记录	●记录呼吸机参数、时间、效果及病人反应

表 15-8　呼吸机主要参数选择

项　目	数　值
呼吸频率	10～16 L/min
每分通气量	8～10 L/min
潮气量	10～15 mL/kg(一般在 600～800 mL)
吸/呼时比	1∶(1.5～2)
通气压力	0.147～1.96 kPa(一般<2.94 kPa)
吸入氧浓度	30%～40%(一般<60%)

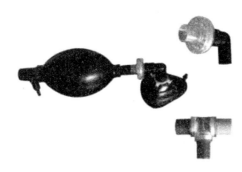

图 15-5　简易呼吸器

2. 注意事项

(1)密切观察病情变化:观察病人的生命体征、尿量、意识状态、原发病情况、心肺功能、是否有自主呼吸及呼吸机是否与之同步等,了解通气量是否合适。

(2)观察呼吸机工作情况:检查呼吸机各管路连接是否紧密,有无脱落,有无漏气,各参数是否符合病人需要。

(3)保持呼吸道通畅:充分湿化吸入的气体,防止呼吸道干燥、分泌物黏稠堵塞,鼓励病人咳嗽、深呼吸,协助危重病人及时翻身、拍背,促进痰液的排出,必要时吸痰。

(4)定期监测病人血气分析及电解质的变化。

(5)预防和控制感染:每日更换呼吸机各管道,更换螺纹管、呼吸机接口、雾化器等,并用消毒液浸泡消毒;病室空气用紫外线照射 1～2 次/d,15～30 min/次;病室的地面、病床、床旁桌等,用消毒液擦拭 1～2 次/d。

(6)做好生活护理:病人生活不能自理,护士应帮助病人做好口腔护理、皮肤护

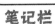

理、眼睛护理,保证安全,加强营养及水分的摄入,必要时采用鼻饲或静脉营养。

【评价】

1.病人呼吸道保持通畅,能维持有效的呼吸,循环得以支持。

2.护士能正确地使用人工呼吸器。

三、危重病人的支持性护理

1.密切观察病情变化　根据病人病情定时测量并记录生命体征的变化,有条件可使用监测仪器进行持续监测,以便及时采取有效的措施。如病人出现呼吸及心搏骤停,应立即通知医生,进行人工呼吸和胸外心脏按压等抢救措施。

2.保持呼吸道通畅　指导并协助清醒病人定时做深呼吸、变换体位或轻叩背部法,以促进痰液排出。昏迷病人应将头偏向一侧,并及时用吸引器吸出呼吸道分泌物,以防误吸而导致呼吸困难,甚至窒息。

3.加强临床生活护理

(1)眼的护理　对眼睑不能自行闭合的病人,可涂金霉素眼膏或覆盖凡士林纱布,以防角膜干燥而导致角膜炎、结膜炎或溃疡的发生。

(2)口腔护理　保持病人口腔清洁,每日做口腔护理2～3次,可预防口腔疾病,增进病人的食欲。

(3)皮肤护理　对长期卧床的病人,定时协助病人翻身、擦洗、按摩,保持皮肤干燥,保持床单平整,避免局部组织长期受压,预防发生压疮。

(4)肢体活动　长期卧床的病人,如病情允许,应指导并协助病人做肢体的被动运动或主动运动,每日2～3次,同时进行按摩,以促进血液循环,增加肌肉张力,防止出现肌肉萎缩、关节强直、静脉血栓等并发症。

4.补充营养和水分　保证病人有足够的营养及水分的摄入,以增强抵抗力。对自理缺陷的病人,应协助其进食;对不能经口进食的病人,可采用鼻饲法或给予静脉营养;对各种原因造成体液不足的病人,应注意补充足够的水分。

5.维持排泄功能　协助病人进行大小便。如出现尿潴留,可先采取诱导的方法,必要时进行导尿,以减轻病人痛苦;如进行留置导尿,应保持引流通畅,妥善安置引流管和集尿袋,防止泌尿系统感染。如病人便秘,可进行简易通便或灌肠。

6.保持引流管通畅　危重病人身上常会安置多种引流管,如胃肠减压管、留置导尿管、伤口引流管等,应注意妥善放置,防止扭曲、受压、脱落,以确保引流通畅。

7.注意安全　对谵妄、躁动不安、意识丧失的病人,应合理使用保护具,以防坠床或自行拔管,确保病人安全。对牙关紧闭或抽搐的病人,可用牙垫或压舌板放于上、下白齿之间,以防舌咬伤;同时,室内光线宜暗,工作人员动作宜轻,以避免外界刺激而引起病人抽搐。

8.心理护理　护士应根据病人的具体情况和心理特点,关心、同情、理解、尊重病人,通过耐心细致的工作,恰当地利用语言及非语言的功能,消除不良因素的影响,使病人以最佳的心理状态配合治疗和护理,尽快恢复健康。

考点纵横

A1 型题

1. 用吸痰管进行气管内吸痰的方法是(　　)

A. 自上而下抽吸　　　　　　B. 自下而上抽吸

C. 上下移动吸痰抽吸　　　　D. 固定于一处抽吸

E. 左右旋转向上提吸

2. 不属于轻度缺氧的表现是(　　)

A. 轻度发绀　　　　　　　　B. 神智清楚

C. 明显呼吸困难　　　　　　D. 动脉血氧分压 50 mmHg

E. 动脉血二氧化碳分压 54 mmHg

3. 面罩给氧时,氧流量和氧浓度分别是(　　)

A. 0.5～1 L/min,10%～20%　　B. 1～2 L/min,20%～30%

C. 2～3 L/min,30%～40%　　　D. 2～4 L/min,50%～60%

E. 4～6 L/min,50%～60%

4. 采用单侧鼻导管给氧时,鼻导管插入深度为(　　)

A. 鼻尖至耳垂的长度　　　　B. 鼻尖至耳垂长度的1/2

C. 鼻尖至耳垂长度的1/3　　　D. 鼻尖至耳垂长度的2/3

E. 发际至鼻尖长度的2/3

5. 适宜洗胃的是(　　)

A. 幽门梗阻病人　　　　　　B. 肝硬化伴食管胃底静脉曲张病人

C. 胃癌病人　　　　　　　　D. 食管阻塞病人

E. 消化性溃疡病人

6. 中毒洗胃时先抽吸再灌洗的主要目的是(　　)

A. 减少毒物吸收　　　　　　B. 防止胃管阻塞

C. 防止急性胃扩展　　　　　D. 送检毒物测其性质

E. 防止灌入气管

A2 型题

7. 张某,患肺心病伴呼吸衰竭,临床表现为呼吸困难,并伴有精神,神经症状,给氧的方法是(　　)

A. 低流量,低浓度持续给氧　　B. 乙醇湿化给氧

C. 加压给氧　　　　　　　　D. 低流量间断给氧

E. 高浓度高流量给氧

8. 病人,男,64岁,因心力衰竭入院,突然心搏骤停,使用简易呼吸器时,应使病人取(　　)

A. 仰卧位　　　　　　　　　B. 去枕仰卧位

C. 去枕仰卧,头偏向一侧　　　D. 平卧,头后仰,托起下颌

E. 仰卧位,头偏向一侧

A3 型题(9～10题共用题干)

王女士,20岁,因失恋情绪低落,服毒自杀被家人发现后立即送往医院,病人意识清楚,但拒绝说出毒物名称。

9. 对王女士首先应采取的抢救措施是(　　)

A. 口服催吐　　　　　　　　B. 胃管洗胃

C.注洗器洗胃   D.服蛋清中和

E.饮过氧化氢引吐

10.病人烦躁,拒绝从口进液,强行下漏斗胃管洗胃首先应(　　)

A.动员病人告知毒物   B.从胃管吸取胃内容物送检

C.一次灌入1 000 mL液体   D.液体排出不畅应挤压胃部

E.用2%碳酸氢钠洗胃

参考答案: 1～5. ECEDA   6～10. AADAB

（余　雪）

第十六章

临终病人护理

学习目标

1. 能够辨识濒死病人的临床表现。
2. 能陈述濒死、脑死亡、临终关怀的概念。
3. 掌握死亡过程的分期。
4. 能够识别临终病人的生理、心理变化,并给予针对性的护理。
5. 能正确完成尸体护理,态度严肃认真。
6. 明确尸体护理的注意事项。
7. 了解对临终病人家属的安抚与护理。

　　人的生命都要经历从生到死的自然过程,死亡对任何人来说都是不可避免的客观现象,是人生旅途的终点站。护理工作贯穿于人生的每一个阶段,临终阶段也不例外。在人生的最后阶段帮助临终病人坦然面对死亡,尽可能满足其身心需要,使之有尊严、安详地走完人生最后的旅程。同时,对临终病人的家属给予心理疏导和安慰,缓解家属悲伤情绪,保持身心健康。

第一节　临终关怀概述

一、临终关怀

　　现代的临终关怀始于 20 世纪 60 年代。1967 年,由桑德斯博士首创的世界著名的临终关怀机构——圣克里斯多弗临终关怀医院(St. Christopher's Hospice)在英国伦敦成立,被誉为"点燃了世界临终关怀运动的灯塔",对世界各国开展临终关怀运动产生了重大影响。此后,美国、法国、日本、阿根廷、加拿大等国家先后建立临终关怀医院和相关机构。

　　我国临终关怀工作始于 20 世纪 80 年代。1988 年,我国第一个临终关怀研究机构——天津临终关怀研究中心成立。同年,上海诞生了中国第一所临终关怀医院——

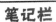

南汇护理院。1993 年,在山东烟台成立了"中国心理卫生协会临终关怀专业委员会"。这些都标志着我国已跻身于世界临终关怀研究与实践的行列。我国的临终关怀事业正朝着理论深入化、教育普及化、实施适宜化和管理规范化方向发展。

(一)临终关怀的概念

1. 临终 又称濒死。一般认为,在现有的医学救治条件下,病人经过积极治疗仍无生存希望,直至生命结束之前这段时间称"临终"阶段。此期的护理即为临终护理。

2. 关怀 指关心,含有帮助、爱护、照顾的意思,是一种社会及亲属对临终者总体的、特殊的、人文的态度,自始至终体现了人道主义精神。

3. 临终关怀 又称善终服务,是指向临终病人及其家属提供包括生理、心理和社会等方面的全面医疗和护理照顾。其目的是满足临终病人身心需要,使其痛苦减轻,恐惧与不安减轻,舒适度增加,生命质量提高,使之有尊严、安详地度过人生旅程的最后阶段,同时给予病人家属精神上的支持,从而坦然接受亲人即将离去的事实,平稳地度过哀伤期。

(二)临终关怀的理念

1. 以治病为主转为以对症处理为主的护理照顾 临终关怀针对的病人处于各种疾病的末期,治疗不再生效,生命即将结束。治疗的目的不是使临终病人免于死亡,而是通过姑息性治疗护理措施,控制症状,解除疼痛和不适,为他们提供全面的身心照料,使其缓解心理压力,得到最后的安宁。

2. 由延长病人生存时间转为提高病人生存质量 临终关怀不以延长病人的生存时间为重,而是让病人在有限的生存时间内,感受关怀,受到尊重,应为临终病人提供一个安适、有意义、有尊严、有希望的生活。丰富有限的生命时间,提高生命质量。

3. 尊重临终病人的尊严和权利 临终关怀强调尊重病人生命。在病人生命的最后阶段,个人尊严不应该因生命活力降低而被忽视,个人权利也不可因身体衰竭而被剥夺。在临终照料中,尊重他们的信仰和习俗,允许病人保留原有的生活方式,尽量满足其合理需求,维护和尊重他们的隐私。

4. 注重对病人及家属心理支持 细心观察临终病人和家属的心理反应,适时进行心理疏导,及时发现他们的需求,不忽视病人的微小愿望。让临终病人的亲人、子女、配偶陪伴在身边,提供亲情慰藉,情感支持。用爱心、耐心、关心、同情心服务于临终病人及其家属,使他们获得心理的支持与平衡,从而正视现实。

(三)临终关怀的组织形式

临终关怀可由一支跨学科的专业队伍(医生、护士、心理咨询师、社会工作者、法律顾问等)提供。目前我国临终关怀组织主要有三种:一是专门的临终关怀医院;二是在医疗机构内设临终关怀病房或病区(这是目前最主要的形式);三是家庭病房,提供家居镇痛治疗、心理辅导和护理指导。随着医学和护理模式的改变,世界人口老龄化趋势的加快,临终关怀已被社会广泛认可和重视,享受临终关怀是人的一项基本权利。

当前世界范围内临终关怀的服务形式呈现多样化、本土化的特点。我国正在探索符合我国国情的临终关怀服务方式和方法。从目前的发展状况来看,临终关怀病房的形式较为普遍。

二、临终病人的护理

（一）临终病人的生理变化与护理

1.临终病人的生理变化

（1）循环功能减退　表现为脉搏细弱、不规则，以至逐渐消失，心音低弱，血压下降，皮肤苍白、湿冷，口唇、指甲呈灰白或青紫色，四肢发绀。

（2）呼吸功能减退　呼吸表浅、急促或呼吸变慢而费力、张口呼吸及潮式呼吸等呼吸困难症状，呼吸道分泌物增多，出现痰鸣音及鼾声呼吸。

（3）胃肠功能减退　食欲缺乏、吞咽困难、呃逆、恶心、呕吐、腹胀、口干、脱水及体重减轻。还可发生大小便失禁、便秘或尿潴留等症状。

（4）感知觉和语言功能减退　视觉逐渐减退，由视觉模糊发展到只有光感，最后消失。语言逐渐困难、混乱。听觉往往是临终病人最后消失的感觉。

（5）肌张力丧失　出现吞咽困难、肢体瘫软无力、被动体位。出现希氏面容，表现为面肌消瘦、面部为铅灰色、下颌下垂、嘴微张、眼球内陷、上睑下垂、目光呆滞、瞳孔散大、对光反射迟钝或消失。

（6）意识改变　如病变未侵犯神经系统，病人可始终保持神志清醒；若病变在脑部，则很快出现嗜睡、意识模糊、昏睡或昏迷等意识障碍。

（7）疼痛　大部分临终病人主诉全身不适或疼痛，表现为烦躁不安，血压、心率改变，大声呻吟，出现疼痛面容。疼痛面容表现为五官扭曲、眉头紧锁、眼睛睁大或紧闭、双眼无神、咬牙等。

2.临终病人的护理措施

（1）改善呼吸功能　①拍背协助排痰，雾化吸入，必要时用吸引器吸痰，保持呼吸道通畅；②根据呼吸困难程度给予氧气吸入，纠正缺氧状态；③病情允许时可采取半坐卧位或抬高头与肩，昏迷者采取仰卧位，头偏向一侧或侧卧位。

（2）促进病人舒适　①维持良好舒适的体位，定时翻身按摩，预防压疮；②及时清除呕吐物和排泄物，保持床褥舒适、整洁，勤翻身，预防压疮的发生；③观察四肢颜色及温度变化，注意保暖；④加强口腔护理，保持口腔清洁卫生，口唇干裂者用棉签湿润口唇或用湿纱布覆盖口唇，有溃疡者酌情涂药，疼痛明显者可用稀释的利多卡因和氯己定溶液含漱。

（3）增进食欲加强营养　了解病人的饮食要求，尽量满足病人的最后饮食要求，给予半流质或流质饮食，必要时采用鼻饲或全胃肠外营养。

（4）减轻感知觉改变的影响　①为病人创造温暖、安静、舒适、整洁的环境，同时注意室内的绿化和美化。②及时擦去眼部分泌物，同时还应注意，对眼睑不能自行闭合者应保持其眼睛湿润，涂红霉素眼药膏或盖凡士林纱布，以保护角膜；注意瞳孔变化。③与病人交谈时，语调应柔和，语言要清晰，可多采用触摸病人等非语言沟通方式，减轻病人的孤独感，避免在病人周围窃窃私语。

（5）减轻疼痛　①观察疼痛的性质、部位、程度及持续时间；②护理人员应同情、安慰、鼓励病人，多与病人交谈沟通，稳定病人情绪，分散病人注意力以减轻疼痛；③协助病人选择减轻疼痛的最有效的方法。

（二）临终病人的心理变化与护理

美国心理学家库勒·罗斯博士将病人从获知病情到临终整个阶段的心理反应过程分为五个阶段，即否认期、愤怒期、协议期、忧郁期及接受期。根据不同阶段的心理变化给予相应的心理护理是临终病人护理的重点。

1.否认期（不，这不会是我） 当病人间接或直接了解到自己可能会死亡时，他第一个反应就是否认："不可能""他们一定是搞错了"，否认病情恶化的事实，希望出现奇迹。有的病人甚至到临终前的那一刻，仍在乐观地谈论未来的计划及病愈后的设想。

护理上要注意，既不要揭穿此期病人的病情，但也不能欺骗，应坦诚、耐心地回答病人的询问，维持病人适当的希望，促进其能尽快接受现实。医护人员应言语一致，减少病人怀疑逃避的机会。同时也要防备少数病人心理失衡，以扭曲方式对抗此期的负重感。

2.愤怒期（为什么是我？这不公平） 当病人经过短暂的否认而确定无望时，一种愤怒、妒忌、怨恨的情绪油然而起"为什么是我？这太不公平了"，于是把不满情绪发泄在接近他的医护人员及亲属身上。

对临终病人的这种"愤怒"，应该看成是正常的适应性反应，是一种求生无望的表现。作为医护人员要谅解、宽容、安抚、疏导病人，让其倾诉内心的忧虑和恐惧，切不可以"愤怒"回击"愤怒"。避免与病人发生正面冲突，但应制止其过激行为，以防发生意外。做好病人家属的工作，给予其宽容、关爱和理解。

3.协议期（请让我好起来，我一定……） 承认死亡的来临，为了延长生命，病人会提出种种"协议性"的要求，希望能缓解症状。有些病人认为许愿或做善事能扭转死亡的命运；有些病人则对所做过的错事表示悔恨。

此时应看到这种情绪对病人是有益的，他能积极合作，某种程度上延缓了死亡的来临。因此，尽可能地满足病人的需要，即使难以实现，也要做出积极努力的姿态。此期病人积极配合治疗，试图通过自己的合作及友善的态度改变命运，延长生命。护理上应给予更多的指导和关心，加强护理，尽量满足其合理要求。使病人更好地配合治疗，减轻痛苦，控制症状。

4.忧郁期（好吧，那就是我） 尽管采取多方努力，但病情日益恶化，病人已充分认识到自己接近死亡，心情极度伤感，抑郁寡欢。此时病人可能很关心死后家人的生活，同时急于交代后事。

对此期病人，允许其哀伤、痛苦和诉说他的哀情，并耐心倾听。同时还应鼓励与支持病人增加和疾病做斗争的信心和勇气。应多陪伴病人，使用非语言的交流方式给予病人一些安慰、关心和心理支持，并满足亲人陪伴的要求。安排亲朋好友见面、相聚，并尽量让家属陪伴身旁。注意安全，预防病人的自杀倾向。

5.接受期（好吧，既然是我，那就去面对吧） 经历了一切的努力、挣扎之后，病人的心情得到了舒缓，面对死亡已有准备，但身体已极度疲劳衰弱，常处于嗜睡状态，表情淡漠，却很平静。

护理中应尊重病人的意思，不要强迫交谈，并保持环境整洁、安静、舒适，减少外界干扰。继续保持对病人的关心、支持，尽可能帮助其完成未了心愿。加强生活护理，让其安详、平静地离开人间。

另外,恐惧是以上五个心理阶段中普遍存在的情绪反应,原因主要有两个:一是对死亡的未知恐惧,二是与亲人分离。护理人员应该帮助病人理解生死的必然性,死亡是不可抗拒的,生命的意义在于质量的好坏;耐心、真诚地倾听,坦诚温和地回答,使病人感觉到护士始终和他在一起,没有被抛弃。此外,为家属提供更多的陪护机会,尽最大可能让病人感受到亲情。

临终病人心理活动的五个发展阶段,并非前后相随,而是时而重合、时而提前或推后。因此,在护理工作中应掌握病人千变万化的心理活动,从而进行有效的护理。

三、临终病人家属的护理

(一)临终病人家属的心理反应

在临终关怀中,病人家属不仅承担着照顾病人的角色,而且也是医护人员的服务对象。临终病人家属从病人生病到濒死及死亡阶段,有着复杂的心理变化。病人的临终过程也是其家属心理应激的过程。临终病人常给他们的家属带来生理、心理、社会压力,临终病人家属在感情上难以接受即将失去亲人的现实,在行动上四处求医以求得奇迹出现,延长亲人的生命。当看到亲人死亡不可避免时,他们的心情十分沉重、苦恼、烦躁不安。临终病人家属可出现以下改变:

1. 个人目标推迟或放弃　一人生病,牵动全家。为了病人的治疗,家属要付出巨大的经济和精力支出,所以会对自我角色和承担的责任进行调整,在工作、事业、升学、就业等方面不得不暂时改变或放弃自己的目标。

2. 家庭中角色调整与适应　重新调整家庭有关成员的角色,如慈母兼严父、长姐如母、长兄如父等,以保持家庭的相对稳定。

3. 压力感增加与心力交瘁　在照料临终病人期间,家属因精神的哀伤,体力、财力的消耗,而感到心力交瘁。可能对病人产生欲其生又欲其死,省得连累全家的矛盾心理,这也常引起家属的内疚与罪恶感。长期照料病人减少了亲朋间的互动,社会性活动减少,加之又不能向病人吐露真实病情而只能压抑自己的哀伤,所以家属的身心压力很大。

家属与病人的接触最多,最能影响病人的情绪,一声叹息、一个眼神就能影响到病人的情绪。护士应告知病人家属其在病人护理过程中充当的重要角色,向家属解释病人五个发展阶段的情绪反应及应对措施,精心、耐心地照护病人,让其安详平静地离开人世。

(二)临终病人家属的护理

1. 满足家属照顾病人的需要　1986年,费尔斯特和霍克提出临终病人家属的需要:①了解病人病情、如何照顾等相关问题;②了解临终关怀医疗小组中哪些人会照顾病人;③参与病人的日常照顾;④确认病人受到临终关怀医疗小组良好照顾;⑤被关怀与支持;⑥了解病人死亡后相关事宜;⑦了解有关资源:经济补助、社会资源、义工团体等。

2. 鼓励家属表达感情　护理人员要与家属积极沟通,建立良好的关系,取得家属的信任。对于家属的过激言行给予容忍和谅解,避免纠纷的发生。

3. 指导家属对病人的生活照料　鼓励家属参与护理计划的制订,指导、解释、示范有关的护理技术,使家属在照料亲人的过程中获得心理慰藉,让病人感到亲情温暖。

4.协助维持家庭的完整性　协助家属在医院环境中安排平时的家庭活动,以增进家属的心理调适,保持家庭完整性,如共进晚餐、看电视、下棋等。

5.满足家属本身的需求　对家属多关心体贴,帮助其安排陪伴亲人期间的生活,尽量解决实际困难。

第二节　死亡的概念及分期

一、濒死和死亡的概念

1.濒死　濒死即临终,指病人在已接受治疗或姑息性治疗后,病情加剧恶化,各种迹象显示生命即将结束。

2.死亡　死亡是指个体生命活动和新陈代谢的永久性停止。传统医学认为,病人心跳、呼吸停止,瞳孔散大而固定,所有反射消失,心电波平直,即可宣告生命终止。

传统的死亡标准已经沿袭了数千年,但随着医学科学的发展,传统的死亡标准受到了强烈的冲击。现代医学表明,心跳、呼吸停止的人并非必死无疑,临床上可以通过及时、有效的心脏起搏、心内注射和心肺复苏等技术使部分病人生命得以挽救。但大脑功能受到不可逆的破坏,即使呼吸、心跳仍可依赖于机器维持,也只是保留了植物性生命,失去了人的本质特征。

3.脑死亡　脑死亡又称全脑死亡,包括大脑、中脑、小脑和脑干功能活动的不可逆停止。1968 年,在世界第 22 次医学大会上,美国哈佛大学医学院特设委员会提出了新的死亡概念,即脑死亡。脑死亡的诊断标准有四条:①不可逆的深度昏迷;②自发呼吸停止;③脑干反射消失;④脑电波消失(平坦)。凡符合以上标准,并在 24 h 内反复检查,结果无变化,排除体温过低(<32.2 ℃)及中枢神经系统抑制的影响,即可宣告脑死亡。

二、死亡过程的分期

死亡并不是生命的骤然结束,而是一个从量变到质变的过程。医学上一般将死亡分为濒死期、临床死亡期和生物学死亡期三个时期。

(一)濒死期

濒死期又称临终状态,是死亡过程的开始阶段。此期机体各系统的功能发生严重障碍,脑干以上的神经中枢功能丧失或深度抑制,而脑干以下的神经功能尚存。病人表现为意识模糊或丧失、心跳减弱、血压下降、呼吸微弱或出现间断呼吸、代谢紊乱、各种反应迟钝、肌张力丧失。

(二)临床死亡期

此期中枢神经系统的抑制过程已由大脑皮质扩散到皮质下部分,延髓处于极度抑制状态,表现为心跳、呼吸完全停止,瞳孔散大,各种反射消失,但各种组织细胞仍有微弱而短暂的代谢活动。此期一般持续 5 ~ 6 min,若得到及时有效的抢救治疗,生命仍有复苏的可能。若超过这个时间,大脑将发生不可逆的变化。但在低温条件下,临床死亡期可延长至 1 h 或更长时间。

(三)生物学死亡期

生物学死亡又称全脑死亡、细胞死亡或分子死亡,是死亡过程的最后阶段。人体组织细胞的新陈代谢完全停止,无任何复苏希望,并且尸体将出现以下变化:

1.尸冷　是最先发生的尸体现象,死亡后因体内产热停止,散热继续,体温逐渐降低称尸冷,死亡后体温的下降有一定的规律,一般死后 10 h 内尸温下降速度约为每小时 1 ℃,10 h 后为 0.5 ℃,大约 24 h 左右尸温与环境温度相同。尸温通常以直肠温度为标准。

2.尸斑　死亡后血液循环停止,由于地心引力的缘故,血液向身体的最低部位坠积,该处皮肤呈现暗红色斑块或条纹称尸斑。尸斑的出现时间是死亡后 2~4 h,12 h 后便发生永久性变色,尸斑常出现在尸体的最低部位。故尸体护理时,应注意仰卧,头下置枕,以防面部变色。

3.尸僵　尸体肌肉僵硬,并使关节固定称为尸僵。形成机制主要是三磷酸腺苷(ATP)酶的缺乏,即死后肌肉中 ATP 不断分解而不能再合成,致使肌肉收缩,尸体变硬。先由咬肌、颈肌开始,向下至躯干、上肢和下肢。尸僵一般在死后 1~3 h 开始出现,4~6 h 扩展到全身,12~16 h 发展至高峰,24 h 后尸僵开始减弱,肌肉逐渐变软,称为尸僵缓解。

4.尸体腐败　死后机体组织的蛋白质、脂肪和糖类因细菌作用而分解的过程称为尸体腐败。表现为尸臭、尸绿等,一般在死后 24 h 先在腹部出现,最后波及全身。气温高低可影响尸体腐败出现的时间和快慢。

第三节　死亡后的护理

一、尸体护理

尸体护理是对临终病人实施护理的最后步骤,是临终关怀的重要内容之一,也体现了人道主义精神和崇高的职业道德。尸体护理应在确认病人死亡,医生开具死亡诊断书后尽快进行。在尸体护理过程中,要尊重死者的遗愿,满足家属的合理要求。护士应尽心尽责地做好尸体护理工作及对家属进行心理疏导和情感支持。

【目的】

1.保持尸体整洁,维持良好的尸体外观,易于辨认。

2.安慰家属,减轻哀伤。

【评估】

1.病人诊断、治疗、抢救过程,死亡原因及时间。

2.死者的遗愿及家属的心理状态及合作程度。

3.尸体清洁程度,有无伤口及引流导管。

【计划】

1.护士准备　衣帽整洁、洗手、戴口罩和手套。

2.用物准备

(1)治疗盘内备血管钳、剪刀、填好的尸体识别卡3张(表16-1)、别针3枚、不脱脂棉适量、梳子、绷带、松节油,有伤口者准备敷料。

(2)治疗盘外备衣裤、尸单、脸盆、毛巾等,必要时备隔离衣和手套、屏风。

3.环境准备　安静、肃穆,必要时屏风遮挡。

表16-1　尸体识别卡

姓名_____	住院号_____	年龄_____	性别_____
病室_____	床号_____	籍贯_____	诊断_____
住址_____			
死亡时间_____年_____月_____日_____时_____分			
			_____医院
			护士签名_____

【实施】

1.操作流程　见表16-2。

表16-2　尸体护理

操作步骤	操作要点
1.操作准备	●携用物至床旁,屏风遮挡,尊重死者 ●劝慰家属暂时离开病室 ●撤去一切治疗用物
2.仰卧垫枕	●尸体仰卧,双臂放于身体两侧,放平支架,头下垫枕,防止头部淤血青紫。撤去被褥,留一大单或被套(撤去棉胎)遮盖尸体
3.整理遗容	●洗脸、闭合眼睑及嘴,可按摩、热湿敷眼周及下颌关节,如有义齿代为装上,必要时用多头绷带托住下颌,维持良好遗容
4.清洁全身	●脱去衣裤,依次擦洗上肢、胸、腹、背、臀及下肢,并用松节油清除胶布痕迹,有伤口者更换敷料,有引流管拔除后缝合或用蝶形胶布封闭并包扎
5.堵塞孔道	●用血管钳将不脱脂棉花塞入口、鼻、耳、阴道、肛门等孔道,防止体液外流,棉花勿外露,保持尸体整洁,无渗液 ●穿上衣裤、梳理头发,将第一张尸体识别卡系于腕部,撤去大单或被套
6.包裹尸体	●尸单包裹尸体,用绷带将胸、腰、踝部固定,将第二张尸体识别卡别在尸体胸前的尸单上
7.运送尸体	●盖上大单将尸体送至太平间,安置于停尸屉内,将第三张尸体识别卡挂在停尸屉外
8.终末消毒	●按终末消毒原则处理床单位、用物及病室
9.整理文件	●填写死亡通知单,将死亡时间填写在当日体温单40~42℃之间相应时间栏内,注销各种卡片,按出院手续办理结账
10.整理遗物	●清点遗物交给家属,若家属不在需两人核对登记,交护士长暂存。

笔记栏

2.注意事项

（1）尸体护理应在医生开出死亡诊断书、家属同意后尽快进行，以防僵硬。

（2）应维护尸体隐私权，不可暴露遗体，并安置自然体位。

（3）进行尸体护理时，态度要严肃认真，尊重死者，满足家属合理要求。

（4）传染病病人的尸体，应用消毒液擦洗，并用1%的氯胺溶液棉球填塞孔道，用一次性尸单包裹。

【评价】

1.尸体整洁，外观良好。

2.家属对尸体护理表示满意。

二、丧亲者的护理

（一）丧亲者的心理反应

丧亲者是指死者的直系亲属。对于丧亲者，最亲近的人永远离开，是一种非常痛苦的经历，根据安格乐（Engel）理论，丧亲者的心理反应可分为六个阶段。

1.冲击与怀疑期　此期特点是拒绝接受丧亲事实，感觉麻木、否认，此期在意外死亡事件中表现得最为明显。

2.逐渐承认期　意识到亲人确已死亡，继而出现空虚、自责、发怒和哭泣等痛苦表现，此期典型特征是哭泣。

3.恢复常态期　丧亲者带着悲痛心情着手处理死者后事。

4.克服失落感期　此期丧亲者设法克服痛苦的空虚感，常常回忆过去的事情。

5.理想化期　此期丧亲者为过去对已故者所做得不好的行为感到自责。

6.恢复期　此期大部分功能恢复，但哀伤的心情仍然存在，常常追思已故亲人。

（二）影响丧亲者调试的因素

影响丧亲者心理调试的因素是多方面的，如丧亲者对死者的依赖程度、死者病程的长短、年龄大小、宗教信仰、失去亲人后的生活改变、亲朋好友的支持等。护理人员应充分理解丧亲者的感受，给予必要的支持与安抚。

（三）丧亲者的护理

1.做好尸体护理抚慰丧亲者　认真做好尸体护理体现对死者的尊重，对生者的抚慰。尸体的护理要充分体现人道主义精神，尊重死者，这是对丧亲者的极大安慰。

2.心理疏导与精神支持　死亡是病人痛苦的结束，而丧亲者则是悲哀的高峰，必将影响其身心健康和生存质量。护理人员应鼓励家属宣泄情感，认真倾听其诉说，及时耐心疏导，做出全面评估，鼓励丧亲者之间互相安慰，使其意识到安排好未来的工作和生活是对亲人最好的悼念。

3.尽量满足丧亲者的需要　提供生活指导、建议，协助解决实际困难，如经济问题、家庭组合等，使丧亲者感受人世间的温暖。对无法实现的要求，要耐心劝慰。争取社会各方面的支持，帮助解决实际问题。

4.鼓励多参加社会活动　建立新的社会关系和培养新的兴趣爱好。

5.对丧亲者进行随访　在病人死后2周、2个月、半年，甚至1年内，临终关怀机

笔记栏

构可通过信件、电话、访视等对死者家属进行追踪随访,给予必要的鼓励和支持。

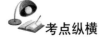

A1 型题

1. 不属于脑死亡的诊断依据的是( )

A. 心电波平直
B. 不可逆的深度昏迷

C. 自发呼吸停止
D. 脑干反射消失

E. 脑电波消失

2. 死亡的不可逆阶段是指( )

A. 濒死期
B. 临床死亡期

C. 生物学死亡期
D. 生理学死亡期

E. 临终状态

A2 型题

3. 病人,男,60 岁,肝癌晚期,病情日趋恶化。病人一贯脾气暴躁,近来一反常态,积极配合治疗,请求医生尽量延长其生命。病人此时的心理反应属于( )

A. 否认期
B. 愤怒期

C. 协议期
D. 忧郁期

E. 接受期

4. 护士在做尸体料理时,给死者头下垫枕的目的是( )

A. 易于尸体的鉴别
B. 易于尸体护理

C. 保持尸体姿势良好
D. 以防面部淤血变色

E. 易于面部整容

A3 型题(5~6 题共用题干)

病人,男,50 岁,尿毒症病人。1 d 前开始出现意识丧失,肌张力消失,心音低钝,脉搏细弱,血压下降,呼吸呈间断呼吸,后经抢救无效死亡。

5. 该病人 1 d 前的状态属于( )

A. 脑干损伤期
B. 小脑损伤期

C. 濒死期
D. 临床死亡期

E. 生物学死亡期

6. 为该病人进行尸体护理的依据是( )

A. 病人呼吸、心跳停止
B. 各种反射消失

C. 意识丧失
D. 瞳孔散大、血压测不到

E. 医生开具死亡诊断书,确认病人死亡后

参考答案:1~6.ACCDCE

(王继红)

第十七章

医疗与护理文件书写

学习目标

1. 能正确描述医疗与护理文件的记录原则及管理要求;医嘱处理的注意事项; 病室护理交班报告书写顺序及要求。
2. 能正确分析医疗与护理文件记录的重要性;区分医嘱的种类。
3. 能根据所提供的资料,正确绘制体温单和处理各种医嘱。
4. 能运用本章所学的知识,准确书写出入液记录单、特殊护理记录单、病室护理交班报告。
5. 能结合临床实践,完成一份完整的护理病历。

医疗与护理文件包括医疗文件和护理文件两部分,是医院和病人重要的档案资料,也是教学、科研、管理以及法律上的重要资料。医疗文件记录了病人疾病发生、诊断、治疗、发展及转归的全过程,其中一部分由护士负责书写。护理记录是护士对病人进行病情观察和实施护理措施的原始文字记载,是临床护理工作的重要组成部分。因此,医疗和护理文件必须书写规范并妥善保管,以保证其正确性、完整性和原始性。目前全国各医院医疗与护理文件记录的方式不尽相同,但遵循的原则是一致的。

第一节 医疗与护理文件概述

护理文件是护理人员在护理活动过程中形成的文字、符号、图表等资料的总称,是护理人员科学的思维方式和业务水平的具体体现,是病历的重要组成部分。护士应在整体护理实践中运用护理程序,全面评估病人生理、心理、社会文化等状况,针对病人存在的健康问题采取各种护理措施,实施治疗,以达到改善病人健康状况,提高病人生命质量的目的,并在此过程中归纳、整理、记录有关资料,完成护理文件记录。

一、医疗与护理文件记录的意义

1. 提供信息　医疗与护理文件是关于病人病情变化、诊疗护理以及疾病转归全过程的客观全面、及时动态的记录,是医护人员进行正确诊疗、护理的依据,同时也是加强各级医护人员之间交流与合作的纽带。护理记录内容如体温、脉搏、呼吸、血压、出入量、危重病人观察记录等,常是医生了解病人的病情进展、进行明确诊断并制订和调整治疗方案的重要参考依据。

2.提供教学与科研资料　标准、完整的医疗护理记录体现出理论在实践中的具体应用,是最好的教学资料。一些特殊病例还可以作为进行个案教学分析与讨论的良好素材。

完整的医疗护理记录也是科研的重要资料,尤其是对回顾性研究具有重要的参考价值。同时,它也为流行病学研究、传染病管理、防病调查等提供了统计学方面的资料,是卫生管理机构制定和调整政策的重要依据。

3.提供评价依据　各项医疗与护理记录,如护理记录单、危重病人护理观察记录等的书写可在一定程度上反映出一个医院的医疗护理服务质量,医院管理、学术及技术水平,它既是医院护理管理的重要信息资料,又是医院进行等级评定及对护理人员考核的参考资料。

4.提供法律依据　医疗与护理记录是具有法律效应的文件,是为法律所认可的证据。其内容反映了病人在住院期间接受治疗与护理的具体情况,在法律上可作为医疗纠纷、人身伤害、保险索赔、犯罪刑事案件及医嘱查验的证明。凡涉及以上诉讼案件、调查处理时都要将病案、护理记录作为依据加以判断,以明确医院及医护人员有无法律责任。因此,只有认真对待各项记录的书写,对病人住院期间的病情、治疗、护理做好及时、完整、准确的记录,才能为法律提供有效的依据并保护医护人员自身的合法权益。

二、医疗与护理文件记录的要求

1.及时　医疗与护理记录必须及时,不得拖延或提早,更不能漏记、错记,以保证记录的时效性,维持最新资料。如因抢救急重症病人未能及时记录的,有关医护人员应当在抢救结束后6 h内据实补记,并标明抢救完成时间和补记时间。

2.准确　是指记录的内容必须在时间、内容及可靠程度上真实、无误,尤其对病人的主诉和行为应进行详细、真实、客观的描述,不应是护理人员的主观解释和有偏见的资料,而应是临床病人病情进展的科学记录,必要时可成为重要的法律依据。记录者必须是执行者。记录的时间应为实际给药、治疗、护理的时间,而不是事先安排的时间。有书写错误时应在错误处用所书写的钢笔在错误字词上画线删除或修改,并在上面签全名。

3.完整　眉栏、页码需填写完整。各项记录,尤其是护理表格应按要求逐项填写,避免遗漏。记录应连续,不留空白。每项记录后签全名,以示负责。如病人出现病情恶化、拒绝接受治疗护理或有自杀倾向、意外、请假外出、并发症先兆等特殊情况,应详细记录并及时汇报、交接班等。

4.简要　记录内容应重点突出、简洁、流畅。应使用医学术语和公认的缩写,避免笼统、含糊不清或过多修辞,以方便医护人员快速获取所需信息,此外,护理文件均可以采用表格式,以节约书写时间,使护理人员有更多时间和精力为病人提供直接护理服务。

5.清晰 按要求分别使用红、蓝(黑)钢笔书写。一般白班用蓝(黑)钢笔,夜班用红钢笔记录。字迹清楚,字体端正,保持表格整洁,不得涂改、剪贴和滥用简化字。

三、医疗与护理文件的管理

(一)病历的管理要求

1.各种医疗与护理文件按规定放置,记录和使用后必须放回原处。

2.必须保持医疗与护理文件的清洁、整齐、完整,防止污染、破损、拆散、丢失。

3.病人及家属不得随意翻阅医疗与护理文件,不得擅自将医疗护理文件带出病区;因医疗活动或复印、复制等需要带离病区时,应当由病区指定专门人员负责携带和保管。

4.医疗与护理文件应妥善保存。各种记录保存期限:

(1)体温单、医嘱单、特别护理记录单作为病历的一部分随病历放置,病人出院后送病案室长期保存。

(2)门(急)诊病历档案的保存时间自病人最后一次就诊之日起不少于 15 年。

(3)病区交班报告本由病区保存 1 年,以备需要时查阅。

5.病人本人或其代理人、死亡病人近亲属或其代理人、保险机构有权复印或复制病人的门(急)诊病历、住院志、体温单、医嘱单、化验单(检验报告)、医学影像检查资料、特殊检查(治疗)同意书、手术同意书、手术及麻醉记录单、病理报告、护理记录、出院记录以及国务院卫生行政部门规定的其他病历资料。

6.发生医疗事故纠纷时,应于医患双方同时在场的情况下封存或启封死亡病例讨论记录、疑难病例讨论记录、上级医师查房记录、会诊记录、病程记录、各种检查报告单、医嘱单等,封存的病历资料可以是复印件,封存的病历由医疗机构负责医疗服务质量监控的部门或者专(兼)职人员保管。

(二)病历排列顺序

1.住院病人病历的排列顺序 ①体温单(按时间先后倒排);②医嘱单(按时间先后倒排);③入院记录;④病史及体格检查;⑤病程记录(手术、分娩记录单);⑥会诊记录;⑦各种检验和检查报告;⑧护理记录单;⑨长期医嘱执行单;⑩住院病历首页;⑪门诊和(或)急诊病历。

2.出院(转院、死亡)后病人病历的排列顺序 ①住院病历首页;②出院或死亡记录;③入院记录;④病史及体格检查;⑤病程记录;⑥各种检验及检查报告单;⑦护理记录单;⑧医嘱单(按时间先后顺排);⑨长期医嘱执行单;⑩体温单(按时间先后顺排);门诊病历一般由病人自行保管。

第二节 医疗与护理文件书写

一、体温单

体温单主要用于记录病人的生命体征及其他情况,内容包括病人的出入院、手术、分娩、转科或死亡时间,体温、脉搏、呼吸、血压、大便次数、出入量、身高、体重等,住院期间体温单排在病历的最前面,以便于查阅。

(一)眉栏填写

1.用蓝(黑)钢笔填写病人姓名、年龄、性别、科别、床号、入院日期及住院病历号等栏目。

2.填写"日期"栏时,每页第 1 天应填写年、月、日,其余 6 d 只写日。如在 6 d 中遇到新的年度或月份开始,则应填写年、月、日或月、日。

3.填写"住院天数"栏时,从病人入院当天为第 1 天开始填写,直至出院。

4.填写"手术(分娩)后天数"栏时,用红钢笔填写,以手术(分娩)次日为第 1 天,依次填写至第 14 天为止。若在 14 d 内进行第二次手术,则将第一次手术日数作为分母,第二次手术日数作为分子进行填写。

(二)40~42 ℃横线之间

1.填写规律　用红钢笔在 40~42 ℃横线之间相应的时间格内纵向填写病人入院、转入、手术、分娩、出院、死亡等,除了手术不写具体时间外,其余均采用 24 h 制,精确到分。

2.填写要求

(1)入院、转入、分娩、出院、死亡等项目后写"于"或画一竖线,其下用中文书写时间,如"入院于十时二十分"。

(2)手术不写具体手术名称和具体手术时间。

(3)转入时间由转入病区填写,如"转入于二十时三十分"。

(三)体温、脉搏曲线的绘制和呼吸的记录

1.体温曲线的绘制

(1)体温符号:口温以蓝点"●"表示,腋温以蓝叉"×"表示,肛温以蓝圈"○"表示。

(2)每一小格为 0.2 ℃,将实际测量的度数,用蓝笔绘制于体温单 35~42 ℃的相应时间格内,相邻温度用蓝线相连,相同两次体温间可不连线。

(3)物理或药物降温 30 min 后,应重测体温,测量的体温以红圈"○"表示,画在物理降温前温度的同一纵格内,并用红虚线与降温前的温度相连,下次测得的温度用蓝线仍与降温前温度相连。

(4)体温低于 35 ℃时,为体温不升,应在 35 ℃线以下相应时间纵格内用红钢笔写"不升",不再与相邻温度相连。

(5)若病人体温与上次温度差异较大或与病情不符时,应重新测量,重测相符者在原体温符号上方用蓝笔写上一小写英文字母"v"(verified,核实)。

(6)若病人因拒测、外出进行诊疗活动或请假等原因未能测量体温时,则在体温单 40~42 ℃横线之间用红钢笔在相应时间纵格内填写"拒测""外出"或"请假"等,并且前后 2 次体温断开不相连。

(7)需每 2 h 测 1 次体温时,应记录在 q2 h 体温专用单上(表 17-1)。

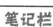

表 17-1　体温单

姓名：　　　　科室(病区)：　　　　床号：　　　　住院号：

日期																									
住院日数																									
手术后天数																									

时间		上午	下午	上午	下午	上午	下午	上午	下午	上午	下午	上午	下午	上午	下午
		2 6 10	2 6 10	2 6 10	2 6 10	2 6 10	2 6 10	2 6 10	2 6 10	2 6 10	2 6 10	2 6 10	2 6 10	2 6 10	2 6 10

脉搏(次/min)	体温(℃)														
160	42														
140	41														
120	40														
100	39														
80	38														

续表 17-1

60	37																														
40	36																														
20	35																														
呼吸																														
血压(mmHg)																														
大便次数																														
入量(mL)																														
出量(mL)																														
尿量(mL)																														
体重(kg)																														

第_____页(周)

2.脉搏、心率曲线的绘制

(1)脉搏、心率符号:脉率以红点"●"表示,心率以红圈"○"表示。

(2)每一小格为4次/min,将实际测量的脉率或心率,用红笔绘制于体温单相应时间格内,相邻脉率或心率以红线相连,相同两次脉率或心率间可不连线。

(3)脉搏与体温重叠时,先画体温符号再用红笔在外画红圈"○",如系肛温,则先以蓝圈表示体温,其内以红点表示脉搏。

(4)脉搏短绌时,相邻脉率或心率用红线相连,在脉率与心率之间用红笔画线填满。

3.呼吸的记录

(1)将实际测量的呼吸次数,以阿拉伯数字表示,免写计量单位,用红钢笔填写在相应的呼吸栏内,相邻的两次呼吸上下错开记录,每页首记呼吸从上开始写。

(2)使用呼吸机病人的呼吸以Ⓡ表示,在体温单相应时间内顶格用黑笔画Ⓡ。

(四)底栏

底栏的内容包括血压、入量、尿量、大便次数、体重、身高及其他等。数据以阿拉伯数字记录,免写计量单位,用蓝(黑)钢笔填写在相应栏内。

1.血压　以毫米汞柱(mmHg)为单位填入。新入院病人应记录血压,根据病人病情及医嘱测量并记录。

(1)记录方式:收缩压/舒张压。

(2)1 d内连续测量血压时,则上午血压写在前半格内,下午血压写在后半格内;术前血压写在前面,术后血压写在后面。

(3)如为下肢血压应当标注。

2.入量　以毫升(mL)为单位,记前一日24 h的总入量在相应的日期栏内,每天记录一次。也有的体温单中入量和出量合在一栏内记录,则将前一日24 h的出入总量填写在相应日期栏内,分子为出量,分母为入量。

3.尿量

(1)以毫升(mL)为单位,记前一日24 h的尿液总量,每天记录1次。

(2)排尿符号:导尿以"C"表示;尿失禁以"※"表示。例如,"1 500/C"表示导尿病人排尿1 500 mL。

4.大便次数

(1)记前1 d的大便次数,每天记录1次。

(2)大便符号:未解大便以"0"表示;大便失禁以"※"表示;人工肛门以"☆"表示;灌肠以"E"表示,灌肠后排便以作分母、排便作分子表示,例如,"$\frac{1}{E}$"表示灌肠后排便1次;"$1\frac{1}{E}$"表示自行排便1次,灌肠后又排便2次;"$\frac{4}{2E}$"表示灌肠2次后排便4次。

5.体重　以千克(kg)为单位填入。一般新入院病人当日应测量体重并记录,根据病人病情及医嘱测量并记录。病情危重或卧床不能测量的病人,应在体重栏内标明"卧床"。

6.身高　以厘米(cm)为单位填入,一般新入院病人当日应测量身高并记录。

7.其他栏　作为机动,根据病情需要填写,如特殊用药、腹围、药物过敏试验、记录管路情况。使用HIS系统等医院,可在系统中建立可供选择项,在相应空格栏中予以体现。

8.页码　用蓝(黑)钢笔逐页填写。

二、医嘱单

医嘱是医生根据病人病情的需要,为达到诊治的目的而拟定的书面嘱咐,由医护人员共同执行。

(一)医嘱的内容

医嘱的内容包括日期、时间、床号、姓名、护理常规、护理级别、饮食、体位药物(注明剂量、用法、时间等)、各种检查及治疗、术前准备和医生护士的签名。一般由医生开写医嘱,护士负责执行。

(二)医嘱的种类

1.长期医嘱　指自医生开写医嘱起至医嘱停止,有效时间在24 h以上的医嘱。

如一级护理、心内科护理常规、低盐饮食，异山梨酯 10 mg 口服，3 次/d。当医生注明停止时间后医嘱失败。

2.临时医嘱　有效时间在 24 h 以内，应在短时间内执行，有的需立即执行（st），通常只执行一次，如 0.1% 盐酸肾上腺素 1 mL st；有的需在限定时间内执行，如会诊、手术、检查、X 射线射片及各项特殊检查等。另外，出院、转科、死亡等也列入临时医嘱。

3.备用医嘱　根据病情需要分为长期备用医嘱和临时备用医嘱两种。

（1）长期备用医嘱　指有效时间在 24 h 以上，必要时用，两次执行之间有时间间隔，由医生注明停止日期后方失效。如哌替啶 50 mg im q6 h prn（表 17-2）。

（2）临时备用医嘱　指自医生开写医嘱起 12 h 内有效，必要时用，过期未执行则失效。如索米痛 0.5g po sos。须 1 d 内连续用药数次者，可按临时医嘱处理。如奎尼丁 0.2g q2 h×5（表 17-3）。

表 17-2　长期医嘱单式样

姓名_____　病区_____　床号_____　住院号_____

| 开始 | | 医嘱内容 | 医师签名 | 执行时间 | 护士签名 | 停止 | | | | |
日期	时间					日期	时间	医师签名	执行时间	护士签名
2017.1.20	8am	内科护理常规	张勇	8am	王芳					
2017.1.20	8am	一级护理	张勇	8am	王芳					
2017.1.20	8am	病危	张勇	8am	王芳					
2017.1.20	8am	流质饮食	张勇	8am	王芳					
2017.1.20	8am	青霉素 80 万 U im q8 h	张勇	8am	王芳	1.21	8am	张勇	8am	王芳
2017.1.20	8am	10% GS 500 mL Ampenicilline3.0/ iv gtt qd	张勇	8am	王芳					
2017.1.20	8am	Vit E 0.1 tid	张勇	8am	王芳					
2017.1.20	8am	Vit B1 10 mg tid	张勇	8am	王芳					

表 17-3 临时医嘱单式样

姓名_____ 病区_____ 床号_____ 住院号_____

开始		医嘱内容	医师签名	执行时间	执行者签名	备注
日期	时间					
2017.1.20	8am	青霉素皮试（-）	张勇	8am	王芳	
2017.1.20	8am	血常规	张勇	8am	王芳	
2017.1.20	8am	大便常规	张勇	8am	王芳	
2017.1.20	8am	小便常规	张勇	8am	王芳	
2017.1.20	8am	心电图	张勇	8am	王芳	
2017.1.20	8am	X射线胸片	张勇	8am	王芳	
2017.1.20	4pm	阿托品 0.5 mg im st	程洪	4pm	丁丽丽	

（三）医嘱处理的原则

1. 先阅读后执行 处理医嘱前要认真阅读每项医嘱的内容,特别注意药物剂量、用法、医生签名等。遇有问题及时与医生联系、更正。

2. 先急后缓 处理多种医嘱时,应根据执行医嘱的轻重缓急,合理、及时地安排执行顺序。

3. 先临时后长期 需即刻执行的医嘱,应立即安排执行,然后再执行长期医嘱。

4. 医嘱执行者签名 医嘱执行者,须在医嘱单、医嘱本或电脑记录上签全名。

（四）医嘱处理的方法

1. 长期医嘱 医生开写长期医嘱于长期医嘱单上,注明日期和时间,并签上全名。护士将长期医嘱单上的医嘱分别抄录至各种执行卡上(如服药单、注射单、治疗单、输液单、饮食单等),抄录时须注明执行的具体时间并签全名。定期执行的长期医嘱应在执行卡上注明具体的执行时间。如硝苯地平 10 mg tid,在服药单上则应注明硝苯地平 10 mg 8am,10 mg 12n,10 mg 4pm。护士执行长期医嘱后应在长期医嘱执行单上注明执行的时间,并签全名。若使用序号式长期医嘱执行单,务必保证长期医嘱执行单上的序号与长期医嘱序号对应,与执行医嘱的内容相一致。

2. 长期备用医嘱 由医生开写在长期医嘱单上,必须注明执行时间,如哌替啶 50 mg im q6 h prn。护士每次执行后,在临时医嘱单内记录执行时间并签全名,以供下一班参考。

3. 临时医嘱 医生开写临时医嘱于临时医嘱单上,注明日期和时间,并签上全名。需立即执行的医嘱,护士执行后,必须注明执行时间并签上全名。有限定执行时间的临时医嘱,护士应及时抄录至临时治疗本或交班记录本上。会诊、手术、检查等各种申请单应及时送到相应科室。

4. 临时备用医嘱 由医生开写在临时医嘱单上,12 h 内有效。如地西泮 5 mg po sos,过时未执行,则由护士用红笔在该项医嘱栏内写"未用"二字。

5. 停止医嘱 停止医嘱时,应把相应执行单上的有关项目注销,同时注明停止日期和时间,并在医嘱单原医嘱后,填写停止日期、时间,最后在执行者栏内签全名。

6.重整医嘱　凡长期医嘱单超过3张,或医嘱调整项目较多时需要重整医嘱。重整医嘱时,由医生进行,在原医嘱最后一行下面画一红横线,在红线下用蓝(黑)钢笔写"重整医嘱",再将红线以上有效的长期医嘱,按原日期、时间的排列顺序抄于红线下。抄录完毕核对无误后签上全名。

7.手术、分娩、转科医嘱　当病人手术、分娩或转科后,在原医嘱最后一项下面画一红横线,并在其下用蓝(黑)钢笔写"术后医嘱"、"分娩医嘱"、"转入医嘱"等,然后再开写新医嘱,红线以上的医嘱自行停止。

(四)注意事项

1.医嘱必须经医生签名后方为有效。在一般情况下不执行口头医嘱,在抢救或手术过程中医生下口头医嘱时,执行护士应先复诵一遍,双方确认无误后方可执行,事后应及时据实补写医嘱。

2.处理医嘱时,应先急后缓,即先执行临时医嘱,再执行长期医嘱。

3.对有疑问的医嘱,必须核对清楚后方可执行。

4.医嘱须每班、每日核对,每周总查对,查对后签全名。

5.凡需下一班执行的临时医嘱要交班,并在护士交班记录上标明。

6.凡已写在医嘱单上而又不需执行的医嘱,不得贴盖、涂改,应由医生在该项医嘱的第二字上重叠用红笔写"取消"字样,并在医嘱后用蓝黑钢笔签全名。

三、护理记录单

护理记录是指病人入院至出院期间,护士按照护理程序及医嘱,对病人实施整体护理过程的客观、真实、动态的记录。所有住院病人均要建立护理记录单,护理记录单必须由有执业证的护士书写并签全名。

(一)记录内容

记录内容通常包括病人的生命体征、神志、瞳孔、出入水量、病情动态、护理措施、用药情况、药物治疗效果及反应等,针对不同的病人记录的内容不同。

1.出院、转出、死亡病人　说明离开时间,转出病人注明转往何院、何科;死亡病人注明抢救过程及死亡时间。

2.新入院或转入的病人　记录入科时间,病人主诉、主要症状、体征、既往史、过敏史、存在的护理问题、给予的治疗和护理措施及效果等。

3.危重病人　记录病人的生命体征、神志、病情动态、特殊的抢救治疗、护理措施及其效果等。

4.已手术的病人　记录施行何种麻醉、何种手术、手术经过、清醒时间、回病室后情况,如生命体征、切口敷料有无渗血,是否已排尿、排气,各种引流管是否通畅及引流液情况,输液、输血及镇痛药的应用等。

5.预手术、检查和特殊治疗的病人　记录注意事项、术前用药和准备情况等。

6.产妇　记录产式、胎次、产程、分娩时间、会阴切口及恶露等情况。

7.老年、小儿和生活不能自理的病人　记录生活护理情况,如口腔护理、压疮护理及饮食护理等。

另外,还应记录病人的心理状态和需要接班者重点观察项目及完成的事项,夜间应记录病人的睡眠情况。

(二)记录方法和要求

1. 记录频次　原则上随病情变化及时记录,一般情况下一级护理每天至少记录 1 次,二级护理至少 3 d 记录 1 次,三级护理每周至少记录 1 次。

2. 用蓝墨水钢笔填写眉栏各项,包括病人姓名、科别、病室、床号、住院号、诊断、记录日期及页码。

3. 用蓝墨水钢笔及时准确地记录病人的体温、脉搏、呼吸、血压、出入液量等。计量单位应写在标题栏内,记录栏内只填数字。记录出入液量时,除填写量外,还应将排出物的颜色、性状记录于病情栏内,并将 24 h 液体出入总量填写在体温单上。

4. 病情及处理栏内要详细记录病人的病情变化、治疗、护理措施以及效果,并签全名。

5. 12 h 或 24 h 将病人的液体总入量、总出量、病情及治疗护理等做一次小结或总结。

6. 病人出院或死亡后,护理记录单应归入档案保存。

四、出入液量记录单

正常人体每日液体的摄入量和排出量之间保持着动态的平衡。当摄入水分减少或是由于疾病导致水分排出过多,都可引起机体不同程度的脱水,应及时经口或其他途径(静脉或皮下等)补液以纠正脱水;相反,如果水分过多积聚在体内则会出现水肿,应限制水分摄入。为此,护理人员有必要掌握正确的测量和记录病人每日液体的摄入量和排出量,以作为了解病情、做出诊断、决定治疗方案的重要依据。常用于休克、大面积烧伤、大手术后或心脏病、肾脏疾病、肝硬化腹水等病人。

(一)记录内容和要求

1. 每日摄入量　包括每日的饮水量、食物中的含水量、输液量、输血量等。病人饮水时应使用固定的饮水容器,并测定其容量;固体食物应记录单位数量或重量,如米饭1 中碗(约 100 g)、苹果 1 个(约 100 g)等,再根据医院常用食物含水量及各种水果含水量核算其含水量。

2. 每日排出量　主要为尿量,此外其他途径的排出液,如大便量、呕吐物量、咯出物量(咯血、咯痰)、出血量、引流量、创面渗液量等也应作为排出量加以测量和记录。除大便记录次数外液体以毫升(mL)为单位记录。为了记录的准确性,昏迷病人、尿失禁病人或需密切观察尿量的病人,最好留置导尿;婴幼儿测量尿量可先测量干尿布的重量,再测量湿尿布的重量,两者之差即为尿量;对于不易收集的排出量,可依据定量液体浸润棉织物的情况进行估算。

(二)记录方法

1. 用蓝(黑)钢笔填写眉栏各项,包括病人姓名、科别、床号、住院病历号、诊断及页码。

2. 日间 7 时至 19 时用蓝(黑)钢笔记录,夜间 19 时至次晨 7 时用红钢笔记录。

3. 记录同一时间的摄入量,在同一横格上开始记录;对于不同时间的摄入量和排出量,应各自另起一行记录。

4. 12 h 或 24 h 就病人的出入量做一次小结或总结。12 h 做小结,用蓝(黑)钢笔在19时记录的下面一格上下各画一横线,将12 h小结的液体出入量记录在画好的格子上;24 h做总结,用红钢笔在次晨7时记录的下面一格上下各画一横线,将24 h总结的液体出入量记录在画好的格子上,需要时应分类总结,并将结果分别填写在体温单相应的栏目上。

5. 不需继续记录出入液量后,记录单无须保存。

五、特别护理记录单

凡危重、抢救、大手术后、特殊治疗或需严密观察病情者,需做好特别护理观察记录,以便及时了解和全面掌握病人情况,观察治疗或抢救后的效果。

(一)记录内容

包括病人生命体征、出入量、病情动态、护理措施、药物治疗效果及反应等。

(二)记录方法

1. 用蓝(黑)钢笔填写眉栏各项,包括病人姓名、年龄、性别、科别、床号、住院病历号、入院日期、诊断等。

2. 日间7时至19时用蓝(黑)钢笔记录,夜间19时至次晨7时用红钢笔记录。

3. 及时准确地记录病人的体温、脉搏、呼吸、血压、出入量等。计算单位写在标题栏内,记录栏内只填数字。记录出入量时,除填写量外,还应将颜色、性状记录于病情栏内,并将24 h总量填写在体温单的相应栏内。

4. 病情及处理栏内要详细记录病人的病情变化,治疗、护理措施以及效果,并签全名。

5. 12 h或24 h就病人的出入量、病情、治疗护理做一次小结或总结。12 h小结用蓝(黑)钢笔书写,24 h总结用红钢笔书写,以便于下一班快速、全面地掌握病人的情况。

6. 病人出院或死亡后,特别护理记录单应随病例留档保存(表17-4)。

表17-4 特别护理记录单

姓名: 　科室: 　病室: 　床号: 　住院号: 　日期: 　第 页

时间	体温	脉搏	呼吸	血压	食物及液体种类		排出量		病情及护理	签名
					名称	量	名称	量		

六、手术护理记录单

手术护理记录单是巡回护士对手术病人手术中护理情况及所用器械、敷料的记录。

七、病室护理交班报告

病室护理交班报告是由值班护士书写的书面交班报告,其内容为值班期间病区的情况及病人病情的动态变化。通过阅读病室护理交班报告,接班护士可全面掌握整个病区的病人情况、明确需继续观察的问题和实施的护理。

(一)交班内容

1. 出院、转院、死亡病人 出院者写明离开时间;转出者注明转往的医院、科别及转出时间;死亡者简要记录抢救过程及死亡时间。

2. 新入院及转入病人 应写明入院或转入的原因、时间、主诉、主要症状、体征、既往重要病史(尤其是过敏史)、存在的护理问题以及下一班需观察及注意的事项,给予的治疗,护理措施及效果。

3. 危重病人、有异常情况以及做特殊检查或治疗的病人 应写明主诉、生命体征、神志、病情动态、特殊抢救及治疗护理,下一班需重点观察和注意的事项。

4. 手术病人 准备手术的病人应写明术前准备和术前用药情况等。当天手术病人需写明麻醉种类,手术名称及过程,麻醉清醒时间,回病房后的生命体征、伤口、引流、排尿及镇痛药使用情况。

5. 产妇 应报告胎次、产式、产程、分娩时间、会阴切口或腹部切口及恶露情况等,自行排尿时间,新生儿性别及评分。

6. 老年、小儿及生活不能自理者 应报告生活护理情况,如口腔护理、压疮护理及饮食护理等。

此外,还应报告上述病人的心理状况和需要接班者重点观察及完成的事项。夜间记录还应注明病人的睡眠情况。

(二)书写顺序

1. 用蓝(黑)钢笔填写眉栏各项,如病区、日期、时间,病人总数,入院、出院、转出、转入、手术、分娩、病危及死亡病人数等。

2. 先写离开病区的病人(出院、转出、死亡),再写进入病区的病人(入院、转入),最后写本班重点病人(手术、分娩、危重及有异常情况的病人)。同一栏内的内容,按床号先后顺序书写报告。

(三)书写要求

1. 应在经常巡视和了解病人病情的基础上认真书写。

2. 书写内容以以应全面、真实、简明扼要、重点突出。

3. 字迹清楚,不得随意涂改、粘贴,日间用蓝(黑)钢笔书写,夜间用红钢笔书写。

4. 填写时,先写姓名、床号、住院病历号、诊断,再简要记录病情、治疗和护理。

5. 对新入院、转入、手术、分娩病人,在诊断的右下角分别用红笔注明"新""转入"

"手术""分娩",危重病人用红笔注明"危"或做红色标记"※"。

6.写完后,注明页数并签全名。

7.护士长应对每班的病室护理交班报告进行检查,符合质量后签全名。

八、护理病历

在临床应用护理程序的过程中,有关病人的健康资料、护理诊断、护理目标、护理措施、护理记录和效果评价等,均应有书面记录,这些记录构成护理病历。

目前,各医院护理病历的设计不尽相同,一般包括入院评估表、住院评估表、护理计划单、护理记录单、出院指导和健康教育等。

1.入院评估表 用于对新入院病人进行初步的护理评估,并通过评估找出病人的健康问题,确立护理诊断。主要内容包括病人的一般资料、现在健康状况、既往健康状况、心理状况、社会状况等。

2.住院评估表 为及时、全面掌握病人病情的动态变化,护士应对其分管的病人视病情每班、每天或数天进行评估。评估内容可根据病种、病情不同而有所不同。

3.护理计划单及护理人员对病人实施整体护理的具体方案 主要内容包括护理诊断、护理目标、护理措施和效果评价。

为节约时间,护理人员以"标准护理计划"的形式预先编制每种疾病的护理诊断及相应的护理措施、预期目标等,护士可参照它为自己负责的每一个病人实施护理。使用标准护理计划最大的优点是可减少常规护理措施的书写,使护士将更多的时间和精力用于对病人的直接护理上。但容易使护士只顾按标准计划实施护理,而忽略了病人的个体差异。因此,使用时一定要根据病人需要恰当选择并进行必要的补充。

4.护理记录单 护理记录单是护士运用护理程序的方法为病人解决问题的记录。其内容包括病人的护理诊断/问题、护士所采取的护理措施及执行措施后的效果等。常采用的记录格式有两种:PIO［问题(problem,P)、措施(intervention,I)、结果(outcome,O)］格式和SOAPE［主观资料(subjective data,S)、客观资料(objective data,O)、评估(assessment,A)、计划(plan,P)、评价(evaluation,E)］格式(表17-5)。

表17-5 入院护理评估单

姓名_____性别_____年龄_____床号_____住院病历号_____电话_____

民族_____籍贯_____文化程度_____ 职业_____婚否_____宗教信仰_____

入院方式:步行□扶行□轮椅□平车□   卫生处置:沐浴□更衣□剃胡须□剪指甲□未处理□

入院时间_____入院医疗诊断_____   主管医生_____

简要病情_____

_____

_____

_____。 T____℃ P____次/min R____次/min BP_____mmHg

意识:清醒□ 模糊□ 嗜睡□ 谵妄□ 昏迷□   表情:正常□ 淡漠□ 痛苦面容□

面色:正常□ 潮红□ 苍白□ 黄染□ 其他_____

营养:身高_____cm 体重_____kg 过去三个月体重有无减轻:无□ 有□(减轻_____kg)

体形:一般□ 消瘦□ 肥胖□ 其他_____

皮肤:正常 □ 潮 红□ 黄疸□ 苍白□ 发绀 □ 瘀斑□ 皮疹□ 瘙痒□ 完整□ 破损□ 压疮□(部位_____

大小_____)

皮肤饱满度:正常□ 脱水□ 皮肤干燥□ 水肿□(部位_____程度_____)

口腔黏膜:完整□ 破损□ 其他_____假牙:无□ 有□(上牙/下牙、活动/固定)

食欲:正常□ 不振□ 增加□   恶心□ 呕吐□ 咀嚼困难□ 吞咽困难□

饮食:流质□ 半流□ 普食□低盐□ 低脂□   鼻饲□ 造瘘管□ 静脉营养□

排尿:正常□ 失禁□ 潴留□ 尿频□ 尿急□ 尿痛□ 排尿困难□ 滴尿□ 少尿□ 无尿□ 尿崩□ 尿管□

尿色:正常□ 茶色□ 混浊□ 血尿□

排便:正常□ 便秘□ 腹泻□(___次/d) 失禁□ 大便变细□ 大便颜色:正常□ 血便□ 黑便□ 黏土色□

活动:正常□ 容易疲倦□ 室内活动□ 能坐□ 轮椅活动□ 床上活动□ 卧床不起□ 偏瘫□ 截瘫□(高位/低位)

自理能力:自理□ 需帮助□(喂饭/个人卫生/上厕所/穿衣/_____) 完全依赖□

睡眠:正常□ 失眠□ 易惊醒□ 梦魇□ 梦游□ 日夜颠倒□ 服镇静剂□(药名_____剂量_____)

感觉:视力正常□ 视力低下□(左/右) 失明□(左/右) 其他_____

听力正常□ 听力下降□(左/右) 失聪□(左/右) 其他_____

疼痛:无□ 有□(部位_____性质_____持续时间_____间隔时间_____)

饮食习惯:禁忌_____偏好_____

吸烟:不吸□ 吸□(每日_____支,已吸_____年) 已戒□(_____年)

饮酒:不饮□ 偶饮□ 大量□(每日_____两_____酒) 已戒□(_____年)

吸毒:无□ 有□(名称_____量_____已吸时间_____)已戒□(_____年)

过敏史:无□ 有□(过敏药物/物品名称_____过敏反应表现_____)

曾患疾病_____曾做过手术_____家族史_____

沟通方式:语言□ 文字□ 手势□ 表达与理解能力:良好□ 差□ 与人交流:良好□ 差□

对疾病认识:完全明白□ 一知半解□ 不知□

情绪(病人自诉、外在表现):_____

住院顾虑:无□ 有□(经济方面/照顾方面/家庭方面/ 其他_____)

近期个人重大事件:无□ 有□(结婚/离婚/丧偶/其他_____)

家属态度:关心□ 不关心□ 过于关心□ 无人照顾□ 医疗费用:医保□ 自费□(能支付/有困难)

家庭成员_____家庭住址_____

联络人:姓名_____与病人关系_____电话_____

入院介绍:已介绍□(_____) 未介绍□

资料来源:病人□ 家属□ 其他_____

负责护士签名_____记录日期/时间_____

考点纵横

A1 型题

1.护士处理医嘱时,应先执行(   )

A. 停止医嘱   B. 新开的长期医嘱

C. 临时医嘱   D. 临时备用医嘱

E. 长期备用医嘱

A2 型题

2.病人,李某,胆结石手术后感觉到疼痛,为减轻病人疼痛,10am 医生开出医嘱:布桂嗪 100 mg im sos,此项医嘱失效时间为(   )

A. 当天 2pm   B. 当天 10pm

C. 第 2 日 10am   D. 第 2 日 10pm

E. 医生开出停止时间

3.病人,张某,因甲型病毒性肝炎,须行消化道隔离,此项内容属于(   )

A. 长期医嘱   B. 长期备用医嘱

C. 临时医嘱   D. 临时备用医嘱

E. 即可执行的医嘱

4. 病人陈某,即将行胃大部切除术,术前医嘱:阿托品 0.5 mg H st,护士首先应做的是( )

A. 将其转抄至长期医嘱单上   B. 将其转抄至临时医嘱单和治疗单上

C. 在该项医嘱前画蓝钢笔"√"标记   D. 转抄至交班报告上,以便下一班护士查阅

E. 即刻给病人皮下注射阿托品 0.5 mg

A3 型题(5~7 题共用题干)

病人,王某,10am 在硬膜外麻醉下行胆囊切除术,12am 安返病房。病人一般情况下好,血压平稳,7pm 病人主诉伤口疼痛难忍,医嘱:哌替啶 50 mg im q6 H prn。

5. 此医嘱属于( )

A. 长期医嘱   B. 长期备用医嘱

C. 临时医嘱   D. 临时备用医嘱

E. 即刻执行的医嘱

6. 护士处理此项医嘱时不正确的是( )

A. 将其转抄至临时治疗单上,注明"prn"字样

B. 执行前了解上一次治疗的时间

C. 每次执行后,在临时医嘱单内记录执行时间并签全名

D. 24 h 内有效,过时未执行,护士用红笔在该项医嘱栏内写"未用"

E. 前后 2 次执行的时间应间隔 6 h 以上

7. 对于病人安返病房后,护士对病人术后医嘱处理正确的是( )

A. 在原医嘱最后一项下面画一红横线

B. 在红线下用红笔写"重整医嘱"

C. 将红线以上有效的长期医嘱,按原日期、时间排列顺序抄于红线下

D. 抄录红线以上有效的医嘱完毕后,须两人核对

E. 核对红线以上有效的医嘱无误后,签重整者全名

参考答案:1~7. CBAEBDA

(窦 金 王晓冰)

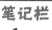

参考文献

[1]李小寒,尚少梅.基础护理学[M].5版.北京:人民卫生出版社,2015.

[2]陶莉,刘美萍,唐布敏.护理学基础[M].2版.北京:北京大学医学出版社,2016.

[3]姜安丽.新编护理学基础[M].2版.北京:人民卫生出版社,2012.

[4]史云菊.护理基本技术[M].郑州:郑州大学出版社,2013.

[5]陈妙霞,江雅.实用护理工作标准作业流程[M].广州:广东科技出版社,2016.

[6]朱春梅,周庆华.常用护理技术[M].2版.上海:第二军医大出版社,2015.

[7]黄金,李乐之.常用临床护理技术操作并发症的预防及处理[M].北京:人民卫生出版社,2014.

[8]兰红萍.常用护理技术[M].重庆:重庆大学出版社,2016.

[9]王霞.常用临床护理技术[M].郑州:郑州大学出版社,2015.

[10]秦淑英,廖颖辉,余琳.护理学基础[M].武汉:华中科技大学出版社,2017.

[11]李亚琴,陈蔚,马苑,等.护理人员压疮护理知信行现状调查[J].护理管理杂志,2012,12(5):335-337.

[12]李影,张锦锦,冯杰,等.规范化压疮护理体系的构建[J].护士进修杂志,2017,32(5):388-391.

[13]沈珣,杨婷,王婧.以护士执业资格考试为导向的护理学基础教学研究[J].卫生职业教育,2016,34(23):89-91.

[14]郑舟军,龚戬芳,张丽平,等.仿真模拟教学在培养护生舒适护理实践能力中的研究[J].护士进修杂志,2012,27(11):991-994.

[15]李东雅,杨玉佩,陈偶英,等.三想复习法在《护理学基础技术》教学的应用[J].护理学杂志,2015,30(21):60-62.

[16]刘雪莲,晏圆婷,蒋立虹.护理质量与安全全过程质量控制手册[M].北京:军事医学科学出版社,2015.

[17]王明晓.护理安全理论与实践[M].北京:煤炭工业出版社,2013.

[18]董卫国,陈静,史登平.建立医院感染风险评估机制预防控制医院感染[J].中华医院感染学杂志,2015(12):2865-2867.

[19]李亚妹,王亮,栗爱珍,等.医院感染因素与预防控制措施[J].中华医院感染学杂志,2015(6):1408-1409.

[20]王效雷,丁兆霞,娄瑞,等.预防导尿管相关性尿路感染的环节质量控制[J].中华护理杂志,2015,50(8):1000-1003.

[21]季国忠,杨莉.病例书写规范[M].2版.南京:东南大学出版社,2015.

[22]全国卫生专业技术资格考试用书编写专家委员会.2017年全国卫生专业技术资格考试指导——护理学(执业护士含护士)[M].北京:人民卫生出版社,2017.

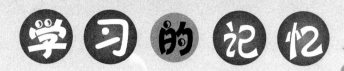

小事拾遗：

学习感想：

　　学习的过程是知识积累的过程，也是提升能力、稳步成长的阶梯，大家的注释、理解汇集成无限的缘分、友情和牵挂，请简单手记这一过程中的某些"小事"，再回首时定会有所发现、有所感悟！

学习的记忆

姓名：＿＿＿＿＿＿＿＿

本人于20＿＿＿年＿＿＿月至20＿＿＿年＿＿＿月参加了本课程的学习

此处粘贴照片

任课老师：＿＿＿＿＿＿　＿＿＿＿＿＿　　班主任：＿＿＿＿＿＿＿＿

班长或学生干部：＿＿＿＿＿＿　＿＿＿＿＿＿　＿＿＿＿＿＿

我的教室（请手写同学的名字，标记我的座位以及前后左右相邻同学的座位）